肝炎肝硬化基础与临床

主　编　赵　勇　曾　阳　游先念
副主编　余贵齐　刘中景

科学技术文献出版社
SCIENTIFIC AND TECHNICAL DOCUMENTATION PRESS

·北京·

图书在版编目（CIP）数据

肝炎肝硬化基础与临床 / 赵勇等主编. —北京：科学技术文献出版社，2020.9
（2021.3重印）

ISBN 978-7-5189-7038-4

Ⅰ.①肝… Ⅱ.①赵… Ⅲ.①肝炎—诊疗 ②肝硬化—诊疗 Ⅳ.① R575

中国版本图书馆 CIP 数据核字（2020）第 159044 号

肝炎肝硬化基础与临床

策划编辑：薛士滨 责任编辑：钟志霞 周可欣 责任校对：王瑞瑞 责任出版：张志平

出 版 者	科学技术文献出版社	
地 址	北京市复兴路15号 邮编 100038	
编 务 部	(010) 58882938，58882087（传真）	
发 行 部	(010) 58882868，58882870（传真）	
邮 购 部	(010) 58882873	
官 方 网 址	www.stdp.com.cn	
发 行 者	科学技术文献出版社发行 全国各地新华书店经销	
印 刷 者	北京虎彩文化传播有限公司	
版 次	2020 年 9 月第 1 版 2021 年 3 月第 2 次印刷	
开 本	710×1000 1/16	
字 数	300千	
印 张	18.5	
书 号	ISBN 978-7-5189-7038-4	
定 价	78.00元	

主编简介

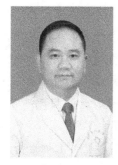

赵　勇
党委书记　院长
副主任医师

　　1999 年毕业于遵义医学院临床医学专业，本科学历。2009 年 1 月任金沙县人民医院副院长。2014 年 12 月任金沙县中医院党支部书记。2016 年 7 月—2018 年 8 月任金沙县中医院党委书记、院长。2018 年 9 月任金沙县人民医院党委书记、院长。从事外科工作 10 余年，具有扎实的外科基础和精湛的手术技巧，曾发表论文《浅谈如何降低腹腔镜胆囊切除术中转开腹率》《清胰 II 号对急性胰腺炎腹腔室隔综合征的早期干预》《胆总管结石成因 119 例分析》等论文。

　　技术专长：擅长急性胰腺炎和普通外科、肝胆外科手术，主要开展的手术有乳腺癌根治术、直肠癌根治术、结肠癌根治术、腹股沟疝无张力修补术、肝总管空肠 Roux-Y 吻合术、选择性阻断肝血流行肝叶切除术、常规胃肠切除吻合术、腹腔镜胆囊切除术、腹腔镜阑尾切除术、腹腔镜卵巢囊肿切除术、腹腔镜宫外孕病灶切除术、腹腔镜取异位节育环等。

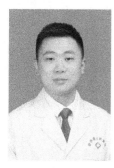

曾　阳
党委副书记　副院长
副主任医师

　　毕节市医学会重症医学分会常务委员。2003 年毕业于同济大学临床医学专业，本科学历。2005 年 10 月—2006 年 10 月在贵阳医学院附属医院神经外科进修学习，2011 年 6 月在浙江省丽水市中心医院进修重症医学。2012 年 6—9 月在贵阳医学院附属医院重症医学科进修学习并获得重症医学专科资质。2014 年 12 月任金沙县中医院副院长。2018 年 9 月任金沙县人民医院党委副书记、副院长。从事外科工作 15 年，具有扎实的外科基础和精湛的手术技巧，曾发表论文《疝环充填式无张力疝修补术治疗腹股沟斜疝临床体会》

《肠梗阻导管肠内排列术治疗反复发作粘连性肠梗阻的疗效分析》。

技术专长：擅长外科危重症的救治。

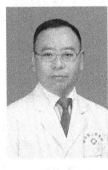

游先念
党委副书记、副院长
副主任医师

2000 年毕业于遵义医学院临床医学专业，本科学历，2014 年 12 月任金沙县人民医院副院长。2018 年 9 月任金沙县人民医院党委副书记、副院长。2006 年在贵州省人民医院心内科进修，2007 年在遵义医学院附属医院感染科进修，2009 年于广州市第八人民医院参加全国艾滋病培训班。2014 年参加毕节市骨干医师深圳市经理进修学院培训，从事感染科、内科临床工作 20 年，先后发表了《低钠血症误诊为脑梗死》《甲状腺功能减退症致心包积液一例误诊体会》《168 例肺结核初治失败影响因素》《还原型谷胱甘肽联合甘利欣治疗甲型肝炎的疗效观察》等论文。具有扎实的理论基础和丰富的临床经验，在全县率先开展丙肝、慢性乙肝、艾滋病抗病毒治疗。擅长心血管疾病、传染病救治。

前　言

当下，肝炎肝硬化的防治任务仍然十分繁重，加强对相关专业知识的学习，了解其学科进展，从而更好地切近临床，解决问题，提高诊疗水平，依然是临床医生所必需的。

本书的编写从四个方面系统地诠释肝炎肝硬化基础与临床的诸多问题，以期对业内医生有所帮助。

第一章为基础部分。乃是希望从解剖学、组织学、生理、病理等方面的系统学习，对肝脏器官有一个由微观到宏观、从生理到病理的全面认识，对评价肝炎肝硬化的相关血清学指标亦一一做出解释，从而对理解、分析、诊断、治疗多种肝脏疾病提供说理依据，更好地指导临床工作。此外，鉴于病毒性肝炎仍然是肝脏疾病的主要肝病人群，所以有必要对肝炎病毒的特征、传播途径以及致病特点等基础知识一并做出详细解读。

第二章为临床部分。展开对临床常见的多种肝炎疾病以及肝纤维化、肝硬化的详细论述，结合临床实际，从病因、病理、症状体征、实验室检查、诊断要点、治疗原则、具体用药以及预防途径等均有详细解读，便于临床技能掌握与诊疗水平的提高；对于教科书中所不曾介绍而日常临床中又多见的如妊娠期肝病、老年性肝病、小儿病毒性肝炎等，由于其生理特点及年龄差异，而具有不同的疾病特征与治疗要求，有必要加以补充论述；病毒性肝炎仍然是本书重点介绍内容，除应熟练掌握的理论知识以及临床技能外，融入了编者多年临床经验与临床体会。例如，对甲型肝炎，提出其病情进展迅速，具有高热、高黄疸、高转氨酶和消化道症状突出的临床特点。对戊型肝炎，指出其人群分布特点是以男性多于女性、中老年发病居多。对于丙型肝炎，强调不明原因传播乃是丙型肝炎的发病需认真思考的问题，指出其不明原因传播人群具有明显的地域性，乃是以我国吉林、黑龙江、内蒙古、辽宁等地区病例为突出并呈梯次分布，从而对丙肝的传播途径提出新的认识，对乙型肝炎则提出两点体会：①乙型肝炎的病情进展可以是隐匿性的，即在肝功能长期正常或相对正常的情况下，仍然可以进展为肝硬化甚至肝癌；②乙型肝炎的发病机制除免疫损伤外，病毒本身可能直接导致肝组织损伤或坏死，而对乙型肝炎的抗病毒治疗，如抗病毒药物的选择、疗效的判断等亦记录有许多经验体会；对于抗肝纤维化或抗肝硬化的治疗，则提出"广义"与"狭义"概念，并强调，有效抗病毒治疗只能使部分患者出现肝纤维化逆转，并不能阻止肝硬化患者的反复发病，亦不能阻止肝硬化病情进展。

第三章介绍肝炎肝硬化的中医治疗。乃是因为中医中药对肝病的治疗具有明显优势和确切疗效，本章节就中医对肝炎肝硬化的概念，病毒性肝炎、肝硬化以及脂肪肝的辨证论治做出系统全面论述，其内容多为编者长期的临床经验与临床总结，或可为肝炎肝硬化的治疗补充。

第四章为肝炎肝硬化的饮食与生活调养。是因为饮食与生活调养与肝炎肝硬化的好转与否密不可分，对肝病的治疗及康复不可或缺，故亦做出简单介绍。

第五章就主要肝病的最新进展选录进行介绍，可方便读者更加便捷地了解该专业的学科进展。

本书的出版，若能在防治肝炎肝硬化方面对广大基层医护人员和肝病患者有所帮助和启发，则不胜欣慰。

编者

2020 年 5 月

目　录

第一章　肝炎肝硬化基础

第一节　肝脏解剖学

肝是人体中最大的腺体，我国成年男性肝的重量为 1230~1450 g，女性为 1100~1300 g。

一、肝的形态

肝血液供应丰富，为棕红色，质软而脆，受暴力打击易破裂出血。肝呈楔形，可分为上、下两面，前、后两缘，左、右两叶（图 1-1，图 1-2）。肝的前缘锐利，后缘钝圆，与脊柱相贴。肝的上面隆凸，贴于膈；肝的下面凹凸不平，与许多内脏接触。肝下面有略呈"H"形左右两条纵沟和一条横沟，左纵沟前部内有肝圆韧带；右纵沟前部内容纳胆囊，后部内有下腔静脉通过；连接左、右纵沟中份的横沟为肝门，有门静脉、肝固有动脉、肝左右管、淋巴管和神经等出入。肝以肝镰状韧带的附着线为界，分为左、右两

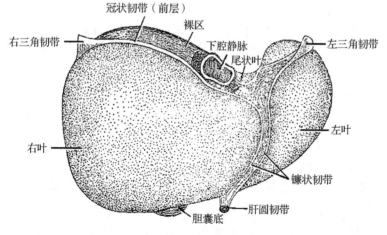

图 1-1　肝的膈面

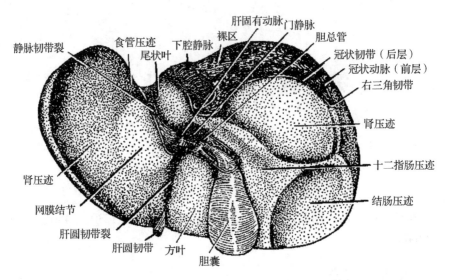

图 1-2 肝的脏面

叶，左叶小而薄，右叶大而厚。

二、肝的位置及体表投影

肝主要位于右季肋区和腹上区，只有小部分延伸至左季肋区，大部分为肋弓所覆盖，仅在腹上区左、右肋弓间露出，并直接接触腹前壁。肝的体表投影如下。

（一）肝的上界

与膈穹隆一致，在右腋中线上，起自第7肋，自此向左，在右锁骨中线平第5肋，在前正中线越过胸骨体和剑突结合处，至左锁骨中线止于第5肋间。

（二）肝的下界

与肝前缘一致。起自右肋弓最低点，沿右肋弓下缘向左上行，至第8、第9肋软骨结合处离开肋弓，经剑突下3～5 cm斜向左上，由左肋弓第7、第8肋软骨结合处进入左季肋区，连上界左端。

在成人腹上区剑突下3～5 cm范围内，可能触及肝的前缘，但在右肋弓下缘一般不应触及。因此，在成人肝上界位置正常的情况下，如在右肋弓下触及时，则认为有病理性肿大；而在小儿，肝下缘位置较低，露出于右肋弓下属正常情况。

三、肝内分叶及分段

肝脏表面形态的分叶，远远不能满足肝脏外科发展和诊断定位的需要，也不完全符合肝内管道系统的分布情况。根据近代对肝内管道的研究结果，肝固有动脉和门静脉由肝门进入肝以后，与肝管互相伴行，三者共同形成格利森系统，并发现肝内有若干平面缺少格利森系统的分布。这些平面称为肝裂，是肝内分区的自然界限，它与肝表面的分叶不一致，故提出了以肝内格利森系统为依据的新的分区方法。一般按半肝、叶和段三级划分如图1-3所示。

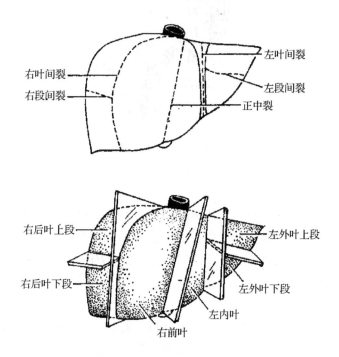

图1-3 肝内的分叶及分段

肝被斜行的正中裂分成左、右两个半肝，左半肝再被与纵沟一致的左叶间裂分为左内叶和左外叶。左外叶又被额状位的左段间裂分成左外叶上段和左外叶下段。右半肝被右叶间裂分成前内方的右前叶和后外方的右后叶。右后叶再被横行的右段间裂分成右后叶上段和右后叶下段。在临床上，外科常按此种分叶和分段情况，进行肝部分切除术。

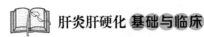

四、肝外胆道

肝外胆道包括胆囊和输胆管道（图1-4）。

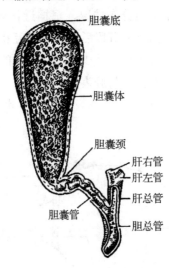

图1-4　胆囊和肝管

（一）胆囊

略呈鸭梨形，位于肝右纵沟前部内，上面借结缔组织与肝结合，下面由腹膜覆被，有贮存和浓缩胆汁的作用。胆囊从前向后可分为胆囊底、胆囊体、胆囊颈和胆囊管四部分。胆囊底为突向前下方的膨大盲端，常在肝前缘处露出，其体表投影相当于右侧腹直肌外缘与右肋弓相交处，当胆囊发炎时，此处可有压痛。

胆囊体内黏膜呈蜂窝状，而在颈部和胆囊管内面的黏膜形成螺旋襞。该襞可控制胆汁出入，有时胆结石也常由于螺旋襞的阻碍而嵌顿于此。

（二）输胆管道

肝内胆小管逐渐汇合成肝左管和肝右管，两管出肝门后汇合成肝总管下行，肝总管与胆囊管汇合，共同形成胆总管。胆总管长4~8 cm，在肝固有动脉右侧和门静脉前方，下行于十二指肠上部后方，至胰头处进入十二指肠降部左后壁，在此处与胰管汇合：开口于十二指肠大乳头。在开口周围有奥狄（Oddi）括约肌，属于平滑肌。小肠内蛔虫如钻入胆总管，由于括约肌和胆道平滑肌痉挛性收缩，可引起腹上区剧烈疼痛。

第二节　肝脏组织学与胚胎学

肝是人体中最大的消化腺，分泌胆汁，也是体内物质代谢和解毒的重要器官。

肝是一个实质性器官，其表面大部分包着一层浆膜，浆膜深部的结缔组织中含有丰富的弹性纤维，称纤维囊。纤维囊结缔组织从肝门入肝实质，将整个肝脏分隔成 50 万～100 万个结构基本相同的肝小叶，人肝小叶周围的结缔组织少，所以肝小叶的界限不是很明显。在肝小叶内还有微细的网状纤维构成支架，以支持肝实质。

一、肝小叶

肝小叶是肝脏的基本结构单位。每个肝小叶呈多角形棱柱体，横切面为多边形，肝小叶长约 2 mm，宽约 1 mm。每个肝小叶中轴有一条沿其长轴贯行的静脉，称为中央静脉，是肝静脉属支，管壁只由一层内皮细胞围成，管壁上有许多肝血窦的开口。肝细胞以中央静脉为中心，向四周呈放射状排列，形成肝细胞板。它是由一层肝细胞组成的板，彼此吻合成网。在肝小叶的四周有一层连续的环形肝板，称为界板。肝板之间的不规则间隙为肝血窦，其在肝小叶内也连接成网，其中的血流向心性地流入中央静脉。在两个相邻的肝细胞间，胞膜凹陷，形成微细的互相通连的胆小管网。肝细胞板、肝血窦和胆小管共同组成肝小叶的复杂立体构形（图 1-5，图 1-6）。

（一）肝细胞

肝细胞是多边形的上皮细胞，体积较大，直径 20～30 μm，核圆球形，位于细胞中央，一般为一个核，亦有少数肝细胞含有 2～3 个核。胞质内含有各种细胞器和包涵体，如线粒体、高尔基复合体、内质网、游离核糖体、溶酶体、糖原、脂滴和色素等（图 1-7，图 1-8），胞质的结构和组织化学成分常因饮食状况和细胞功能不同而发生变化，并由于小叶内肝细胞部位不同而有所差异。

肝细胞的线粒体有很多，约 2000 个，遍布于细胞质内，大小不同，形态多样。肝细胞内高尔基复合体比较发达，大多分布在靠近胆小管一侧的胞质中。内质网密集平行排列，分布于整个胞质内，粗面内质网是肝细胞合成血浆白蛋白、纤维蛋白原和其他血浆蛋白的部位；滑面内质网则和肝细胞的

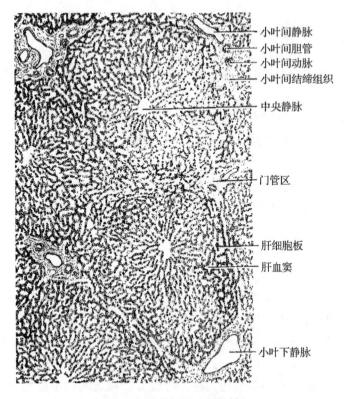

小叶间静脉
小叶间胆管
小叶间动脉
小叶间结缔组织
中央静脉
门管区
肝细胞板
肝血窦
小叶下静脉

图 1-5　肝脏切面（低倍镜）

胆汁分泌、脂类代谢、糖代谢和解毒功能有关。胞质内还有许多游离核糖体。溶酶体数量较多，大小不一，多分布在近胆小管及高尔基复合体处，内含多种水解酶，可消化水解细胞内的代谢物质和退化的细胞器，以维持肝细胞结构的自我更新；溶酶体还参与肝细胞的物质转运和贮存，如转运胆红素和贮存铁；黄疸患者的肝细胞溶酶体内常含有大量铁蛋白物质。

肝细胞内有许多包含物，如糖原、脂滴、脂色素或胆色素等。糖原颗粒多分散在滑面内质网附近，摄入富含糖类的食物后，肝细胞内糖原显著增多，饥饿时则减少。贮存肝细胞内尚有少量脂滴，在酒精灯化学试剂所引起的肝中毒中，细胞内脂滴可明显增多增大。

（1）线粒体：每个肝细胞含有大量线粒体（约有 2000 个），遍布于胞质内，为肝细胞功能活动不断提供能量。

（2）粗面内质网：成群分布于胞质内，是肝细胞合成多种蛋白质的基

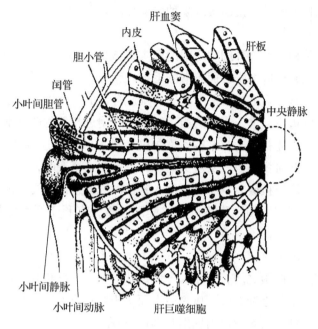

图 1-6　肝小叶模式

地。血浆中的白蛋白、纤维蛋白原、凝血酶原、脂蛋白、补体蛋白及许多载体蛋白等都是在粗面内质网的核糖体上合成。

（3）滑面内质网（smooth endoplasmic reliculum，SER）：肝细胞的 SER 有许多功能，如胆汁合成，胆红素、脂类与激素的代谢及生物转化等。胆汁中的重要成分胆酸，是在 SER 上酶的作用下由胆固醇转变而成。肝细胞从血液中摄取的胆红素，在 SER 上酶的作用下转变为水溶性结合胆红素，经胆汁排查。多种激素尤其是类胆固醇激素的灭活，也是在 SER 上进行的。机体代谢过程中产生的某些有毒产物或从肠道吸入肝的有害物质（药物、腐败产物等），经 SER 上酶的氧化、还原、水解和结合等生物转化作用，其毒性减弱或水溶性增强易于排泄。

（4）高尔基复合体：每个肝细胞约有 50 个。高尔基复合体参与肝细胞的分泌活动，粗面内质网（rough endoplasmic reticulum，RER）合成的蛋白质转移到高尔基复合体进行加工或贮存，然后经运输小泡由血窦面排出。

每个肝细胞有三种邻接面（图 1-8）：①相邻肝细胞的接触面；②在形成胆小管处称为胆管面；③与肝血窦的狄氏间隙相邻面称为肝血窦面。肝细胞通过这三种不同的邻接面实现多种多样功能。

（二）胆小管

胆小管是相邻两个肝细胞之间的间隙形成的微细管道（图1-6），肝细胞膜组成其管壁，肝细胞表面有微绒毛突入管腔。胆小管近中央静脉处是盲端，其在肝细胞板内互相合成网状。肝细胞分泌的胆汁进入胆小管，由小叶中央流向小叶边缘，进入小叶间胆管。胆小管附近相邻的两肝细胞膜彼此贴近，并形成紧密连接和桥粒结构，以加强相邻肝细胞的连接并封闭胆小管，防止胆汁流入肝血窦。当肝发生炎症、坏死或胆道堵塞时，胆小管的正常结构被破坏，细胞连接破裂，胆汁可溢入狄氏间隙，进入血窦，形成黄疸。在胆小管附近的相邻肝细胞膜还可形成缝隙连接，有利于肝细胞相互交换信息，使生理活动协调。

（三）肝血窦

肝血窦位于肝板之间，互相吻合成网状管道，是肝小叶内血液流通的管道，也是扩大了的毛细血管。血窦腔大而不规则，血液从肝小叶的周边经血窦汇入中央静脉。血窦壁由内皮细胞围成（图1-7），窦腔内有定居于肝内的巨噬细胞和大颗粒淋巴细胞。

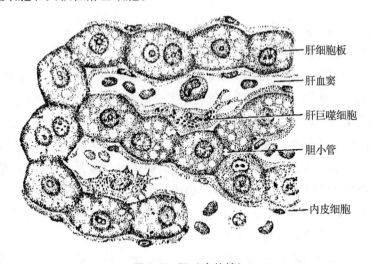

图1-7　肝（高倍镜）

1. 内皮细胞

内皮细胞是构成肝血窦壁的主要成分，细胞扁而薄，肝血窦的内皮细胞之间有间隙存在，内皮细胞有许多散在的小孔，内皮外无基膜，仅见散在的网状纤维。内皮细胞间常有 $0.1 \sim 0.5 \, \mu m$ 宽的间隙，因此，肝血窦通透性大，血浆中除乳糜微粒外，其他大分子物质均可自由通过，肝细胞产生的脂蛋白等也可通过血窦壁进入血窦，这有利于肝细胞摄取血浆中的物质和排出其分泌产物。

2. 肝巨噬细胞

肝巨噬细胞又叫库普弗细胞，细胞体积较大，形态不规则，又突起伸入肝血窦中。核卵圆性，胞质中有较多的线粒体、溶酶体、内质网和吞噬小体。肝巨噬细胞有活跃的吞噬能力，能吞噬血液中的异物、细菌、衰老破坏的红细胞等（图 1-8），是机体单核吞噬细胞系统的重要组成部分。

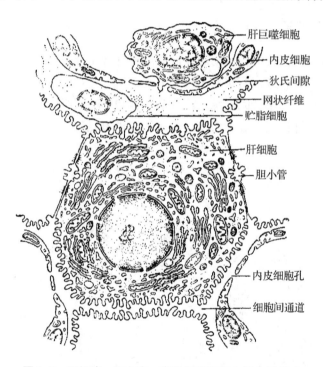

图 1-8　肝细胞、肝血窦、窦周间隙和胆小管电镜模式

电镜下：在内皮细胞与肝细胞之间有一狭小的间隙，宽约 $0.4 \, \mu m$，称狄氏间隙。肝细胞表面有许多短小的微绒毛伸入狄氏间隙内，血窦内血浆能自由地通过内皮细胞间隙和小孔进入狄氏间隙内，所以，肝细胞的微绒毛浸于狄氏间隙的血浆内，从而扩大与血浆接触的面积，进行充分的物质交换，有利于肝细胞的吸收、合成、分泌、贮存及解毒等功能的完成。

3. 贮脂细胞

在狄氏间隙内，尚可见少数网状纤维和贮脂细胞，后者是一种形态不规则的小细胞，胞质内有许多脂滴，贮脂细胞能贮存脂肪和维生素 A，还能生成结缔组织纤维和基质。在慢性肝脏疾病和肝硬化时，狄氏间隙内胶原纤维和贮脂细胞增多。

4. 肝内淋巴细胞

肝内淋巴细胞即 NK 细胞，附着在内皮细胞或肝巨噬细胞表面，核呈肾形，偏居于细胞一侧，胞质内含较多溶酶体，对肿瘤小细胞或病毒感染的肝细胞有直接杀伤作用，是构成肝防御屏障的重要组成部分。

二、门管区

门管区又称汇管区，肝动脉、门静脉和肝管在肝门处被结缔组织包裹成束，即肝门管。它进入肝实质呈树状分支，最后分布于肝小叶之间，其中有三种类型管道，即小叶间动脉、小叶间静脉和小叶间胆管，这个区域称门管区。小叶间静脉最粗，腔大壁薄，内皮细胞外有结缔组织和散在的平滑肌。小叶间动脉腔小而圆，壁厚，内皮细胞外面有几层平滑肌围绕。小叶间胆管管径细小，管壁由单层立方上皮构成。门管区还有小淋巴管和神经伴行（图 1-9）。

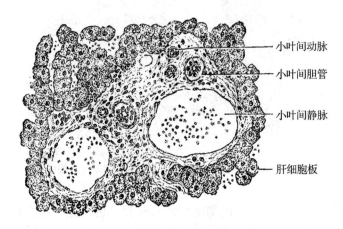

小叶间动脉
小叶间胆管
小叶间静脉
肝细胞板

图 1-9　门管区切面（高倍镜）

三、肝的血管

肝脏的血液供应丰富，有两个来源，即门静脉与肝动脉。

（一）门静脉

门静脉是肝的功能血管，其血流量占肝内血流量的 70%～75%，主要收集来自消化管道的静脉，血液内含有丰富的营养物质，输入肝内供肝细胞的加工和贮存。门静脉入肝后经多次分支形成小叶间静脉，其在进行中不断分出侧支，将血液输入肝血窦。肝血窦的血液从肝小叶的周边向小叶中央流动，与肝细胞进行充分的物质交换后流入中央静脉，以后汇入小叶下静脉（单独行走于小叶间结缔组织内），小叶下静脉汇合成肝静脉，出肝后连于下腔静脉。这种血流的特点是造成肝小叶边缘的细胞与中央的细胞出现形态与功能方面差异的部分原因，在病理情况下，肝细胞的这种差异表现特别明显。

（二）肝动脉

肝动脉是营养肝脏的血管，血液中含丰富的氧气，其血流量占肝内血流总量的 25%～30%。肝动脉伴随门静脉入肝后，反复分支，形成小叶间动脉，部分肝动脉的血液供应肝的被膜和小叶间组织的营养，部分血液与门静脉的血液共同进入肝血窦，故肝血窦内的血液是混合性的，具体如下：

肝门静脉 → 小叶间静脉

　　　　　　　　↘
　　　　　　　　　肝血窦 → 中央静脉 → 小叶下静脉 → 肝静脉
　　　　　　　↗

肝动脉 → 小叶间动脉

四、胆汁排出路径

肝细胞分泌胆汁排入胆小管，胆汁从小叶的中央向周边运送，注入小叶间胆管，再经左右肝管出肝，经肝总管至胆总管，贮存于胆囊。当胃内食糜或脂肪进入十二指肠时，胆囊收缩排出胆汁，再经胆总管注入十二指肠。

五、肝的主要功能

肝脏是人体最大的代谢器官，肝细胞的功能多种多样，体内许多物质代谢过程在肝脏内进行。

（一）合成蛋白质

肝细胞除合成自身的结构蛋白外，还合成白蛋白、凝血酶原、纤维蛋白原等，并分泌入血浆。

（二）分泌胆汁

血红蛋白分解形成不溶性胆红素，并释放入胆小管，与胆盐、胆固醇等共同组成胆汁。一部分胆红素则释放入血液，经肾脏排泄，胆汁可以乳化脂肪，有利于脂肪的消化与吸收。

（三）代谢作用

肝对机体多种中间代谢都有重要作用。从消化道吸收的各种营养物质，均经门静脉入肝脏，在肝细胞内进行处理、加工，合成多种重要物质，如肝细胞能合成机体蛋白质（如血浆中的白蛋白、纤维蛋白原的全部和部分球蛋白），另外，肝细胞还能合成和分解糖原，参与维生素和激素的代谢，如贮存维生素 A、维生素 D、维生素 K、维生素 B_{13} 等。

（四）解毒功能

由肠道吸收的一些有毒物质和机体中间代谢的有毒物质，经过肝脏的转化或结合作用，可使其毒性消失或减低，如将氨基酸在代谢中产生大量有毒的氨转化为无毒的尿素，排出体外。

（五）防御功能

肝血窦内的库普弗细胞具有活跃的吞噬能力，可消除细菌、有害物质及衰老的血细胞等。

（六）造血作用

肝在胚胎时期是造血器官。出生后，肝的造血作用虽然停止，但仍有这方面的潜能。

六、肝的再生

肝细胞是一种高度分化的细胞，但其再生能力仍很强，如切除鼠肝75%，约 1 个月后即可恢复原来的体积。人肝的再生能力比较强，与肝的病变情况和损害程度等有关，肝的慢性病变使肝细胞反复受累，肝细胞可以分裂增生，但同时结缔组织增生很快，包围新生的肝细胞呈团状，使再生的肝组织不易重建贮存肝小叶的结构，结缔组织的增生可导致肝硬化。新生的肝细胞可由残存的肝细胞分裂增生而来，也可由小叶间胆管分化而成。

附：胆囊

胆囊壁可分为黏膜、肌层及外膜（图 1-10）。

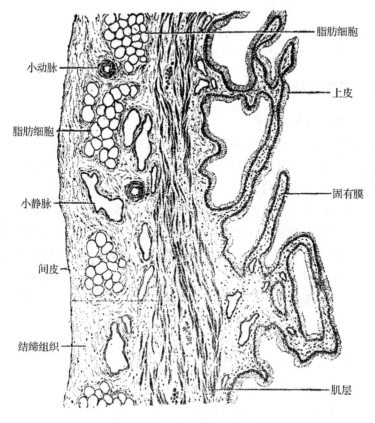

小动脉

脂肪细胞

小静脉

间皮

结缔组织

脂肪细胞

上皮

固有膜

肌层

图1-10　胆囊切面（低倍镜）

（1）黏膜：形成许多高而分支的皱襞，上皮为单层柱状上皮，其游离面有大量微绒毛，可吸收胆汁中的水和无机盐，使胆汁浓缩。固有膜很薄，含有小血管和淋巴管。

（2）肌层：较薄，排列不规则，大致为内纵行和外环行平滑肌束。

（3）外膜：较厚，为结缔组织纤维膜，胆囊的游离部分为浆膜。

胆囊有贮存和浓缩胆汁的功能。容量为40～60 mL。胆囊的收缩排空受激素的调节，进食后尤其进高脂肪食物后，小肠的Ⅰ细胞分泌缩胆囊素，刺激胆囊收缩，排出胆汁。

胆囊管、胆管和胆总管互相连续，胆总管末端进入十二指肠处环行平滑肌增厚，形成奥狄括约肌。

第三节　肝脏生理学

一、肝脏的生理功能特点

（一）肝脏的血液供应

肝脏的血液供应极为丰富，其所含血量相当于人体血液总量的 14%。成年人肝每分钟血流量有 1500～2000 mL，其血液有门静脉和肝动脉双重来源，两种血液在窦状隙内混合。门静脉收集来自腹腔内脏的血液，内含从消化道吸收入血的丰富的营养物质，它们在肝内被加工、储存或转运；同时，门静脉血中的有害物质及微生物抗原性物质也将在肝内被解毒或清除。正常时肝内静脉窦可储存一定量的血液，在机体失血时，可从窦内排出较多血液，补充循环血量不足。肝血供的 1/4 来自肝动脉，含有丰富的氧气，为肝细胞供氧的主要来源。流经肝脏的血液最后由肝静脉进入下腔静脉而回到心脏。

（二）肝脏的代谢特点

肝脏的主要功能是进行三大营养物质的代谢，包括糖的分解和糖原合成、蛋白质及脂肪的分解与合成、维生素及激素的代谢等。肝脏内的各种代谢活动十分活跃，这与其所含有的酶类十分丰富有关。

二、肝脏主要的生理功能

肝脏具有分泌胆汁、吞噬和防御、制造凝血因子、调节血容量及水电解质平衡、产生热量等多种功能，在胚胎时期肝脏还有造血功能。

（一）肝脏分泌胆汁的功能

肝细胞能不断地生成胆汁酸和分泌胆汁，胆汁在消化过程中可促进脂肪在小肠内的消化和吸收。每天有 800～1000 mL 胆汁经胆管输送到胆囊。若无胆汁，食入的脂肪将有 40% 从粪便中丢失，且伴有脂溶性维生素吸收不良。胆汁还有排泄有害物质的作用。

肝脏合成的胆汁酸是一个具有反馈控制的连续过程，合成的量取决于胆汁酸在肠－肝循环中返回肝脏的量。如果绝大部分分泌量又返回肝脏，则肝细胞只需合成少量（0.5 g）胆汁酸以补充其在粪便中的损失；反之，若返回量减少，则合成量将增加。

（二）肝脏在物质代谢中的功能

1. 肝与糖代谢

单糖经小肠黏膜吸收后，由门静脉到达肝脏，在肝内转变为肝糖原而储存。一般成年人肝内约含 100 g 肝糖原，仅够禁食 24 小时用。肝糖原在调节血糖浓度以维持其稳定中具有重要作用。当劳动、饥饿、发热时，血糖大量消耗，肝细胞又能把肝糖原分解为葡萄糖进入循环血液，所以患肝病时血糖常有变化。

2. 肝与蛋白质代谢

由消化道吸收的氨基酸在肝脏内进行蛋白质合成、脱氨、转氨等作用，合成的蛋白质进入循环血液供全身器官组织需要。肝脏是合成血浆蛋白的主要场所，由于血浆蛋白可作为体内各种组织蛋白的更新之用，所以，肝脏合成血浆蛋白的作用对维持机体蛋白质代谢有重要意义。肝脏将氨基酸代谢产生的氨合成尿素，经肾脏排出体外，所以，肝病时血浆蛋白减少，血氨升高。

3. 肝与脂肪代谢

肝脏是脂肪运输的枢纽。消化吸收后的一部分脂肪进入肝脏，以后再转变为体脂而储存。饥饿时，储存的体脂可先被运送到肝脏，然后进行分解。在肝内，中性脂肪可水解为甘油和脂肪酸，此反应可被肝脂肪酶加速，甘油可通过糖代谢途径被利用，而脂肪酸则可完全被氧化为二氧化碳和水。肝脏还是体内脂肪酸、胆固醇、磷脂合成的主要器官之一，多余的胆固醇随胆汁排出。人体内血脂的各种成分是相对恒定的，其比例靠肝细胞调节。当脂肪代谢紊乱时，可使脂肪堆积于肝脏内形成脂肪肝。

4. 维生素代谢

肝脏可储存脂溶性维生素，人体 95% 维生素 A 都储存在肝内，肝脏是维生素 C、维生素 D、维生素 E、维生素 K、维生素 B_1、维生素 B_6、维生素 B_{12}、烟酸、叶酸等多种维生素储存和代谢的场所。

5. 激素代谢

正常情况下，血液中各种激素都保持一定含量，多余的则经肝脏处理而被灭活。当患肝病时，可出现雌激素灭活障碍，引起男性乳房发育、女性月经不调及性征改变等。如果出现醛固酮和血管升压素灭活障碍，则可引起钠、水潴留而发生水肿。

（三）肝脏的解毒功能

在机体代谢过程中，门静脉收集自腹腔的血液，血液中的有害物质及微生物抗原性物质将在肝内被解毒和清除。肝脏是人体的主要解毒器官，它能保护机体免受损害，使毒物成为比较无毒的或溶解度大的物质，随胆汁或尿液排出体外。肝脏解毒主要有以下四种方式。

（1）化学作用：如氧化、还原、分解、结合和脱氧作用。例如，氨是一种有毒的代谢产物，可在肝内被合成尿素，随尿排出体外。有毒物质与葡萄糖醛酸、硫酸、氨基酸等结合可变成无毒物质。

（2）分泌作用：一些重金属如汞及来自肠道的细菌，可随胆汁分泌排出。

（3）蓄积作用：某些生物碱如士的宁、吗啡等可蓄积于肝脏，然后肝脏逐渐小量释放这些物质，以减少中毒过程。

（4）吞噬作用：如果肝脏受损时，人体就易中毒或感染，肝细胞中含有大量库普弗细胞，有很强的吞噬能力，能起吞噬病菌而保护肝脏的作用。

（四）肝脏的防御和免疫功能

肝脏是最大的网状内皮细胞吞噬系统。肝静脉窦内皮层含有大量库普弗细胞，能吞噬血液中的异物、细菌、染料及其他颗粒物质。

（五）肝脏的其他功能

除上述功能外，肝脏还能调节循环血量。肝脏也是多种凝血因子合成的主要场所，人体内 12 种凝血因子都是由肝细胞合成的。肝病时可引起凝血因子缺乏而造成凝血时间延长及发生出血倾向。此外，机体热量的产生、水电解质的平衡等，都需要肝脏的参与。

（六）肝脏功能的储备及肝脏的再生

肝脏具有巨大的功能储备。肝脏在部分切除后能迅速再生，动物实验证明，当肝脏被切除 70%~80% 后，并不出现明显的生理功能紊乱；而且，残余的肝脏可在 3 周（大鼠）至 8 周（狗）内生长至原有大小，这称为肝脏的再生。由此可见，肝脏的功能储备和再生能力是相当惊人的。

第四节　肝脏病理学

一、病毒性肝炎

（一）病毒性肝炎的基本病理变化

病毒性肝炎的基本病理变化都是以肝实质损伤为主的弥漫性炎症，即肝细胞的变性、坏死，同时伴有不同程度的炎性细胞浸润、肝细胞间质纤维组织增生和肝细胞再生等。

1. 肝细胞变性坏死

（1）肝细胞变性：是轻型肝炎的主要病变，是可复性的。其主要表现有以下两种情况。①胞质疏松化和气球样变：为最常见而普遍的病变，是由于肝细胞受损后，细胞内水分增多（水变性）等造成。电子显微镜下，可见内质网扩张、囊泡变，核蛋白颗粒脱失，线粒体减少、肿胀、嵴消失，溶酶体增多、肿大，糖原减少、分布不均等。光学显微镜下见肝细胞明显肿大，胞质疏松呈网状、半透明，称为胞质疏松化。进一步发展，肝细胞体积进一步增大，由多角形变为圆形，胞质几乎完全透明，称为气球样变（图1-11）。②嗜酸性变：往往累及单个或几个细胞，散在于肝小叶内。光学显微镜下，嗜酸性变的肝细胞部分胞质水分脱失浓缩，嗜酸性染色增强，颗粒性消失。

（2）肝细胞坏死：坏死通常有两种形式。①嗜酸性坏死：为单个细胞

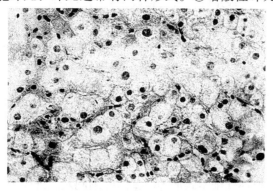

肝细胞胞质疏松化和气球样变，肝窦受压变窄

图1-11　急性病毒性肝炎

坏死，即前述的嗜酸性变进一步发展，胞质更加浓缩，胞核浓缩以致消失，最后只剩下均一深红色胞质，聚成圆形小体，成为嗜酸性小体（图1-12）。电子显微镜下，在浓密的胞质内尚有互相挤在一起的细胞器的轮廓。该小体常单个存在于肝细胞索中，也可游离于狄氏腔内或肝窦内，在肝窦内者还可为库普弗细胞所吞噬；②溶解坏死：最多见，是由高度气球样变发展而来，胞核固缩、溶解或消失，最后细胞解体。重型肝炎时肝细胞变性往往不明显，很快就发生坏死崩解。不同类型的肝炎，肝细胞坏死程度和范围很不相同。

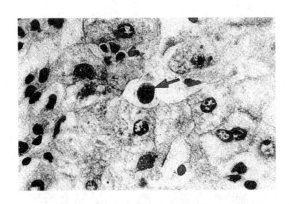

游离于肝窦内的嗜酸小体（箭头处），窦内皮细胞肿胀增生×800

图1-12 急性病毒性肝炎

2. 炎性细胞浸润

肝炎时在汇管区或小叶内常有程度不等的炎性细胞浸润，有的在小叶内坏死区中呈灶状分布；有的在其他区则散在于肝细胞索之间，在汇管区或散在于间质内或聚集于胆管周围。浸润的炎性细胞主要是淋巴细胞、单核细胞，有时也可见少量浆细胞及中性白细胞等。

3. 间质反应性增生及肝细胞再生

（1）间质的反应性增生：主要有两种情况。①库普弗细胞增生肥大：这是肝内单核巨噬细胞系统的炎性反应。增生的细胞呈梭形或多角形，胞质丰富，突出于窦壁或自壁上脱入窦内成为游走的吞噬细胞，胞质内常含有被吞噬的色素颗粒或坏死细胞碎屑等。②间叶细胞及成纤维细胞增生：间叶细胞具有多向分化的潜能，存在于肝间质内，以小血管和小胆管周围为多，在肝炎早期，此等间叶细胞增生并分化为组织细胞，参与炎性细胞浸润，以后有成纤维细胞增生参与肝损伤的修复。反复发生严重坏死的病例，由于大量纤维组织增生，可发展成肝硬化。

（2）肝细胞再生：肝细胞坏死时，邻近的肝细胞可通过直接或间接的分裂而再生修复。这种改变早期即已出现，在恢复期或慢性阶段则更为明显。再生的肝细胞体积较大，核大而染色较深，有时可见双核，胞质略呈嗜碱性。在不同类型肝炎中，肝细胞的再生情况也不同。病程较长的病例，在汇管区或大块坏死灶内增生的结缔组织中尚可见细小胆管增生。

总之，肝炎病变是由变质、渗出、增生三种改变交织而成，但其中以变质性改变为主。病理诊断时必须加以综合分析，肝细胞胞质疏松化、气球样变及嗜酸性小体形成对于诊断普通型肝炎具有相对的特征性；而肝细胞的大片坏死则是重型肝炎的主要病变特征。

（二）病毒性肝炎的临床病理类型

病毒性肝炎的临床表现和病理变化基本相同。现在常用的分类是把病毒性肝炎分成普通型及重型两大类。在普通型中又分为急性及慢性两类，急性有急性无黄疸型及黄疸型；慢性有持续性及活动性，后者中有一部分病例病变较重则相当于重型者。重型中可分为急性及亚急性两种。现按上述分型叙述如下。

1. 急性（普通型）肝炎

镜下改变：广泛的肝细胞变性，而坏死轻微。变性以胞质疏松化和气球样变最为普遍，致使肝细胞索排列紊乱、拥挤，肝窦受压变窄，肝细胞内有胆汁淤积。嗜酸性变和嗜酸性小体也较常见。少部分病例还可有肝细胞脂肪变。肝小叶内可有散的肝细胞坏死，每个坏死灶仅累及少数几个肝细胞，称为点状坏死，同时该处伴以炎性细胞浸润（图1-13），亦可见有肝细胞再生。由于点状坏死灶内的肝组织网架保持完好而不塌陷，所以再生的肝细胞可完全恢复原来的结构和功能。此外，汇管区、肝被膜下等处也有轻度炎性细胞浸润。在黄疸型肝炎中，坏死灶往往稍多、稍重，毛细胆管受累也较重，管腔中常有胆栓形成。

临床病理联系：由于肝细胞弥漫性变性肿胀，使肝脏体积增大，被膜紧张，为临床上肝大以及肝区疼痛或压痛的原因。由于有部分肝细胞点状坏死，释出大量细胞内的酶类入血，故血清谷丙转氨酶等升高，同时还可引起多种肝功能异常。肝细胞坏死较多时，胆红素的摄取、结合和分泌发生障碍，加之毛细胆管受压或有胆栓形成等，则可引起黄疸（黄疸型肝炎）。

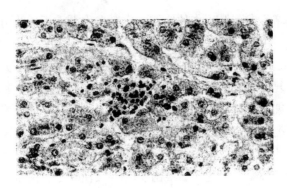

肝细胞点状坏死，坏死灶内有炎性细胞浸润

图1-13 病毒性肝炎

结局：急性肝炎大多数在半年内可逐渐恢复。点状坏死的肝细胞可完全再生修复。一部分病例（多为乙型肝炎）恢复较慢，需半年到1年。少数病例（约10%）可发展为慢性肝炎，其中以乙型肝炎为多。极少数可恶化为重型肝炎。

2. 慢性（普通型）肝炎

病毒性肝炎病程持续1年（国外定为半年）以上者即为慢性肝炎，其中乙型肝炎占绝大多数（80%），其次为丙型肝炎。多系急性肝炎迁延发展而来，也有一些患者无急性病史，一开始即呈慢性经过。治疗不当，营养不良、合并其他疾病、饮酒、服用有肝毒作用的药物及自身免疫反应等常是导致肝炎慢性化的因素。

（1）慢性持续性肝炎：临床表现常较轻或仅有肝功能异常。镜下：肝细胞变性、坏死较急性时减轻，库普弗细胞增生活跃，汇管区或小叶内慢性炎性细胞浸润较明显。有时汇管区可有少量结缔组织增生而变宽。肝小叶界板无破坏，小叶轮廓清楚。肉眼观：肝体积增大，但表面平滑。此型肝炎一般发展缓慢，经过较好，大多数可以恢复，少数可转变为慢性活动性肝炎。

（2）慢性活动性肝炎：患者多较年轻，属乙型肝炎者居多。肝病变较重，肝功能持续异常，可有自身免疫现象。镜下：肝细胞变性、坏死大致和急性期相似，或者坏死更广泛严重。肝细胞坏死呈灶状或条带状，随病情发展，坏死灶可互相融合形成较大的病灶或较长较宽的带状。界板的肝细胞发生灶状坏死，称为碎片状坏死（图1-14）。当小叶中央静脉和汇管区之间或两个中央静脉之间，出现互相连接的肝细胞坏死带时，称桥接坏死。小叶周边部坏死区纤维组织增生，汇管区因纤维组织增生变宽，增生的纤维条索沿着破坏了界板的坏死区呈星芒状向小叶内伸展。在较重的病例，同时肝小叶内肝细胞坏死较重，病灶扩大，破坏了肝细胞索的网状纤维支架，致使坏死局部肝细胞索塌陷，纤维增生分割破坏小叶结构，甚至与由汇管区伸入小叶内的纤维条索相连形成间隔。此外，还可见肝细胞结节状再生，向早期肝硬化发展。肉眼观：肝体积一般增大，表面平滑；但病变较重且长期活动者，肝表面不平滑或呈颗粒状、小结节状，质地较硬。

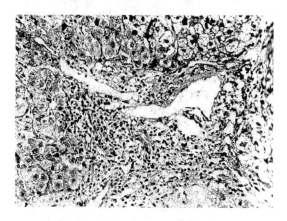

肝细胞明显气球样变和嗜酸性变，小叶界板破坏呈碎片状坏死，门管区见炎性细胞浸润

图1-14　慢性活动性肝炎

患者的肝外全身改变可有脾大、高 γ 球蛋白血症、关节炎、皮疹及出血倾向。重症者还可有黄疸、腹水等。

毛玻璃样肝细胞：在乙型肝炎表面抗原携带者及慢性肝炎患者的肝组织中，在光镜下 HE 染色切片上，常可见到部分肝细胞胞质内充满嗜酸性细颗粒物质，不透明，似毛玻璃样，称为毛玻璃样肝细胞（图1-15）。这些细胞内含有大量乙型肝炎表面抗原，免疫酶标和免疫荧光检查可见 HBsAg 反应阳性（图1-16）。电镜下：可显示其胞质内光面内质网增生，HBsAg 颗粒积存于扩张的光面内质网池内。

3. 重型病毒性肝炎

本型肝炎为病毒性肝炎中最严重者。根据起病急缓及病变程度的不同，重型病毒性肝炎又分急性重型和亚急性重型两种。

（1）急性重型肝炎：少见，起病急骤，病变发展迅猛、剧烈，临床经

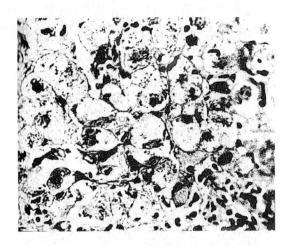

图 1–15　毛玻璃样肝细胞

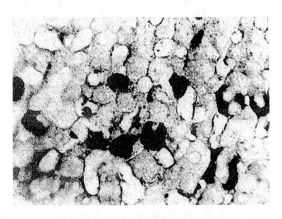

肝细胞内乙型肝炎表面抗原免疫酶标法（双 PAP）染色显示肝细胞浆内 HBsAg

图 1–16　免疫酶标和免疫荧光检查

过凶险，死亡率高，如不及时抢救，多在十余天内死亡，故临床上又称暴发型或电击型或恶性型肝炎。

　　本型肝炎的肝实质细胞坏死严重而广泛（肝细胞肿胀、变性见于发病后 1～2 天）。肝索解离，肝细胞溶解，出现弥漫性大片坏死。病变多自小叶中央开始，向四周扩延，仅小叶周边部残留少量变性的肝细胞。溶解坏死的肝细胞迅速被清除，仅残留网状纤维支架，肝窦明显扩张充血甚至出血，库普弗细胞增生肥大，并吞噬细胞碎屑及色素。小叶内和汇管区有多量炎性细胞浸润，其中以淋巴细胞和巨噬细胞为主（图1-17）。开始，小叶的网状支架保持完好，数日后发生塌陷。残留的肝细胞再生现象不明显。肉眼观：肝体积显著缩小，尤以左叶为甚，重量常减轻至600～800 g；质地柔软，表面被膜皱缩（图1-18），切面呈黄色或红褐色，有的区域呈红黄相间的斑纹状，故又称急性红色肝萎缩或急性黄色肝萎缩，肝的切面小叶结构消失与脾的切面相似。

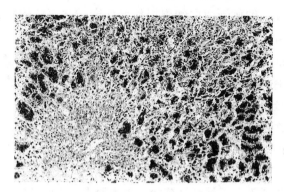

肝细胞大片坏死消失，小叶中心部最重，周边部残存的肝细胞变性。坏死区有炎性细胞浸润

图1-17　急性重型肝炎

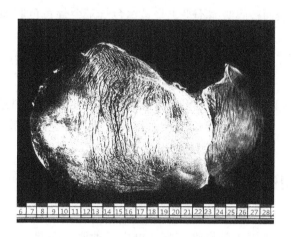

肝体积显著缩小，尤以左叶为著，表面被膜皱缩

图1-18　急性重型肝炎

临床病理联系及结局：由于大量肝细胞迅速溶解坏死，可导致胆红素和组织崩解产物大量入血，前者可引起严重的肝细胞性黄疸；凝血因子合成障

碍，导致出血倾向；对各种代谢产物的解毒功能发生障碍，可引起肝衰竭。此外，由于上述诸因素，尤其胆色素代谢障碍和血循环障碍，还可导致肾衰竭，称为肝肾综合征。

急性重型肝炎的死因主要为肝衰竭（肝昏迷），其次为消化道大出血或急性肾衰竭等。弥散性血管内凝血（disseminated intravascular coagulation，DIC）在重型肝炎病例中也较常见，是引起严重出血的另一个因素。而严重的肝细胞坏死及毛细血管内皮细胞损伤（病毒或抗原抗体复合物的损伤所致），均可激活凝血系统，是促使 DIC 发生的一个重要因素。本型肝炎如能渡过急性期，部分病例仍有治愈可能，部分病例可发展为亚急性型。

（2）亚急性重型肝炎：起病较急性型缓慢，病程一至数月。多数是由急性重型肝炎迁延而来或一开始病变就比较缓和，部分病例可能是由普通型急性肝炎恶化而来。

本型肝炎的病变特点为，既有大片肝细胞坏死，又有肝细胞结节状再生。由于坏死区网状纤维支架塌陷和胶原纤维化，致使残存的肝细胞再生时因失去原有的依托而呈不规则结节状，失去原来的小叶结构和功能。小叶内外可见明显的炎性细胞浸润，小叶周边部小胆管增生，亦可有胆汁淤积（胆栓）。较陈旧的病变区有明显的结缔组织增生。肉眼观：肝体积有不同程度的缩小，表面被膜皱缩不平，呈黄绿色（亚急性黄色肝萎缩）。病程长而较重者可形成大小不等的结节，质地略变硬（图1-19）。切面呈黄绿色（有胆汁淤积），其中有散在的红褐色或土黄色坏死区和小岛屿状的再生结节。

此型肝炎如及时治疗，有停止进展和治愈的可能，否则将发生肝功能不全等严重后果。病程迁延较长（如1年）者，则可逐渐过渡为坏死后性肝硬化。

二、肝硬化

（一）肝硬化的病理变化

肝硬化是一种常见的慢性疾病。可由各种原因引起，肝细胞弥漫性变性、坏死，继而出现纤维组织增生和肝细胞结节状再生，这三种改变反复交错进行，结果肝脏的小叶结构和血液循环途径逐渐被改建，致使肝脏变形、变硬而形成肝硬化。临床上，早期可无明显症状，后期则出现一系列不同程度的门静脉高压和肝功能障碍等表现。

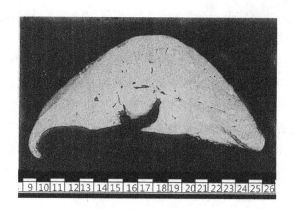

肝体积缩小，切面上可见大小不等的再生结节和坏死塌陷区

图1-19　亚急性重型肝炎

肝硬化的种类繁多，目前我国常用的分类是：①结合病因、病变及临床表现，将肝硬化分为门脉性、坏死后性、胆汁性、淤血性、寄生虫性和色素性肝硬化等，其中门脉性肝硬化最为常见，其次为坏死后性肝硬化，其他型肝硬化较少；但在血吸虫病及华支睾吸虫病的流行地区，寄生虫性肝硬化则较多；②按病变特征分为四个类型，即小结节型、大结节型、大小结节混合型及不全分隔型肝硬化；③按病因又分为若干类型，诸如病毒肝炎性、酒精性、胆汁性、隐源性肝硬化等，其中的小结节型肝硬化相当于我国分类中的门脉性肝硬化；大结节型和大小结节混合型肝硬化相当于我国的坏死后性肝硬化；而不全分隔型肝硬化是指肝内小叶结构等尚未被完全改建的早期肝硬化，病变特点假小叶形成不甚完全，纤维间隔较薄，肝细胞结节状再生不明显等。因主要是由慢性病毒性肝炎引起的，故又称肝炎后肝硬化。

1. 门脉性肝硬化

门脉性肝硬化旧称雷奈克肝硬变、营养不良性或酒精性肝硬变，相当于目前国际分类的小结节型肝硬化。为各型肝硬化中最常见者。本病遍布于世界各地，但由于社会制度、生活习惯和自然环境等不同，其病因和发病率也各不相同。在欧美由于长期酗酒者多，故本病很常见，且多由酒精中毒引起，而日本和我国病毒性肝炎则可能是本病的重要原因。

【病因及发病机制】

（1）病毒性肝炎：慢性病毒性肝炎发展为肝硬化的机制，主要是由于肝细胞反复发生坏死、增生和肝内慢性炎症，导致肝内纤维组织增生和肝细胞结节状再生，逐渐将肝小叶结构和精细而规则的血液循环途径破坏并改建成为假小叶，使肝脏变硬。

(2) 慢性酒精中毒：长期大量酗酒被认为是引起肝硬化的一个重要因素，此种因素引起的肝硬化，按病因学分类称酒精性肝硬化。酒精引起肝硬化，主要是对肝细胞的直接毒性作用，即引起肝细胞线粒体肿胀、嵴排列不整等，继之出现肝细胞脂肪变性及酒精性肝炎。严重的脂肪变性常能导致肝细胞坏死，进而肝内的纤维组织增生。另外，酒精性肝炎的慢性炎症及透明小体导致的肝细胞透明坏死等病变，亦可引起肝内纤维组织增生、肝小叶等结构改建，逐步发展为肝硬化。

(3) 毒物中毒：许多化学毒物对肝脏有破坏作用，如长期作用可引起肝硬化。

【病理变化】

肉眼观：在门脉性肝硬化早期、中期阶段，肝体积正常或略增大，重量增加，质地正常或稍硬。此时肝实质尚无明显减少，常伴有较重的脂肪变性。肝硬化后期，肝体积缩小，重量亦相应地减轻，由正常的 1400 g 左右减少至 1000 g 以下，甚至可减至 500 ~ 600 g。肝的硬度增加，表面呈细颗粒状或小结节状，颗粒状结节呈半球形，隆起于肝表面，大小相仿，直径多在 0.1 ~ 0.5 cm，最大的结节不超过 1.0 cm（图 1-20）。肝包膜明显增厚。切面上可见无数圆形或类圆形岛屿状结节，大小与表面的颗粒状结节相似，弥漫分布于全肝。这些小结节的周围为增生的纤维组织条索或间隔所包绕（图 1-21）。肉眼所见的颗粒状结节在显微镜下可见由一个或几个假小叶构

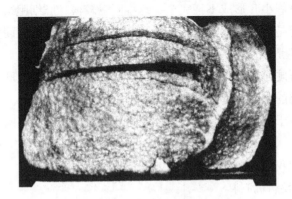

肝缩小变硬，表面呈弥漫性细颗粒状

图 1-20 门脉性肝硬化

成。结节呈黄褐色（因肝细胞脂肪变性）或黄绿色（因含胆色素较多）。纤维间隔多呈灰白色，厚薄比较均匀。

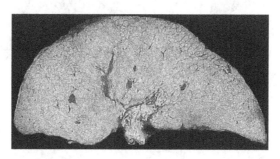

肝体积缩小，切面可见许多岛屿状，圆形小结节，均匀分布，结节间为增生的纤维组织

图1-21 门脉性肝硬化

镜下观：正常的肝小叶结构被破坏，广泛增生的纤维组织将原来的肝小叶分隔包绕成为大小不等、圆形或椭圆形肝细胞团，即成为假小叶（图1-22，图1-23）。假小叶的肝细胞索排列紊乱，小叶中央静脉缺如、偏位或有两个以上中央静脉，有时还可见到汇管区。这是由于纤维组织不规则地增生、分隔被破坏的正常小叶结构及肝细胞结节状再生所致。假小叶的肝细胞常常出现不同程度的脂肪变性和坏死，再生的肝细胞胞体大，核大，着色较深，并常出现双核肝细胞。假小叶的肝细胞变性、坏死是由于导致肝硬化的因素持续存在和（或）肝小叶、血管改建影响了肝细胞的功能和代谢。这是门脉性肝硬化呈慢性进行性经过的一个重要原因。另外，还可见到一些肝细胞内有胆色素沉着和细小胆管内的胆汁淤积。这是由于增生的纤维组织等破坏、压迫细小胆管所致。纤维组织间隔是在肝细胞坏死后，新生的纤维组织和网状纤维胶原化形成。间隔的宽窄比较一致，其中含有少量弹力纤维，并有一定量淋巴细胞及单核细胞等浸润、新生的细小胆管和假胆管形成。假胆管是由两排小立方形细胞并列而成的细胞索条，似小胆管结构但无管腔，连续切片不能证明其与胆管有联系。故多数人认为这是新生的或被封埋在结缔组织里而陷于萎缩的肝细胞索，并因而称之为假胆管。

由于上述纤维组织增生和假小叶形成，肝内血管分布必然随之发生变化和改建，一般呈现肝内血管网减少和异常的吻合支形成。由于纤维组织增生分割可直接破坏一些门静脉和肝静脉间的各级小分支（包括肝窦及中央静脉），残余的各级小分支还可受到肝细胞再生结节及增生、挛缩的纤维组织

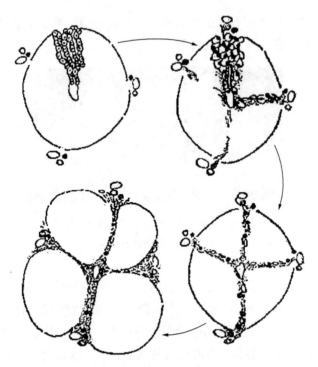

图1-22　门脉性肝硬化假小叶形成过程示意

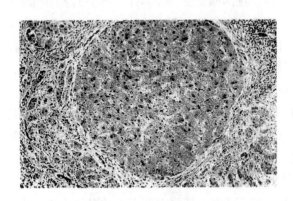

图中央的肝细胞团为一个典型的假小叶

图1-23　门脉性肝硬化

等的挤压，从而发生不同程度的扭曲和阻塞。这些因素都可使肝内血管网大为减少，使门静脉血液的流通受阻。血管网的异常吻合亦在肝硬化过程中产生。小的门静脉分支可通过残存的扩张了的肝窦和小叶中央静脉与肝静脉分支（如小叶下静脉等）相通，或门静脉分支与小叶下静脉等经新生的小血管相吻合（短路形成）。同样，门静脉与肝动脉间也可形成新的交通支。上述变化常是肝细胞病变进行性加重、肝功能不全和门脉高压等发生的基础。

【临床病理联系】

（1）门脉高压症：是由于肝内正常结构被改建引起的。原因是：①假小叶压迫小叶下静脉（窦后阻塞），使肝窦内的血液不易排出，门静脉的血液也因而不易流入肝窦（门静脉分支因其周围有结缔组织鞘包绕受压程度较轻）；②在肝硬化形成过程中，小叶中央纤维化和中央静脉、肝窦的增厚、闭塞，减少了肝实质内血液流通；③肝动脉和门静脉之间形成吻合支，压力高的肝动脉血经吻合支流入门静脉，阻碍了门静脉血的正常回流；④肝内血管网受破坏而减少，增加了门静脉等回流的阻力。

门脉压升高以后，胃、肠、脾等器官的静脉血回流受阻。早期，由于代偿作用，临床上可无明显症状；晚期，常出现一系列症状和体征。

1）脾大：门静脉压升高后，脾因长期慢性淤血而肿大。门脉性肝硬化患者中70%～85%有脾大，但一般肿大程度并不严重，脾重量在500 g以内，少数病例可达800～1000 g，并合并贫血和出血倾向。肉眼观：脾肿大、质硬、包膜增厚，切面呈暗红色，脾小梁增粗。镜下观：脾索增宽、纤维化，脾窦扩张淤血，窦内皮细胞增生、肿大、突出于腔内，脾小体缩小、减少以致纤维化。此外，在脾的红髓内往往有含铁血黄素沉着，结缔组织增生，常形成含铁结节，肉眼上为黄褐色小结节。

2）胃肠淤血：这是胃肠静脉回流受阻的直接后果。淤血水肿的肠壁增厚，皱襞变宽。水肿严重者，黏膜可呈胶冻样外观。胃肠黏膜由于淤血水肿造成消化吸收功能障碍，患者可有食欲缺乏、消化不良等症状。

3）腹水：肝硬化晚期，在腹腔内可聚积大量淡黄色透明液体（漏出液），称为腹水。肝硬化腹水形成的原因是多方面的，主要有：①由于门静脉压增高，门静脉血回流受阻，使肠壁、肠系膜等处毛细血管压力增高，血管通透性也随之增高，而导致水、电解质及血浆蛋白漏入腹腔；②由于小叶下静脉受压和小叶中央纤维化，肝窦内压升高，液体自窦壁漏出，一部分经未破坏的淋巴管吸收，一部分可经肝包膜漏入腹腔；③由于肝硬化时肝细胞合成蛋白的功能低下，加上消化不良，导致低蛋白血症，使血浆胶体渗透压降低而引起腹水形成；④肝功能降低，肝脏的灭活作用下降，导致醛固酮、抗利尿激素等在肝内的破坏减少，在血液内的水平相应升高；而腹水形成之后，有效循环血量减少，又引起醛固酮和抗利尿激素的分泌增多，造成水、钠潴留，进一步促进腹水的形成。

4）侧支循环形成：门静脉压升高后，门静脉和体静脉间的吻合支呈代偿性扩张，使一部分门静脉血液通过吻合支绕过肝脏直接回心。主要的侧支循环和并发症有：①食管下段静脉丛曲张。这是最主要而最常见的侧支循环，门静脉血经胃冠状静脉、食管静脉丛注入奇静脉，再回流到上腔静脉。如果食管静脉丛发生破裂，可引起大呕血，是肝硬化患者常见的死亡原因之一；②直肠静脉（痔静脉）丛曲张。门静脉血经肠系膜下静脉、直肠上静脉、直肠静脉丛，注入直肠下静脉、髂内静脉、髂总静脉，回流到下腔静脉。直肠静脉丛破裂时发生便血，长期便血可引起患者贫血；③脐周围的静脉网曲张。门静脉血经肝圆韧带中的附脐（脐旁）静脉、脐周围的静脉网，再向上经胸腹壁的静脉至上腔静脉，向下经腹壁下静脉至下腔静脉。脐周围的浅静脉高度扩张时，在临床上可出现"蛇发头"现象（图1-24）。

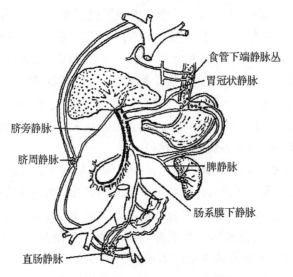

食管下端静脉丛
胃冠状静脉
脐旁静脉
脐周静脉
脾静脉
肠系膜下静脉
直肠静脉

图1-24　肝硬化时侧支循环模式

（2）肝功能不全：主要是肝实质长期反复受破坏的结果，由此而引起的临床症状有如下几种情况。①睾丸萎缩、男子乳腺发育症：一般认为这是肝脏对雌激素的灭活作用（破坏作用）减弱的结果，雌激素增多而引起上述现象；②蜘蛛状血管痣：多数患者有此种现象，这是由小动脉末梢扩张形成的，好发于颈、面部、上胸部、前臂及手背等处，原因不明，一般认为其发生和体内雌激素过多有关；③出血倾向：患者可有鼻出血，牙龈出血，浆膜、黏膜出血及皮下瘀斑等。主要原因是肝脏合成凝血酶原，凝血因子 V 和纤维蛋白原减少及脾大。后者破坏血小板的功能亢进，造成血小板数目减少；④肝内胆色素代谢障碍：门脉性肝硬化后期，肝内胆管有不同程度阻塞，加之肝组织坏死，肝细胞内有胆汁淤积，毛细胆管内有胆栓形成。患者可有黄疸，多为肝细胞性黄疸；⑤肝性脑病（肝昏迷）：这是最严重的并发症，是肝功能极度衰竭的结果，常为肝硬化患者死因之一。

结局：本疾病早期如能消除致病因素，在某些病例不仅肝功能可有所改善，增生的纤维组织也可消退。动物实验表明，肝硬化早期，只要消除致病因子并予以蛋氨酸等治疗，增生的胶原纤维可以消失，肝可恢复正常结构。此外，即使肝硬化已发展至相当程度，不易从形态结构上完全恢复正常，但是由于肝脏有强大的代偿能力，只要及时治疗，常可使疾病处于相对稳定或停止发展的状态。此时肝细胞的变性、坏死基本消失，成纤维细胞增生及炎性细胞浸润也可停止，临床上，患者不仅没有自觉症状，许多肝功能检查也可正常。病理尸检时常发现肝有明显的硬化而生前并无肝功能障碍的表现。可见肝脏的代偿能力是相当大的。当肝硬化发展到晚期，肝脏代偿功能衰竭时，患者可因肝昏迷而死亡。此外，常见死因还有食管下段静脉曲张破裂引起的大出血、合并肝癌及感染等。

2. 坏死后性肝硬化

坏死后性肝硬化，相当于国际肝病学会分类中大结节型肝硬化和大小结节混合型肝硬化，是在肝实质发生大片坏死的基础上形成的。即在致病因子作用下，先发生肝细胞广泛而不规则的坏死，如患者渡过急性期，则肝实质的坏死区网架塌陷和胶原化，并有大量纤维组织增生及肝细胞结节状再生，逐渐形成明显大小不等的结节性坏死后性肝硬化。

【病因】

（1）肝炎病毒感染：比较多见，患者多先有亚急性重型肝炎，病程迁延数月至 1 年以上，则可逐渐形成坏死后性肝硬化。另外，慢性活动性肝炎反复发作并且坏死严重时，也可导致本型肝硬化。

（2）药物及其他化学物质中毒：由这些物质先引起广泛的中毒性肝坏死，继之发展为本型肝硬化。

【病理变化】

肉眼观：肝脏体积缩小，尤以左叶明显，重量减轻，质地变硬，表面呈结节状。与门脉性肝硬化不同之处在于，本型肝硬化的肝表面结节较大而且大小不等。有些病例，结节直径多在 1.0 cm 以上，最大时结节直径刚达 5.0 cm。另一些病例，部分结节直径超过 1.0 cm，部分小于 1.0 cm。同时，本型增生的纤维间隔较厚且明显厚薄不均（图 1-25）。由于肝实质坏死较重，形成的结节大小不等，并常引起肝脏变形。有时肝左叶几乎完全萎缩，右叶肥大隆起呈巨块状。

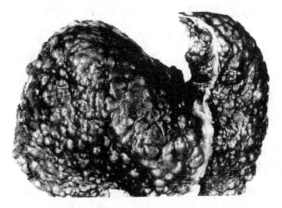

肝体积缩小，表面有大小不等的粗大结节

图 1-25　坏死后性肝硬化

镜下观：可见灶状、带状甚至整个肝小叶发生坏死。坏死局部由增生的胶原纤维形成间隔，将原有的肝小叶分割而成假小叶。由于坏死区分布不规则，形成的结缔组织间隔也不规则，被分割而成的假小叶呈现各种形态，如半月形、地图形、大小不等结节状。在大的结节内常可见到几个完整的肝小叶，其中央静脉和汇管区仍保持正常分布；有些则可看到相邻的几个肝小叶的实质细胞坏死、消失，残存的汇管区呈"集中"或"辐辏"现象。假小叶的肝细胞常有不同程度的变性（脂肪变性少见）和胆色素沉着。此外，可见纤维间隔常较宽阔且厚薄不均，其中炎性细胞浸润、胆管和假胆管增生常比门脉性肝硬化时更为显著（图 1-26）。如呈现肝细胞点状坏死、气球样变、嗜酸小体或桥接坏死等变化，则可视为病毒性肝炎继续存在的证据。

应当指出，典型的病例，按上述病变特点易与门脉性肝硬化相区别。有些进展较慢、病程较久的坏死后性肝硬化，有时可转变为门脉性肝硬化。此时，两者在病变上则不易鉴别。一般说来，坏死后性肝硬化的病程较短，肝功能障碍也较明显，癌变率较高。有人统计坏死后性肝硬化的癌变率为

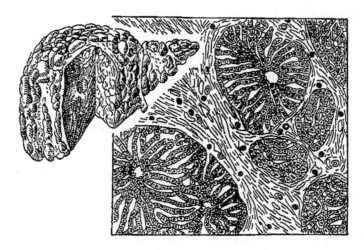

左上：肝之表面和切面见有大小不等的粗大结节；

右下：镜下见大小不等的假小叶，其间的纤维间隔较宽阔

图1-26　坏死后性肝硬化模式图

13.1％，门脉性肝硬化的癌变率为2.4％。我国某肝癌高发区的尸检统计，肝硬化的肝癌发病率为55.9％，坏死后性肝硬化为73.8％，门脉性肝硬化为34.5％。

3. 胆汁性肝硬化

胆汁性肝硬化是因胆道系统阻塞淤胆而发生的肝硬化。此类肝硬化较少见，合并门脉高压者亦少见，且多发生于晚期。本病可分为继发性与原发性两种。

（1）继发性胆汁性肝硬化

【病因】

在成人有持续性肝外胆管阻塞及胆道上行性感染两种。胆管阻塞的常见原因有胆石、肿瘤（胰头癌、乏特壶腹部癌或称十二指肠乳头部癌）等对肝外胆道系统的压迫及肝外胆管的闭锁和狭窄。由于胆汁引流受阻，引起肝内淤胆及肝内胆管与毛细胆管损伤。上行性感染常在胆汁淤积的基础上发生，常为革兰阴性杆菌及肠球菌感染。有时在无胆道阻塞情况下，细菌上行性感染也可引起此型肝硬化，此时称为胆管炎性肝硬化。炎性渗出物也可阻塞胆管，此时则在感染同时，有胆道阻塞因素。在儿童中，胆汁性肝硬化最常见的原因是肝外胆道的先天性闭锁，其次是胆总管的囊肿等。

【病理变化】

肉眼观：肝体积常增大，晚期可轻度缩小，肝表面平滑或呈细颗粒状，无门脉性肝硬化时的结节样外观，硬度中等。肝脏常被胆汁染成明显的深绿色或绿褐色，在胆道阻塞引起者尤为明显。

镜下观：①毛细胆管内胆汁淤积和胆栓形成，同时肝细胞由于胞质内胆汁成分堆积而发生肿大变性，胞质疏松呈网状，细胞核消失，肝细胞坏死。这种坏死称网状或羽毛状坏死，有的细胞坏死使毛细胆管中的胆汁外溢，充满坏死灶内，形成所谓的"胆湖"；②汇管区胆管扩张及小胆管增生。胆管周围纤维组织增生，汇管区变宽，邻近汇管区之间可由纤维性间隔彼此相连。但在相当长时期内，增生的纤维组织并不侵入肝小叶内，肝小叶的改建远较门脉性和坏死后性肝硬化轻微；③胆管炎性肝硬化时，除具有上述胆汁淤滞性肝硬化的变化外，汇管区及小叶周围结缔组织内还有多数中性白细胞浸润，以致化脓性胆管炎或微小脓肿形成。炎性变化沿小胆管向小叶内扩展，到晚期，沿小胆管所发生的肉芽组织也伸入小叶内，最终纤维化，形成膜样间隔，导致假小叶形成。

（2）原发性胆汁性肝硬化：原发性胆汁性肝硬化又称慢性非化脓性破坏性胆管炎，很少见，多发生于 35 ~ 65 岁妇女。临床上表现为长期阻塞性黄疸、肝大和瘙痒等，但肝内外大胆管均无明显病变。此外，本病还常伴有高脂血症和皮肤黄色瘤变化，后者是由含有大量脂质的泡沫状巨噬细胞（黄色瘤细胞）聚集而成的扁平斑块或结节。

【病因】

尚不清楚。一般认为，可能是由于某些药物诱发的肝损伤所致。免疫反应尤以自身免疫及胆汁酸代谢的变化是被注意的可能发生因素。

【病理变化】

肉眼变化与继发性胆汁性肝硬化者基本相同，组织学变化可分为 4 个阶段。①非化脓性破坏性胆管炎：表现为小叶间胆管损伤，胆管上皮空泡变性和坏死，汇管区可见淋巴细胞、浆细胞及巨噬细胞等炎性细胞浸润，甚至可有淋巴滤泡或肉芽肿形成。肉芽肿中的巨噬细胞吞噬多量脂质并可查出免疫复合物。此时尚无肝小叶界板的破坏；②小胆管增生：随着小胆管的破坏，汇管区外围的细胞管开始增生并与其周围增生的纤维组织一起突破界板侵入肝小叶内，并出现淤胆现象；③瘢痕形成：此时增生的小胆管也被破坏，代之以瘢痕组织和胆汁淤滞；④肝硬化：汇管区及肝小叶周边的瘢痕及纤维间隔逐渐向肝小叶内伸延，分割肝小叶，并有肝细胞结节状再生而发展为肝硬化。

其他类型肝硬化尚有淤血性肝硬化、寄生虫性肝硬化、色素性肝硬化和隐源性肝硬化等。淤血性肝硬化主要是由于慢性充血性心功能不全引起的。肝脏因长期淤血、缺氧，小叶中央区肝细胞陷于萎缩、坏死，最后发生小叶中央区的纤维化。如淤血持续存在，小叶中央区的纤维化逐渐扩大，与汇管区结缔组织相连接，则破坏并改建小叶结构而发生肝硬化。此型硬变肝体积略缩小，红褐色，有红黄相间的斑纹，表面呈细颗粒状。寄生虫性肝硬化主要见于慢性血吸虫病。色素性肝硬化多见于一些血液病患者，由于肝脏内有过多的血色素特别是含铁血黄素沉着（hemosiderosis）而引起。所谓隐源性肝硬化是指病因尚未确定的肝硬化病例，凡不能确定病因的肝硬化都可归于此类。其中部分病例可能与慢性活动性肝炎有关。其临床表现可从没有任何临床表现的隐性（latent）肝硬化到伴有明显门脉高压及肝衰竭等表现的活动性肝硬化。肝脏的形态改变可呈现为门脉性或坏死后性肝硬化的病变。

附：肝纤维化

"肝纤维化"一词用来表示肝实质内胶原纤维组织明显增多，但尚未达到肝硬化的程度。其原因很多，凡能导致肝实质损伤的致炎因素，在一定条件下均可引起这种病变。归纳起来，肝内胶原纤维的增多主要通过两种方式：一种是在肝细胞坏死、发炎的刺激下，由局部贮脂细胞或汇管区中的成纤维细胞增生形成胶原纤维；另一种是在肝细胞萎缩或坏死后，局部网状支架组织塌陷，网状纤维聚集、黏合而形成胶原纤维（无细胞性硬化）。这些增多的纤维组织常形成细小的条索和菲薄的间隔，或自汇管区向小叶内伸延，或从小叶中央部向汇管区伸展，但绝大多数并未彼此连接形成完整分隔，因而肝小叶结构和血循环体系尚未明显改建，也无明显的肝细胞结节状再生现象。这是在形态上与肝硬化的主要不同之处。由于此时肝脏未被明显改建，因而病变常是可复性的。即在病因消除后，增多的胶原纤维常可被逐渐吸收，使肝脏恢复原状；但是如果原因持续存在，肝纤维化将逐渐发展，肝小叶及血管等逐渐被改建，最后可导致肝硬化。

第五节 肝炎病毒

一、甲型肝炎病毒

甲型肝炎病毒（hepatitis A virus，HAV）属于嗜肝 RNA 病毒，能耐受 60 ℃高温 1 小时，对常用消毒剂也有相对较高的耐受性。甲型肝炎病毒主要在肝细胞内复制，通过胆汁从粪便排出。甲型肝炎病毒经口感染后，潜伏期末已从粪便大量排毒，起病后第 5 周一般已停止排毒。甲型肝炎病毒的病毒血症时间短暂，病毒含量不高，不易被检出。血液中的甲型肝炎病毒主要出现于黄疸发生之前 14～21 天，持续至黄疸出现为止，在此期间患者的血液有传染性，黄疸发生后患者血液通常无传染性。甲肝病毒一般不存在慢性携带状态。

甲型肝炎病毒最敏感的宿主是人类，感染后表现可为亚临床或临床感染，至急性重型肝炎死亡，临床跨度很大。目前，已成功培养甲型肝炎病毒细胞，亦成功研制灭活疫苗或减毒活疫苗，可提供有效的自动免疫保护，正在推广其应用。甲型肝炎病毒抗体是甲型肝炎病毒的特异性抗体，分别是抗－HAV-IgM 和抗－HAV-IgG。抗－HAV-IgM 在甲型肝炎病毒感染的早期出现，通常在血清中持续存在 3～6 个月（偶尔可达 1 年以上），然后逐步被抗－HAV-IgM 取代。以后即使再次暴露于甲型肝炎病毒，通常亦不能激发抗－HAV-IgM 的再次上升。抗－HAV-IgM 阳性可以确定为近期或现症甲型肝炎病毒感染，是甲型肝炎病毒感染最有价值的标志，临床上常用于确定甲型肝炎的诊断。抗－HAV-IgG 出现也较早，但在恢复期逐步发展达高峰，在血清中长期持续存在，抗－HAV-IgG 具有中和抗体的活性，属于保护性抗体，血清中检出抗－HAV-IgG 反映甲型肝炎病毒的过去感染，人体对甲型肝炎病毒已具有免疫保护力。

（一）甲型肝炎的传染源

甲型肝炎病毒感染者（包括患者及隐性感染者）是主要传染源。甲型肝炎罕有慢性患者，亦未发现慢性病毒携带者，作为传染源的可能性不大。一般认为甲型肝炎患者在发病前 2 周至起病后 1 周的传染性最大，起病 30 天后一般传染性已很低或无传染性。

（二）甲型肝炎的传播途径

粪－口途径是甲型肝炎传播方式，以日常生活接触型传播为主，常常是散发病例的主要传播途径；水或食物受污染亦是重要的传播方式，甚至可引起暴发流行，尤其水生贝壳类食物引起的流行或散发病例，屡有发生。1988年上海市由于人食用受粪便污染的毛蚶而引起自中华人民共和国成立以来最大的一次甲型肝炎流行，在4个月内共发生31万例；2007年贵州息烽县九庄镇几所中小学共77名学生感染甲肝，感染源初步判断为水污染；2008年4月，由于饮用桶装水污染导致贵阳暴发甲肝疫情，共确诊甲肝患者299人，经调查，由于该地区连日阴雨、地表水下渗，导致贵阳南明竹源天然矿泉水有限公司的水源受到污染，加之在生产过程中消毒不严，成品桶装水达不到卫生标准，从而导致甲肝疫情。

人对甲型肝炎病毒普遍易感，感染后（包括隐性感染）血清中出现保护性抗体（抗－HAV-IgG）。在甲肝流行地区，由于绝大多数成年人血清中都含有抗－HAV-IgG抗体，并可通过胎盘从母体传给胎儿，因而6个月以下的婴儿由于先天性被动免疫而不易感染甲型肝炎病毒。6个月后，血清中抗－HAV逐渐消失而成为易感者，故在流行地区甲型肝炎的发病集中于幼儿。随着年龄的增长，由于隐性感染，血中检测出抗－HAV的人数逐渐增多，易感性也随之下降，故甲型肝炎的发病率也随着年龄增长而下降。我国各地成人血清中抗－HAV阳性率一般都在50%左右，易感性低于青少年儿童。

我国各地终年均有甲型肝炎病例发生，尤以秋、冬季为多。散发病例不断出现，时有暴发流行。甲型病毒性肝炎病后免疫一般认为可维持终身。

二、戊型肝炎病毒

戊型肝炎病毒（hepatitis E virus，HEV）通过胃肠道传播，循粪－口途径方式感染，定位在肝细胞，在肝细胞内复制，病毒随胆汁排出，经粪便散播。潜伏期末与急性早期的感染者粪便可检出戊型肝炎病毒。

抗－HEV是戊型肝炎病毒的特异性抗体，分别有IgM与IgG两种成分。两者在血清中可同步或先后出现，但抗－HEV-IgM维持时间较短，抗－HEV-IgG持续时间较长，达6~12个月，甚至多年后仍可检出。据报道，戊型肝炎病毒抗体IgM在发病1个月内的检出率高达92.8%；而其IgG抗体1~2年后仍然在48%的患者血清中持续呈阳性，随访中无1例再度感染戊型肝炎病毒，说明戊型肝炎病毒抗体 IgG 对人体具有保护作用。

戊型肝炎只有急性感染者是重要传染源，慢性感染或病毒携带状态尚未获确切证据。饮用水污染是戊型肝炎暴发流行的主要传播方式。人类对戊型肝炎病毒普遍易感，病后有一定的免疫。我国北部地区发生过戊型肝炎水型暴发性流行，1986—1988 年在我国新疆南部地区，曾发生两起戊型肝炎水型流行，共发生 119 280 例，持续时间共 18 个月，是由于水源受到持续污染所致。全国也有散发性病例，后者可能以日常生活接触型传播为主，发病以成年人为多见。

（一）戊型病毒性肝炎的传染源

据广西疾病预防控制中心在《新发传染病杂志》的研究结果，认为人类戊型肝炎病毒感染的主要来源是猪，猪是人类戊型肝炎病毒感染的病毒库。

人类是戊型肝炎病毒的自然宿主，潜伏期末期和急性期患者是戊型肝炎病毒的主要传染源。

（二）戊型病毒性肝炎人群分布与流行特点

1. 人群分布

根据青岛市传染病医院 2006—2007 年 157 例戊型肝炎分析，男女患者的患病比例分别是 87.26% 和 12.73%，为 6.85 : 1，男性发病率明显高于女性；从年龄上来分析，患病年龄最小者 21 岁，最大者 86 岁，20～40 岁患者占 16.56%，40～60 岁患者占 58.59%，60 岁以上患者占 26.11%，可见发病以中老年居多，为戊型肝炎的易感人群。这和国内相关资料介绍基本一致。

2. 流行特点

戊型肝炎的流行有明显的季节性。从青岛市传染病医院常年收治的患者来看，散发性戊型肝炎主要发生在冬、春季节，在每年的 2—5 月。大多数暴发或流行发生于雨季或洪水泛滥之后，容易造成饮用水污染，进而导致在短期内大量发病。

许多新入院的戊型肝炎患者，有在外面吃生鱼片等海鲜或者没有烧熟的肉类食物及不洁就餐的经过。所以，如果在食用上述食物 2～10 周内出现乏力，伴有厌食油腻、恶心、呕吐等消化道症状，高度怀疑患了戊型肝炎，应及时就医。

三、乙型肝炎病毒

完整的乙型肝炎病毒（hepatitis B virus，HBV）颗粒分为"包膜"与"核心"两部分，"包膜"上的蛋白质亦即乙肝表面抗原（HBsAg），其本身并无传染性；"核心"部分含有环状双股 DNA、DNA 聚合酶（DNAP）、核心抗原（HBcAg）和 E 抗原（HBeAg），是病毒复制的主体，具有传染性。

乙型肝炎病毒基因组又叫作 HBV-DNA，为双股环状 DNA 链，分为长的负链（L）和短的正链（S）。在长链上有 4 个开放的读码区（即 S、C、P、X 区），S 区（又分为前 S1 和前 S2 区）编码 HBsAg；C 区编码 HBcAg，前 C 区编码 HBeAg，P 区编码 DNAP；X 区编码 X 抗原（HBxAg，与病毒复制和细胞癌有关，在血中不易测到）。乙肝病毒基因可发生变异。例如，前 C 区变异时，由于不能表达 HBeAg，此时尽管血液中 HBeAg 呈阴性，仍然存在病毒复制与传染性，以及肝炎的进展；S 区基因变异则可导致隐匿性乙肝病毒感染，表现为血清中 HBsAg 为阴性，但血清和（或）肝组织中 HBV-DNA 为阳性，表示仍然存在乙肝病毒的低水平复制；而 YMDD 变异，则是乙肝病毒在药物作用下的一种选择性变异，如对核苷类抗病毒药物耐药。

变异株的产生是一种免疫逃避现象，可能是病毒生物学的一种特性、一种进化过程，从而使病毒能够繁殖和生存下来。

（一）HBV-DNA

HBV-DNA 是直接反映乙肝病毒感染的标志，反映乙肝病毒复制情况或复制水平（数量），主要用于慢性乙肝病毒感染的诊断及抗病毒的疗效。血清 HBV-DNA 阳性，表明乙肝病毒有活动性复制、传染性较大，其数量多少与其复制水平和传染性的大小成比例。在慢性乙肝病毒感染时，HBV-DNA 可整合到人体肝细胞基因组中，称为整合型 HBV-DNA。

（二）乙肝五项

1. HBsAg 与 HBsAb

HBsAg 与 HBsAb 主要是为了确定有没有乙肝病毒感染，现存感染还是过去感染，是否是易感者。

HBsAg 阳性表明存在现症乙肝病毒的感染。HBsAb 为保护性抗体，其阳性表示对乙肝病毒有免疫力，见于乙型肝炎康复及接种乙型肝炎疫苗者；HBsAg 转阴而抗 HBs 转阳，叫作 HBsAg 血清学转换。

HBsAg 是乙肝病毒感染最常用、最重要的指标。虽然血清中 HBsAg 阳性并不一定意味着乙型肝炎这种疾病已经存在，也不能反映其传染性的强弱。但是，一般在血液中检出 HBsAg，就应考虑是乙型肝炎病毒现存感染的标志，而且应视作有传染性。HBsAg 检测的目的，主要在于发现乙肝病毒感染者，这在防治工作中有重要价值。

HBsAb 针对 HBsAg 的特异性抗体，属于保护性抗体。血清中 HBsAb 阳性，反映过去感染过乙肝病毒，现已对乙肝病毒具有了免疫力。检测 HBsAb 的目的，在于确定是否对乙肝病毒感染有免疫能力、考核乙肝疫苗接种后的免疫应答效果。

2. HBeAg 与 HBeAb

HBeAg 阳性可作为乙肝病毒复制和传染性高的标志。HBeAb 阳性表示乙肝病毒复制水平低。HBeAg 转阴而 HBeAb 转阳，叫作 HBeAg 血清学转换。

HBeAg 一般只出现在 HBsAg 阳性的血清，HBeAg 的清除一般也早于 HBsAg。临床上，在 HBeAg 清除前，经常会出现血清转氨酶上升、慢性肝炎的表现短期加剧，称为"免疫激活"现象，多见于应用抗病毒药物（如干扰素）治疗有效和慢性乙肝的急性发作期。HBeAg 转阴不一定都是乙肝病毒感染消失或复制停止，也可能只是提示病情处于隐伏期、乙肝病毒仍然保持低水平复制。乙肝病毒前 C 区基因发生突变时，HBeAg 可为阴性，但病毒仍在活动性复制，甚至病情加重。有一些"小三阳"患者（HBsAg 阳性、HBeAb 阳性、HBcAb 阳性），HBV-DNA 是阳性的，而且血清转氨酶持续或反复异常，说明慢性肝病的病情仍在发展，可能与乙肝病毒变异株的感染有关。

HBeAb 是 HBeAg 的特异性抗体。HBeAb 阳转提示乙肝病毒进入低复制期或非复制期，而并非乙肝病毒的感染已经康复或传染性消失。HBeAb 长期存在时，提示 HBV-DNA 已经和宿主（人）肝细胞 DNA 整合，并长期潜伏下来。

在急性乙型肝炎或慢性乙型肝炎急性发作期，许多患者的 HBeAb 在 HBeAg 转阴之后与 HBeAb 同时出现，表示乙肝病毒复制减少，或乙肝病毒已被彻底清除。HBeAg 血清学转换与 HBV-DNA 的转阴，是乙型肝炎抗病毒治疗效果评价的重要指标。

3. HBcAg 与 HBcAb

HBcAg 作为病毒复制与反映传染性的指标，在临床应用中远不及

HBeAg 与 HBV-DNA 那样广泛，由于种种原因，尤其是技术问题，不作为临床检测与参考指标。

在急性乙肝病毒感染早期，HBcAb 已开始上升，抗－HBc-IgM 与抗－HBc-IgG 两种类型均可检出。随着病程进展，抗－HBc-IgM 一般在 6～12 个月内效价显著下降，而抗－HBc-IgG 逐渐上升，持续存在相当长时间。

抗－HBc-IgM 阳性提示乙肝病毒复制，多见于乙型肝炎急性期；HBcAb 总抗体主要是抗－HBc-IgG，只要感染过乙肝病毒，无论病毒是否被清除，此抗体均为阳性。

在 HBsAg 未能检出情况下，抗－HBc-IgM 对诊断乙型肝炎病毒感染十分重要；而抗－HBc-IgG 在乙肝病毒感染早期出现，长期持续存在，对乙肝病毒感染经过的诊断十分重要。

人群中有一部分人"单项"HBcAb 阳性，这些人可能属于低水平乙肝病毒感染，未能检出 HBsAg；其中一些单项 HBcAb 阳性者，则可能属于过去感染，因各种原因，血清中 HBsAb 未能检出。

（三）"乙肝病毒携带者"

对"乙肝病毒携带者"概念的认识迄今未统一。

欧洲肝病协会（2009 年）和美国肝病协会（2004 年）将"乙肝病毒携带者"定义为"非活动性 HBsAg 携带状态"。具体是指：①"乙肝小三阳"（HBsAg 阳性、HBeAb 阳性、HBeAg 阴性）；②HBV-DNA 阴性或检测不到；③转氨酶正常；④肝组织没有发现或只有轻微炎症改变。

从大量临床病例观察中看出，上述患者乙肝病情进展极其缓慢或很少发病，病情逐年加重者少见，短期内进展为肝硬化者亦不多见。由于其大多数患者长期表现出一种相对健康的状态，所以容易被通俗地称为"健康携带者"或"健康带菌者"。

《中国慢性乙型肝炎防治指南》（2005 年）将"携带者"定义了两个概念，其中"非活动性 HBsAg 携带者"与欧洲和美国的肝病协会的认识完全相同；此外，又提出了"慢性乙肝病毒携带者"的概念。其内容是：①HBsAg 和 HBeAg 均为阳性（大三阳）；②HBV-DNA 阳性；③ALT 和 AST 均在正常范围；④肝组织学检查一般无明显异常。

实际上，国内防治指南中的"慢性 HBV 携带者"是乙肝病毒感染自然过程中最初期的免疫耐受期。免疫耐受期的特点是乙肝病毒复制活跃、血清 HBsAg 和 HBeAg 阳性、HBV-DNA 载量高（ > 10^5 copies/mL）。由于亚洲人群 HBeAg 阳性者的初次发病年龄多在 20～40 岁，所以在初次发病之前，患者的转氨酶水平是正常的。严格意义上讲，此类情况不应为"携带者"，而应定性为慢性乙型肝炎患者。因为从临床观察看，此类患者大多具以下特点：①有慢性乙型肝炎的症状表现如肝区不适、乏力、腹胀等；②病情进展呈隐匿性，虽然肝功能表现正常，但 B 超结果有肝组织轻至中度损伤，部分患者有肝硬化表现，少数确诊为肝癌；③常见肝掌、肝病面容体征。

我们认为，对"携带者"的认识，应以欧洲和美国肝病协会的提法较为严格；而不能因为肝功能或转氨酶指标正常，就把"大三阳"、HBV-DNA 载量高者也称为"携带者"。后者是乙肝病毒感染的免疫耐受期，而乙肝病情呈"隐匿性"进展状态，这些患者就是慢性乙型肝炎患者。

（四）乙肝病毒的传染源与传播途径

乙肝病毒的传播途径多样化，传播因素复杂。我国乙肝病毒携带者数量庞大，这些携带乙肝病毒者均是乙型肝炎的主要传播源，包括无症状携带者、急性或慢性乙肝患者。其传染性标志主要有血清 HBeAg、HBV-DNA、DNAP（DNA 多聚酶）等，这些标志反映体内有活跃的病毒复制，因而也反映较强的传染性。其传播途径主要通过日常生活密切接触，如集体生活内的传播与家庭聚集性传播。

血液（与体液）传播是乙型肝炎传播的最经典途径。输血或血制品、使用的注射器及针头、手术器械、针灸针、采血针等如果受到污染的话，就会造成传播，即使是微量的污染血液，如随上述血制品或医疗器具进入易感者体内，就有感染的可能性。

静脉内注射毒品、修脚、文身、打耳环孔等也是传播乙肝的重要途径。

母婴垂直传播，包括经胎盘、分娩、哺乳、喂养等方式所引起的感染，也是我国乙型肝炎传播极为重要的方式。据统计，约有 30% 乙肝病毒感染源来自围产期母婴传播。

性接触也是乙肝病毒的一种重要传播方式，可通过唾液、精液和阴道分泌物传播。

日常生活的密切接触也是乙型肝炎的一种传播方式，表现在家族聚集现象和集体生活内的被感染者。

我国沿海地区乙肝发病率极高，说明海产品与乙肝病毒感染有密切关系，原因可能是海产品环境污染，加上喜欢未经熟透或生食海鲜的饮食习惯。如青岛市城阳地区乙肝发病一直呈高发趋势，青岛市传染病医院对

2002 年至 2007 年住院患者的来源地进行过统计，其中城阳地区患者所占比重分别是 4.49%（113/2518）、5.77%（126/2184）、6.94%（163/2353）、7.25%（219/3022）、7.92%（232/2930）、8%（275/3439）。该地区属于海水养殖和海产品高产区，但由于其南临胶州湾海滩，地势低洼，滩面淤积，又处于白沙河、墨水河、洪江河、桃源河、大沽河下游入海处；加之近年来工业排放不断加大，导致海水污染严重。经常吃煮不透的海鲜（如牡蛎、虾、蛤蜊等）或许是该地区乙肝高发的原因之一。此外，尚有即墨沿海地区、崂山沿海地区亦为青岛市乙肝高发地区。

长年的临床工作中发现，经常在外面就餐的人群，如大学生、中学生、机关工作人员、公司白领、打工一族等，感染乙肝病毒者亦不在少数，可能与食品卫生有密切关系。

此外，乙肝病毒亦可在父亲与子女之间传播。据日本《医学病毒学杂志》2007 年 7 月期刊介绍，通过分子水平研究证据表明，乙肝病毒在父亲与子女之间的传播是一个重要途径，并强烈建议"尽快重新审查目前关于乙肝病毒在儿童中的传播途径和预防措施"。

（五）乙型病毒性肝炎的发病机制及自然进程

1. 发病机制

乙型肝炎的发病机制十分复杂，目前仍未完全阐明。

乙型肝炎的肝细胞损伤主要由于机体的免疫反应所致，但又不排除由病毒本身引起细胞损伤的可能性。

在急性自限性乙肝病毒感染时，由于受感染的肝细胞膜上存在 HBcAg 抗原和 HLA-I 抗原（人类组织相容性抗原）的双重表达，而被细胞毒性 T 细胞（CD8$^+$T）通过双重识别作用而导致肝细胞溶解；与此同时，辅助 T 细胞（CD4$^+$T）被激活，并反过来促进 B 细胞释放抗 – HBs 而达到清除乙肝病毒的效果。这也就是为什么临床上大多数急性乙肝患者能够将乙肝病毒彻底清除的原因。

乙型肝炎慢性化的发生机制尚未充分明了，但有证据表明，免疫耐受是关键因素之一。由于 HBeAg 是一种可溶性抗原，HBeAg 的大量产生可能导致免疫耐受。

乙肝病毒感染如发生于免疫功能健全者，免疫应答常呈一过性肝细胞坏死，受感染的肝细胞溶解，病毒被清除，疾病表现为急性自限性肝炎。如发生于特异性免疫应答亢进个体，由于强烈的 T 细胞毒性作用或特异性抗体异常的早期应答而导致 Arthus 反应（过敏反应），均可导致大量肝细胞破坏，加上各种继发性因素参与，病情可发展成暴发性肝炎（重型肝炎）。如乙肝病毒感染者抗病毒功能不健全及免疫调节紊乱的个体，则只有部分肝细胞受破坏，病毒持续复制，使感染过程慢性化，临床上表现为慢性肝炎。

2. 自然进程

人感染乙型肝炎病毒后，病毒持续 6 个月仍未被清除者称为慢性乙型肝炎病毒感染。感染时的年龄是影响慢性化的最主要因素。在围生（产）期和婴幼儿时期感染乙型肝炎病毒者中，分别有 90% 和 25%～30% 将发展成慢性感染。其乙型肝炎病毒感染的自然进程一般可分为 3 期，即免疫耐受期、免疫清除期和非活动或低（非）复制期。免疫耐受期的特点是乙型肝炎病毒复制活跃，血清 HBsAg 和 HBeAg 阳性，HBV-DNA 滴度较高（ > 10^5 copies/mL），血清丙氨酸氨基转移酶水平正常，肝组织学无明显异常。免疫清除期表现为血清 HBV-DNA 滴度 > 10^5 copies/mL，但一般低于免疫耐受期，ALT/AST 持续或间歇升高，肝组织学有坏死炎症等表现，此期的年龄一般在 20～40 岁。非活动或低（非）复制期表现为 HBeAg 阴性，抗 - HBe 阳性，HBV-DNA 检测不到（PCR 法）或低于检测下限，ALT/AST 水平正常，肝组织学无明显炎症。

在青少年和成人期感染乙型肝炎病毒者中，仅 5%～10% 发展成慢性，一般无免疫耐受期，早期即为免疫清除期，表现为活动性慢性乙型肝炎；后期可为非活动或低（非）复制期，肝脏疾病缓解。无论是围生（产）期和婴幼儿时期，或是在青少年和成人期感染乙型肝炎病毒者，在其非活动或低（非）复制期的乙型肝炎病毒感染者中，部分患者又可再活动，出现 HBeAg 阳转；或发生前 C 或 C 区变异，乙型肝炎病毒再度活动，但 HBeAg 阴性，两者均表现为活动性慢性乙型肝炎。

儿童和成人 HBeAg 阳性慢性乙型肝炎患者中，于 5 年和 10 年后发展为非活动或低（非）复制期的比例分别为 50% 和 70%。在我国和亚太地区对非活动或低（非）复制期慢性乙型肝炎病毒感染者自然史的研究尚不充分，但有资料表明，这些患者可有肝炎反复发作。

对一项 684 例慢性乙型肝炎的前瞻性研究表明，慢性乙型肝炎患者发展为肝硬化的估计年发生率为 2.1%。另一项对 HBeAg 阴性慢性乙型肝炎进行平均 9 年（1～18.4 年）随访，进展为肝硬化和原发性肝细胞癌的发生率分别为 23% 和 4.4%。发生肝硬化的高危因素包括病毒载量高、HBeAg 持续阳性、ALT 水平高或反复波动、嗜酒、合并 HCV、丁型肝炎病毒或 HIV 感染等。HBeAg 阳性患者的肝硬化发生率高于 HBeAg 阴性者。

在慢性乙型肝炎患者中，肝硬化失代偿的年发生率约 3%，5 年累计发生率约 16%。慢性乙型肝炎、代偿期和失代偿期肝硬化的 5 年死亡率分别为 0%～2%、14%～20% 和 70%～86%。其影响因素包括年龄、血清白蛋白和胆红素水平、血小板计数和脾大等。自发性或经抗病毒治疗后 HBeAg 血清学转换，且 HBV-DNA 持续转阴和 ALT 持续正常者的生存率较高。

HBV 感染是原发性肝细胞癌的重要相关因素，HBsAg 和 HBeAg 均阳性者的原发性肝细胞癌发生率显著高于单纯 HBsAg 阳性者。肝硬化患者发生原发性肝细胞癌的高危因素包括男性、年龄、嗜酒、黄曲霉素、合并 HCV 或 HDV 感染、持续的肝脏炎症、持续 HBeAg 阳性及 HBV-DNA 持续高水平（$\geqslant 10^5$copies/mL）等。在 6 岁以前受感染的人群中，约 25% 在成年时将发展成肝硬化和原发性肝细胞癌，但有少部分与乙肝病毒感染相关的原发性肝细胞癌患者无肝硬化证据。原发性肝细胞癌家族史也是相关因素，但在同样的遗传背景下，乙型肝炎病毒载量更为重要。

（六）乙肝病毒与肝细胞癌

1. 乙肝病毒与肝癌

近年来肝癌发病率在很多国家呈上升趋势，2007 年全球估计有 71 万新增病例，其中 55% 发生在中国。已知的肝癌危险因素包括乙肝病毒和丙肝病毒感染、黄曲霉素暴露及嗜酒等，但在我国，肝癌的发生多与乙肝病毒的慢性感染有关。

有研究表明，HBsAg 和 HBeAg 均为阳性者，其发生肝癌的相对危险是单纯 HBsAg 阳性的 6 倍。关于 HBV-DNA 血清水平与肝细胞癌之间的关系，中国台湾大学的一项人群前瞻性队列研究的结论认为，乙肝病毒感染者的 HBV-DNA 水平是肝细胞癌发生危险的强烈预测指标。肝细胞癌的发生危险随着 HBV-DNA 水平的升高而增加，并认为肝细胞癌的危险度在 HBV-DNA 为 10^4copies/mL 时开始增加，而 HBV-DNA 水平 $\geqslant 10^6$copies/mL 者的危险度是前者的 5 倍。

青岛市传染病医院 2006 年住院患者中，共查出发现肝癌患者 51 人，占该年度肝炎住院患者总数的 1.12%。仅从该数据分析，其中，除了 1 例丙型肝炎和 4 例病毒学指标全部阴性外，其余均为乙肝病毒感染者，提示肝癌除主要与乙肝病毒感染有密切关系外，可能还存在其他影响肝癌发生的因素。51 例肝癌患者中，男性 42 人，占 82.35%；女性 9 人，占 17.6%，说明男性发病比女性要高。有乙肝家族史的 15 人，占 29.41%，说明有乙肝家族史者在肝癌的发病中可能占有较大比重。有肝硬化病史者 35 人，占 68.62%，说明肝硬化者发生肝癌的比例极高。饮酒也可能是肝癌发生的危险因素之一——有饮酒史者 20 人，占 39.21%。从血清 HBV-DNA 载量水平与肝细胞癌之间的关系来看，51 例肝癌患者中，HBV-DNA $\geqslant 10^6$ copies/mL 者有 19 人，占 37.25%；$10^4 \sim 10^5$ copies/mL 者 14 人，占 27.45%；10^3 copies/mL 4 人，占 7.84%，也说明肝细胞癌的发生危险随 HBV-DNA 水平的升高而增加。

值得思考的是，在全部 51 例肝癌患者中，病毒学指标为"小三阳"者有 41 人，占 80.39%，可能是肝癌发生时，HBV-DNA 与宿主肝细胞整合，从而逃避免疫监视的一种表现。

乙肝病毒感染可以不经过肝硬化而直接导致肝癌，使得我们在临床上经常遇到许多乙肝病毒相关性肝癌患者明显年轻化现象。笔者在临床上遇到最年轻的肝癌患者为 17 岁男性，广东韶关人。自述：其父母均无肝炎病史。本人于 2003 年 5 月 9 日查体发现为"乙肝大三阳"，HBV-DNA 3.254×10^7 copies/mL，血清转氨酶和黄疸指标正常，AKP 和 GGT 指标分别 225 U/L 和 161 U/L，AFP 38 μg/L。平日感乏力。查体有轻微肝掌。在以后几次复查中，偶有转氨酶和黄疸轻微异常（ALT 51～66 U/L，TBIL 23 μmol/L）。2003 年 12 月 7 日复查，AFP 为 101 μg/L，MRI 检查提示肝硬化结节。2004 年 5 月 10 日 B 超检查提示：肝硬化、脾大、右肝后叶见 3 cm×2 cm 低回声区。2004 年 10 月先后经北京 302 医院和广州中山医院确诊为肝癌而行手术治疗。

该病例提示：①乙型肝炎的病情进展可以呈隐匿性，即在肝功能（转氨酶和黄疸）正常或相对正常的情况下，乙肝病情仍然可以进展为肝硬化或肝癌；②除免疫损伤机制外，乙肝病毒本身可能直接导致肝组织损伤或坏死；③乙肝病毒为"大三阳"且 HBV-DNA 为阳性者，尽管血清 ALT 和 AST 表现正常，仍然有肝组织损伤和病情进展的存在，所以不应称这些患者为"携带者"，而应将其定性为慢性乙型肝炎患者。

2. 乙肝病毒诱发肝癌的机制

乙肝病毒导致肝癌的机制十分复杂，至今尚未完全阐明。已知的 HBV-DNA 的整合和乙肝病毒 X 蛋白（HBx 蛋白）的作用，可能导致宿主肝细胞直接转化或对多种致癌因素敏感性的增加而导致肝癌发生。

对于肝组织中整合的 HBV-DNA 的研究表明，几乎所有乙肝病毒相关性肝细胞癌，肝细胞基因组中都可检测到 HBV-DNA 的整合，且整合往往发生在肝癌形成之前，而且相当一部分有 HBV-DNA 整合的肝癌患者并没有发生肝硬化。

关于 HBV-DNA 整合的研究在分子水平上为乙肝病毒的致癌作用提供了进一步证据。在急、慢性乙型肝炎或持续携带乙肝病毒期间，HBV-DNA 可以整合到宿主（人肝细胞基因）染色体中，而含有整合 HBV-DNA 的肝细胞则可以逃避免疫监视而优先存活下来，HBV-DNA 整合可产生染色体的重排、易位、缺失和插入，从而导致染色体畸变和基因组的不稳定性，随着这些细胞的不断增生，产生有异常遗传特性的肝细胞，最终转化为肝细胞癌。

3. 肝细胞癌的早期发现

肝癌患者早期 AFP 指标就会升高，且呈进行性升高。临床体会，若血清 AFP 明显升高，且持续时间在 1 个月以上者，应提示肝癌的发生。此外，结合 B 超、CT 和磁共振等可以检查出直径 1 cm 左右的肝癌结节。

一般，凡是乙肝病毒或丙肝病毒感染者，同时又满足以下条件之一者，可视为肝癌高发人群。①患慢性肝炎病史 5 年以上者；②家族史中有肝癌患者；③男性、年龄 35 岁以上者；④长期酗酒者；⑤母子传播的肝炎患者；⑥长期食用腌腊、烟熏、霉变等食品者；⑦长期工作压力大或长期精神压抑者；⑧器官移植者。对高危人群应 3 ~ 6 个月定期复查肝功能和甲胎蛋白、B 超、CT 等，这样可以早期发现肝癌。

四、丙型肝炎病毒

丙型肝炎病毒（hepatitis C virus，HCV）过去称为输血后或体液传播型非甲型非乙型肝炎病毒，是多变异病毒。目前丙型肝炎病毒标志主要有抗 - HCV 与 HCV-RNA。

抗 - HCV 阳性，反映丙型肝炎病毒感染的存在而非保护性抗体。抗 - HCV 的检测可用于丙型肝炎病毒感染的初筛，但由于一些血透析、免疫功能缺陷和自身免疫性疾病患者可能出现抗 - HCV 假阳性，因此，丙型肝炎病毒的感染与否还应结合 HCV-RNA 的检测结果，也就是说，对抗 - HCV 阳性的患者，需要通过 HCV-RNA 的检测结果来确诊是否为慢性丙型肝炎病毒感染者。

HCV-RNA 阳性，反映丙型肝炎病毒现存感染的存在、病毒的复制与传染性。HCV-RNA 的检出对丙型肝炎的确诊有重大价值，对药物治疗评估有重大意义。在丙型肝炎病毒急性感染期，血清中的病毒基因（HCV-RNA）水平可达到 $10^5 \sim 10^7$ copies/mL；在丙型肝炎病毒慢性感染者中，HCV-RNA 水平在不同个体之间存在很大差异，变化范围在 $5 \times (10^4 \sim 10^6)$ copies/mL，但同一名患者血液中 HCV-RNA 水平相对稳定。由于血液中丙型肝炎病毒浓度很低，不易被检出，故 HCV-RNA 阴性，并不肯定排除传染性的存在。

抗－HCV 与 HCV-RNA 两者是相互认证、相互补充、相辅相成的病毒感染标志。抗－HCV 对是否丙型肝炎病毒感染诊断参考价值大，可用作对丙型肝炎病毒感染者的"粗筛"；而 HCV-RNA 对确定病毒的存在有重大意义。HCV-RNA 定性检测的特异度在 98% 以上，对于抗 HCV 阳性的丙型肝炎病毒感染者来说，只要有一次 HCV-RNA 阳性，即可确诊丙型肝炎病毒感染。

此外，HCV-RNA 除反映现存病毒的感染、病毒的复制与传染性外，对于考核抗病毒药物的治疗效果方面也有极大价值。

我国一般人群抗－HCV 的阳性率为 3.2%。各地抗－HCV 阳性率有一定差异，以长江为界，北方（3.6%）高于南方（2.9%）。

（一）丙肝病毒的传播途径

丙型肝炎病毒主要经输血传播。散发性、非经输血获得的丙型肝炎病毒感染，主要通过密切的生活接触和注射等方式传播。

1. 血液传播

血液传播是丙型肝炎病毒的主要传播途径，主要有：①经输血和血制品传播。我国自 1993 年对献血员筛查抗－HCV 后，该传播途径得到了有效控制。但由于抗－HCV 存在窗口期、抗－HCV 检测试剂的质量不稳定及少数感染者不产生抗－HCV，因此，无法完全筛除 HCV-RNA 阳性者，大量输血和血液透析仍有可能感染丙型肝炎病毒；②经破损的皮肤和黏膜传播。这是目前最主要的传播方式，在某些地区，因静脉注射毒品导致丙型肝炎病毒传播占 60%~90%。使用非一次性注射器和针头，未经严格消毒的牙科器械、内镜，侵袭性操作和针刺等也是经皮肤传播的重要途径。一些可能导致皮肤破损和血液暴露的传统医疗方法也与丙型肝炎病毒传播有关，共用剃须刀、牙刷、文身和打耳环孔等也是丙型肝炎病毒潜在的经血传播方式。

2. 性传播

与丙型肝炎病毒感染者性交及有性乱行为者感染丙型肝炎病毒的危险性

较高。同时伴有其他性传播疾病者，特别是感染人类免疫缺陷病毒（human immunodeficiency virus，HIV）者，感染丙型肝炎病毒的危险性更高。

3. 母婴传播

单纯抗 – HCV 阳性母亲将丙型肝炎病毒传播给新生儿的危险性为 2%，若母亲在分娩时 HCV-RNA 阳性，则传播的危险性可高达 4%～7%；合并 HIV 感染时，传播的危险性增至 20%，丙型肝炎病毒高载量可能增加传播的危险性。

4. 不明原因传播

在临床工作中，经常遇到许多丙肝患者或丙肝病毒携带者，经详细询问病史，并没有上述传播经历，何时通过什么途径感染丙型肝炎病毒也不清楚，其中尤以我国吉林省和黑龙江省病例居多，并发现有 10 余例在一个家庭中 2～3 人共同感染丙型肝炎病毒，说明有明显的家庭聚集现象。是否与当地饮食习惯有关，有待考证。我们总结了 2006—2007 年某市传染病医院共 98 例丙型肝炎患者，均否认输血或血制品途径感染，并否认性传播和母婴传播者 49 人（男性 25 人，女性 24 人）占 50%，这其中 38 人来自吉林、黑龙江、内蒙古等地区，占不明原因传播者的 77.55%。

（二）丙型病毒性肝炎的自然进程

暴露于丙型肝炎病毒后 1～3 周，在外周血可检测到 HCV-RNA。但在急性丙型肝炎病毒感染者出现临床症状时，仅有 50%～70% 患者抗 – HCV 阳性，3 个月后约 90% 患者抗 – HCV 阳转。

感染丙型肝炎病毒后，病毒血症持续 6 个月仍未清除者为慢性感染，丙型肝炎慢性转化率为 50%～85%。感染后 20 年，儿童和年轻女性肝硬化发生率为 2%～4%；中年因输血感染者为 20%～30%；一般人群为 10%～15%。40 岁以下人群及女性感染丙型肝炎病毒后自发清除病毒率较高，感染丙型肝炎病毒时年龄在 40 岁以上、男性及合并感染 HIV 并导致免疫功能低下者可促进疾病的进展。合并乙型肝炎病毒感染、嗜酒（50 g/d 以上）、脂肪肝、肝毒性药物等也可促进疾病进展。

丙型肝炎病毒相关的原发性肝细胞癌发生率在感染 30 年后为 1%～3%，主要见于肝硬化和进展性肝纤维化患者，一旦发展成为肝硬化，原发性肝细胞癌的年发生率为 1%～7%。上述促进丙型肝炎进展的因素及糖尿病等均可促进原发性肝细胞癌发生。因输血感染的丙型肝炎患者的原发性肝细胞癌发生率相对较高。发生肝硬化和原发性肝细胞癌患者的生活质量均有所下降。

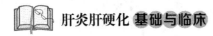

肝硬化和原发性肝细胞癌是慢性丙型肝炎患者的主要死因，其中失代偿期肝硬化为最主要原因。有报道，一旦发生肝硬化，10 年存活率约为 80%，如出现失代偿，10 年存活率仅为 25%。

第六节　肝炎肝硬化相关血清学指标的解释

一、谷丙转氨酶和谷草转氨酶

谷丙转氨酶和谷草转氨酶一般可反映肝细胞损伤程度，最为常用。

血清谷丙转氨酶在肝细胞浆内含量丰富，肝细胞损伤时即释出细胞外，其变化较灵敏，在一定程度上与肝细胞炎症、坏死的情况相关。急性肝炎时，谷丙转氨酶上升明显，随着病情恢复而下降；慢性肝炎时谷丙转氨酶可持续或反复升高，有时成为肝损伤的唯一表现；重型肝炎患者若黄疸迅速加深而谷丙转氨酶反而下降，临床上称为"酶胆分离"现象，表明肝细胞大量坏死，病情危重。谷草转氨酶的意义与谷丙转氨酶相同，但特异性较谷丙转氨酶低，化验单上如谷草转氨酶较谷丙转氨酶高、二者比例倒置，说明乙肝病史较长而肝细胞损伤较重，或已经进展为肝硬化。

二、碱性磷酸酶和谷氨酰转肽酶

碱性磷酸酶的显著升高有利于肝外梗阻性黄疸的诊断。淤胆型肝炎时，碱性磷酸酶明显升高。谷氨酰转肽酶升高表明胆汁淤积、肝细胞损伤严重，若其指标明显升高而且持续时间较长，则提示肝癌发生的可能。

三、总胆红素（黄疸）

胆红素水平升高表明肝细胞的坏死程度。各型病毒性肝炎出现黄疸时，血清总胆红素升高，一般总胆红素在 17.5 ~ 34.5 μmol/L 为轻度黄疸；34.5 ~ 85.5 μmol/L 为中度黄疸；若高于 85.5 者为重度黄疸。病毒性肝炎若出现黄疸表明病情较重，若黄疸指数大于 80 μmol/L 以上，说明病情严重，应引起高度重视。肝衰竭患者血清胆红素常较高，且呈进行性升高，每天上升大于 1 倍正常值上限，甚至大于 10 × 正常值上限，或出现"胆酶分离"现象。

血清总胆红素包括直接胆红素和间接胆红素，病毒性肝炎时二者均可升高（前者幅度稍高于后者）；肝外胆汁淤积或淤胆型肝炎时、胆道梗阻（如肝癌、胰头癌）等则以直接胆红素偏高为主；溶血性贫血的表现往往以间接胆红素偏高为主。

四、胆酶分离

当肝炎肝硬化病情发展到一定的严重程度，由于肝细胞的大量坏死，源自于肝细胞浆中的转氨酶耗竭殆尽，同时对胆红素（黄疸）的处理能力进行性下降，因此出现转氨酶数值降低，黄疸指数明显升高的现象即所谓"胆酶分离"。

"胆酶分离"现象，多提示病情加重，已经转为重症肝炎；但是在淤胆型肝炎时也可能出现这种情况。

五、白蛋白与球蛋白

血清白蛋白在肝细胞内合成，肝损伤时合成白蛋白的功能下降，导致白蛋白下降；慢性肝病时门脉系统滤过能力下降、许多抗原物质能通过肝脏进入体循环，引起免疫刺激，产生免疫球蛋白，使血清球蛋白浓度上升。因此，通过白蛋白与球蛋白的定量分析与相互比值，可以了解肝功能变化。在一般急性肝炎，血清蛋白质的改变常不明显；慢性肝炎随着病程的延长和病情发展，或肝硬化时，血清蛋白质改变可较明显，白蛋白下降，球蛋白上升，白蛋白/球蛋白值下降；重型肝炎、肝衰竭患者，肝细胞严重坏死，血清蛋白的变化可十分显著。

六、血清胆碱酯酶（非特异性胆碱酯酶）

血清胆碱酯酶是由肝脏合成后释放到血液中的非特异性胆碱酯酶，能够敏感而特异性反映肝脏合成代谢功能，其检测是评价肝细胞蛋白合成功能的灵敏指标。肝脏受损时肝细胞合成功能下降，血清胆碱酯酶的活性降低。

当肝细胞变性坏死、炎性细胞浸润、纤维组织和结缔组织增生，血清白蛋白和胆碱酯酶合成减少，其活性降低程度与肝细胞受损程度相一致，肝病越严重，胆碱酯酶下降的幅度越大，其临床意义如下。

（1）急性肝炎：急性肝炎时血清胆碱酯酶降低而且与病情严重程度有关，若持续降低，常提示预后不良。

（2）慢性肝炎：慢性肝炎对"胆碱酯酶"活力影响不大。

（3）肝硬化：肝硬化代偿期，血清胆碱酯酶多为正常；肝硬化失代偿期，则此酶活力明显下降；肝癌合并肝硬化时胆碱酯酶降低。

（4）重型肝炎：重型肝炎时血清胆碱酯酶明显降低，且多呈持久性降低。

（5）脂肪肝：除三酰甘油、胆固醇、载脂蛋白明显升高外，血清胆碱酯酶也明显升高，所以，血清胆碱酯酶的平均水平升高，是脂肪肝突出的生化指标。

七、凝血酶原时间与凝血酶原活动度

凝血酶原时间明显异常时，往往反映严重的肝细胞损伤，对判断疾病进展及其预后有较大价值。近期内凝血酶原活动度降至 40% 以下或凝血酶原时间比正常值延长 1 倍时间以上，为重型肝炎肝衰竭的重要诊断标准之一，预后不良；凝血酶原活动度降至 20% 者多无生还希望。

八、血氨

血氨是一种对人体有害的物质，肝脏是其主要的代谢场所。正常人血液中含有微量游离氨。脑和肾脏等器官的氨与谷氨酸作用生成谷氨酰胺后被运输到肝脏，在肝脏转变成尿素或其他含氮化合物后由肾脏排出体外，或形成铵盐随尿排出。血氨的来源增加和去路减少，都会引起血氨增高。

临床意义：血氨增高，见于肝性脑病、重型肝炎、肝硬化、一些先天性高血氨症等。严重肝脏疾病时，氨不能从循环中清除，引起血氨浓度升高。过多的氨可使脑细胞能量代谢紊乱，脑组织能量供应不足影响中枢神经递质的产生与平衡，严重时可引起脑细胞中毒。

血氨浓度的正常参考值：$11 \sim 35\ \mu mol/L$。

注意事项：血标本久置会使血氨急剧增高，故为了保证测定结果的准确性，标本采集后应立即送检，送检标本应迅速测定（30 分钟内）。

九、血液常规检测

肝炎肝硬化患者脾功能亢进，可有白细胞和红细胞减低，尤其以血小板减少表现明显。

十、甲胎蛋白

甲胎蛋白明显升高往往提示肝细胞癌，故常用于监测肝癌的发生。甲胎蛋白的升高也可提示急性肝炎或肝病发作时大量肝细胞坏死后的肝细胞再生表现，但此种情况的甲胎蛋白升高，往往伴随肝功能的好转而逐渐恢复正常；若甲胎蛋白大幅升高且持续时间在 1 个月以上，结合患者的临床表现及 B 超等影像学检查结果，应考虑肝癌发生的可能。

十一、肝纤维化"四项指标"

Ⅲ型前胶原、Ⅳ型胶原、血清透明质酸、层粘连蛋白等四项指标是目前应用最广泛的肝纤维化诊断方法。

Ⅲ型前胶原主要由肝脏星状细胞合成，并释放在细胞外。作为活动性纤维化指标，血清Ⅲ型前胶原增高提示活动性肝纤维化，而持续升高往往是慢性肝炎恶化及肝纤维化的发展。在肝纤维化早期Ⅲ型前胶原合成较活跃，但晚期合成减慢，故Ⅲ型前胶原水平下降，因而Ⅲ型前胶原作为肝纤维化的程度的指标尚不够敏感。

Ⅳ型胶原是由内皮细胞合成的，是构成基底膜的主要结构成分。正常肝小叶 Disse 间隙缺乏基底膜，Ⅳ型胶原含量极微，肝纤维化早期即可见其增生，最后与持续沉积的粘连蛋白形成完整的基底膜，即所谓"肝窦毛细血管化"的特征表现。故Ⅳ型胶原是反映肝纤维化程度最有价值的指标。

血清透明质酸是唯一无核心的糖胺多糖，是结缔组织基质的主要成分。在肝纤维化增生时合成增加，而肝功能障碍时又使其降解减少，故血浆浓度升高。目前认为，血清透明质酸既是反映肝纤维化的敏感指标，也能反映肝功能损伤的严重性。在肝纤维化血清学指标当中，透明质酸与肝纤维化程度的符合率最高，明显优于Ⅳ型胶原、Ⅲ型前胶原和层粘连蛋白。

层粘连蛋白是一种细胞外基质非胶原糖蛋白，正常肝组织中粘连蛋白含量很少，主要分布于血管壁、胆管壁及淋巴管壁等部位。肝纤维化进展过程中，它可以与其他细胞外基质中成分交联，形成基底膜样结构，使肝窦毛细血管化，故此指标可反映肝窦毛细血管化和汇管区纤维化，对肝纤维化早期诊断有重要价值。

第二章 肝炎肝硬化临床

第一节 病毒性肝炎

一、甲型病毒性肝炎

（一）甲型病毒性肝炎的临床表现

甲型病毒性肝炎简称甲型肝炎，大多为急性肝炎，主要影响儿童与青壮年，发病率随年龄的增长而下降。急性甲型肝炎的潜伏期平均为30天（15~45天）。起病突然，临床症状显著，病情经过较典型，可分为3期，总病程2~4个月。

1. 黄疸前期

起病急，有畏寒、发热、全身乏力、食欲缺乏、厌油、恶心、呕吐、腹痛、肝区痛、腹泻、尿色逐渐加深如"浓茶"状。少数病例以发热、头痛、上呼吸道症状为主要表现。本期为1~21天，平均5~7天。

2. 黄疸期

自觉症状有所好转，发热减退，但尿色继续加深呈红赤色，巩膜、皮肤出现黄染，约于2周内达高峰。可有大便颜色变浅、皮肤瘙痒、心动过缓等梗阻性黄疸表现。肝肿大至肋下1~3 cm，有充实感，有压痛及叩击痛。部分病例有轻度脾大。本期持续2~6周。

3. 恢复期

黄疸逐渐消退，症状减轻以至于消失，肝、脾回缩，肝功能逐渐恢复正常。本期持续2周至4个月，平均1个月。

需要强调的是，成人甲型肝炎临床症状较重，其临床表现有如下特点。

（1）起病时绝大多数患者有发热，体温多在38~39 ℃，平均发热3天，伴有恶心、呕吐、腹泻等。许多患者及医生误将其当作感冒，而应用抗感染、退热药物来治疗，导致肝脏损伤进一步加重，甚至导致病情危重的病例也不在少数。

（2）90% 以上患者有黄疸，而血清谷丙转氨酶多在 400～1000 U/L 以上。

（3）若原为乙型肝炎患者，患甲型肝炎后可使病情加重甚至出现腹水、肝衰竭。

（4）妊娠合并甲型肝炎，并不能使甲型肝炎病情恶化，不出现母婴传播，对孕妇、分娩过程、胎儿很少造成不良影响。

（二）甲型病毒性肝炎的治疗

（1）卧床休息，清淡饮食，禁食鱼虾等海产品，少吃油腻，多吃凉性水果及干净蔬菜。

（2）药物治疗：以保肝、降酶、退黄为原则（具体治疗药物见"乙肝"部分内容）。对于病情控制不理想，而又无其他禁忌证者，可以短期内应用皮质激素（一般地塞米松每日 5 mg 静推或点滴给药，用药时间在 1 周左右）。症状较重、高黄疸、高转氨酶（血清丙转氨酶＞1000 U/L 以上），有必要短时间内选用抗生素治疗。

甲型肝炎若治疗及时，大多数患者于 3 个月内恢复健康，预后良好，迄今无慢性病例发生。

（三）甲型病毒性肝炎的预防

1. 甲型肝炎疫苗预防

注射甲型肝炎疫苗是预防甲型肝炎的最有效的办法。目前在国内已经成为儿童接种的主要疫苗之一，2008 年 5 月被列入扩大免疫疫苗之一，部分省市已经提供免费甲型肝炎疫苗接种。

（1）免疫原理：甲型肝炎疫苗主要有甲型肝炎灭活疫苗和减毒活疫苗两大类，由于制备原理不同，在有效性和安全性上存在差异。相对于减毒活疫苗，灭活疫苗具有更好的稳定性，灭活疫苗和弱毒疫苗都是通过抗原注射，引起人体的免疫反应，产生具有免疫记忆的特异性抗体，来达到免疫的效果。

（2）接种对象：凡是对甲型肝炎病毒易感者，年龄在 1 周岁以上儿童、成人均应接种。甲型肝炎灭活疫苗适用于儿童、医务工作者、食品行业从业人员、职业性质具有接触甲型肝炎病毒的人，儿童初免时间为满 1 岁，成人无年龄限制。在发热、急性病、进行性慢性病情况下，应延缓接种。接种疫苗后 3 年可进行加强免疫。

（3）免疫效果：接种甲型肝炎疫苗后 8 周左右便可产生很强的抗体，获得良好的免疫力。抗体阳性率可达 98%～100%，具有良好的免疫持久性，免疫力一般可持续 5～10 年。5～10 年后补种一针，可以保持对甲型肝炎病毒的免疫能力，获得长期的持续保护。

（4）免疫程序：在国内市场使用的预防甲型肝炎的疫苗可分为两种，即国产甲型肝炎减毒活疫苗和进口甲型肝炎纯化灭活疫苗。国产甲型肝炎减毒活疫苗免疫效果好，接种方便，价格也便宜，国产甲型肝炎疫苗只需接种一次；进口甲型肝炎疫苗是灭活疫苗，则需接种两次，接种完第一针后相隔 6 个月后还需接种第二针。

2. 传染源的预防

甲型肝炎传染源通常是急性甲型肝炎患者和亚临床感染者。患者自潜伏末期至发病后 10 天传染性最大，日常生活接触是主要传播途径。与甲型肝炎患者密切接触，共用餐具、茶杯、牙具，接触患者的大便和其他排泄物，都可以受到感染。所以，对甲型肝炎患者要做到早发现、早隔离、早治疗，就能减少传染的危险性。

3. 传播途径的预防

甲型肝炎主要是通过消化道传染，吃了经肝炎病毒污染的食品和水，都可以受到传染。①搞好饮水卫生，不喝生水；②不吃不干净的食物，生吃瓜果要洗净；③毛蚶、生鱼片、蛤蜊等水产品可能黏附甲肝病毒，不要生吃或半生吃；④直接入口的食物如酱菜、凉拌菜，不要在可能受污染的水中洗涤；⑤讲究餐具茶具卫生；⑥与甲型肝炎患者有过接触日起两周内，及时接种丙种球蛋白，能起保护作用，不发病；⑦中草药预防，如大青叶、板蓝根、金银花、连翘等清热解毒药物，均有较好的预防效果。

二、戊型病毒性肝炎

（一）戊型病毒性肝炎的临床特点

戊型病毒性肝炎简称戊型肝炎，其潜伏期为 10～70 天，平均 40 天；潜伏期末期和急性期患者是戊型肝炎病毒的主要传染源。戊型肝炎的临床表现与甲型肝炎相似，但病情较严重，具有以下临床特点。

1. 病程进展快，病情严重

戊型肝炎患者大多起病较急，初期即出现严重的消化道症状，表现为纳呆、厌油腻、恶心、呕吐、腹胀、肝区不适，伴有尿黄和极度乏力等；约

30% 或 30% 以上患者伴有发热，体温 38～39 ℃，并常误当作感冒治疗而加重或延误病情。

高黄疸、高转氨酶：总肝红素指数多在 80～250 μmol/L，谷丙转氨酶 400～1000 U/L。另外，血清谷氨酰转肽酶（γ-GT）显著异常。部分病例短期内血清白蛋白明显下降、凝血功能急剧恶化而导致重型肝炎，有一定的死亡率。

戊型肝炎死亡率一般为 1%～2%，最高达 12%。妊娠后期合并戊型肝炎死亡率达 10%～20%，最高达 39%。

2. 常见淤胆症状

黄疸较深、持续时间较长，伴有严重的皮肤瘙痒，大便呈灰白色，尿色红赤，查体见皮肤和巩膜颜色呈黄绿色。碱性磷酸酶和谷氨酰转肽酶明显异常。B 超有肝脾大表现。

3. 病情恢复较慢，病程较长

由于病情严重、免疫力低下和淤胆等原因，戊型肝炎经护肝、对症支持治疗（如人工肝）后，早期病情好转较顺利，但在中、后期多表现为较长时期的低水平肝功能异常，特别是黄疸指数多在 30～50 μmol/L，短时间内较难恢复正常，少数病例甚至有黄疸指数反弹、病情反复的特点，需要加以重视。一般病程为 1～3 个月，平均住院天数约 50 天。

另外，戊型肝炎可与任何一型肝炎病毒合并感染，从而导致重型肝炎。如戊型肝炎重叠乙型肝炎病毒，则其中约 33% 患者易发生重型肝炎，死亡率较高。妊娠期合并戊型肝炎时死亡率高于其他人群，并可引起早产、死胎。有报道妊娠期患有戊型肝炎，其死亡率高达 40%，因此导致早产的胎儿死亡率在 33% 以上。戊型肝炎病毒对孕妇影响十分严重，但其机制尚不清楚。

（二）戊型病毒性肝炎的治疗

戊型肝炎的治疗强调早期卧床休息，饮食宜清淡，应避免辛辣及海鲜食品。药物治疗以保肝、退黄、降酶为原则。在肝损伤严重者，应及时加用抗感染药物，一般选用第三代头孢菌素类，或短期内应用糖皮质激素，对于缓解症状、控制病情效果明显。必要时人工肝支持治疗。

（三）戊型病毒性肝炎的预防

戊型肝炎的预防应做好以下几点：饮食卫生；不喝生水、水果蔬菜要冲洗干净；肉类、贝壳类海产品应煮熟烧透；避免在不卫生的摊点就餐；不要

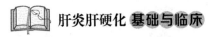

与戊型肝炎患者密切接触。

接种戊肝疫苗是个体预防最直接和最有效的方法。

三、乙型病毒性肝炎

(一) 急性乙型病毒性肝炎的临床表现

乙型病毒性肝炎简称乙型肝炎，其中急性乙型肝炎潜伏期为 30 ~ 180 天，平均 70 天。急性乙型肝炎临床较为少见，大部分实际上是慢性无症状乙肝病毒感染者的急性发作。

该型的临床表现与甲型肝炎相似，但不如甲型肝炎典型，起病较慢，常无发热，病程持续时间较长，恢复也较慢，需 1 ~ 3 个月。在黄疸前期发生肝外病变和血清病样综合征较甲型肝炎常见，如关节炎和关节痛、荨麻疹、血管神经性水肿、血管炎性病变、肾脏病变、紫癜、浆液膜炎、心肌炎、胰腺炎等。10% ~ 12% 患者可转为轻度慢性肝炎，3% 转为中至重度慢乙肝，1% 转为急性重型肝炎。

如上所述，临床上大部分急性乙型肝炎或慢性乙型肝炎急性发作患者，其免疫系统可以通过细胞因子的免疫清除作用而将乙肝病毒彻底清除。所以，急性乙型肝炎包括一部分慢性乙型肝炎急性发作者，其病情大多为自限性的，如恢复顺利，绝大部分患者是可以彻底痊愈的。

(二) 慢性乙型肝炎的临床表现

慢性乙型肝炎，是指急性乙型肝炎病程超过半年；或既往有乙肝病毒携带史，发病后因同一病原而出现肝炎症状、体征及肝功能异常者；或既往有肝炎体征如肝掌、蜘蛛痣及 B 超下肝脏有病理改变，又出现肝炎症状及肝功能异常并查出乙肝病毒者。为反映肝功能损伤程度，临床上将慢性病毒性肝炎（乙型或丙型）分为轻度、中度、重度。

1. 轻度慢性肝炎

本病大多数患者可以完全没有自觉症状或症状轻微，偶在健康查体或因其他疾病到医院就诊时发现肝功能异常。最常见的症状是反复间歇性出现疲乏、头晕、右上腹不适或隐痛、食欲缺乏、厌油；部分患者可出现恶心、呕吐、腹胀、失眠、多梦。

查体：肝脏未触及或轻微肿大，质地较软或稍变硬，轻微压痛，少数可有脾脏肿大，一般无慢性肝病体征，如肝掌、蜘蛛痣等。谷丙转氨酶表现轻度异常，并在一定幅度内上下波动，或时而正常，时而增高，持续数年，部分患者其 ALT 升高可能是唯一的肝损伤指标，而其他肝功能指标大致正常，一般无黄疸表现。在肝功能正常的慢性 HBsAg 携带者中，可能较多的是轻度慢性乙型肝炎患者。

本型预后良好，但病情不稳定，可因劳累、合并感染等因素使病情反复或加重，适当休息后又有所好转。病情可迁延数月或数年，少数患者可转变为慢性重度肝炎或肝硬化。

2. 中度慢性肝炎

中度慢性肝炎的组织病理学改变以有"桥接"样坏死为特征，但临床症状的有无或轻重程度差异很大。典型患者可有明显的乏力、食欲减退、腹胀、腹泻，并可出现黄疸；有慢性肝病面容、蜘蛛痣、肝掌等，肝大质软，亦可有脾大；谷丙转氨酶与谷草转氨酶反复或持续异常，蛋白代谢有轻度改变。部分患者无症状、体征，但肝功能指标如转氨酶等可以反复异常或长时间呈较高水平，或隐匿进展为肝硬化。

3. 重度慢性肝炎

5%～10% 急性乙型肝炎患者可转变为重度慢性肝炎，丙型肝炎较乙型肝炎转慢率更高。与轻度慢性肝炎比较，重度慢性肝炎的临床表现更为复杂多样。

（1）部分患者可长期无临床症状，自觉身体也无明显不适，劳动力基本正常，以致未能及时就医。一旦发病，其相关肝功能指标和影像学检查即提示肝脏重度损伤，或已进展为肝硬化。

（2）多数患者生活水平下降，自觉乏力，劳动力减退，常表现有食欲缺乏、口苦、厌油、恶心、呕吐、腹胀（尤以饭后为甚）、右上腹闷痛、腹泻、头晕、失眠、体重下降，偶有低热，病情加重可出现黄疸；女性患者表现闭经或月经周期紊乱，男性患者则出现乳房发育等内分泌障碍表现。查体：面色晦暗，面、颈及前胸部常见毛细血管扩张或有蜘蛛痣、肝掌，可有肝脏肿大、肝区叩击痛，脾脏常进行性肿大。肝功能持续异常，如白蛋白下降，γ 球蛋白升高。部分患者可有肝外症状，如溃疡性结肠炎、关节炎、皮疹、肾小球肾炎、胆囊炎、糖尿病、甲状腺炎、血细胞减少，严重的结节性多动脉炎和肾小球肾炎。少数患者有不同程度的自身免疫表现，抗核抗体、抗平滑肌抗体、抗线粒体抗体等自身抗体可呈阳性（表2-1）。

表 2-1 慢性肝炎肝功能异常程度参考指标（按第 5 次诊断标准）

项目	轻度	中度	重度
ALT（U/L）（正常值上限）	<3 倍	3～10 倍	>10 倍
胆红素（BIL）（μmol/L）	17.1～34.5	34.5～85.5	>85.5
白蛋白（g/L）	≥35	34～33	≤32
γ 球蛋白（g/L）	≤21	22～25	≥26
凝血酶原活动度（%）	70	70～60	60～40

（3）少数患者病情反复发作，或因劳累过度、饮食不节、酗酒、合并细菌感染或重叠感染其他肝炎病毒等，促使病情加重恶化，出现严重的消化道症状，肝功能指标如黄疸、转氨酶明显异常，若不及时抢救，常可导致肝衰竭而死亡。

需要强调的是，肝脏是一个"沉默"器官，所以在慢性肝病阶段，许多患者可以没有自觉症状，或偶有疲劳感、肝区隐痛、食欲较差等，常因症状轻微而未引起重视；较典型的自觉症状是持续饱胀感，尤以饭后为甚，常被误诊为胃肠病而延误病情。由于没有定期检查和及时治疗，导致病情反复或持续加重，一旦病情发作即出现重度的肝脏损伤，甚至导致肝衰竭。还有一部分患者肝功能指标正常或偶有轻微异常，在健康查体时却已进展为肝硬化。所以，建议慢性乙型肝炎患者应定期检查肝功能，出现异常应及时治疗，以防止病情恶化，而不要因"没有不舒服"延误病情。

（三）重型肝炎的临床表现

重型肝炎占全部病例的 0.2%～0.5%，甲、乙、丙、丁、戊型肝炎均可引起重型肝炎。重型肝炎发病凶险、预后不良，是目前病毒性肝炎死亡的主要类型。在重型肝炎患者中，相当一部分患者常因某些诱发因素而暴发，如劳累过度、营养不良、酗酒、应用损肝药物、手术、妊娠、合并细菌感染或重叠其他病毒感染等。

1. 急性重型肝炎

急性重型肝炎亦称暴发型肝炎，是病毒性肝炎中最严重的一种类型，死亡率极高。据报道，甲型肝炎病毒所致暴发型肝炎发生率占 0.1%～0.35%，发病率随年龄的增长而增加，但预后较其他类型引起者为好；乙型肝炎病毒所致暴发型肝炎发生率占 35%～70%；丙型肝炎极少引起暴发型肝炎；约

10% 暴发型肝炎与丁型肝炎相关。本病既往无肝炎病史，起病急骤，病后迅速表现如下。

（1）严重全身中毒症状及消化道症状：患者起病后迅速出现高度乏力、困倦、不欲饮食、顽固恶心、呃逆，经积极处理不能控制病情，并出现频繁呕吐、腹胀、肠鸣音降低、中毒性鼓肠，随病情发展可出现不同程度的腹水，部分患者有发热等，提示病情严重。

（2）黄疸迅速加深：马巧玉等观察 22 例急性重型肝炎，于 3～6 天出现皮肤、巩膜黄疸，肝浊音界快速缩小，随之迅速发生肝细胞坏死而黄疸呈进行性加深，短期内达到重度黄疸。ALT 短期内升高，但随黄疸加深很快迅速下降，甚至下降至正常范围，呈现"胆酶分离"现象。黄疸越深，说明肝细胞坏死程度越严重，死亡率越高，有人统计血清总胆红素浓度 > 500 μmol/L 者，死亡率为 84.5%；血清总胆红素浓度 >300 μmol/L 者，死亡率为 57.1%。

（3）肝脏缩小：由于大片肝细胞坏死，肝组织支架塌陷，结缔组织收缩，肝脏体积明显缩小，以致肝浊音界迅速进行性缩小，叩诊时肝区出现"空洞征"，或从入院时可能触及肝脏，但很快缩小以致临床上不能触及肝脏，或 B 超提示肝脏缩小，尸解后出现"肝脏消失"现象。肝脏缩小是急性重型肝炎最具特征性体征之一，也是重型肝炎预后不良先兆。

（4）肝性脑病：又称肝昏迷，是急性重型肝炎最突出并最具有诊断意义的早期临床表现。其特点为进行性性格改变及行为异常，同时伴有"扑翼"样震颤，表现为忧郁、沉默、懒言或语言重复、兴奋、烦躁不安、行为异常、睡眠规律倒置、思维紊乱、构思能力下降、不能完成简单数字运算，定向力、定时力、理解力失调，最后出现意识障碍，表现为嗜睡或昏迷。昏迷越深，死亡率越高，昏迷程度是判断重型肝炎预后主要指标。中山医科大学附属医院传染科统计病程中未发生肝昏迷或肝昏迷在Ⅱ级以下者死亡率为 44.6%，而发生Ⅲ级以上肝昏迷者预后较差，死亡率为 99.2%。一些患者迅速出现和进行性加重的意识障碍，提示有脑水肿存在，此时患者可出现四肢抽搐、踝阵挛、肌张力增高及病理征阳性，提示锥体束病变。值得注意的是，少数患者在发病初期以精神异常为首发症状而就诊，检查时才发现有轻度黄疸和 ALT 升高，此类患者病情迅速加重发生昏迷而死亡。

（5）出血倾向：因严重肝功能受损，各种凝血因子合成障碍，血小板降低而导致全身广泛性出血，凝血酶原活动度低于 40%。患者病后 3～4 天黄疸未发生前，或发生在黄疸高峰期，或临终前就有出血倾向，可有一处或多处出血，或皮肤瘀点、瘀斑、黑便或呕血，牙龈及鼻腔出血是常见出血部位，甚至出现弥漫性血管内凝血和消化道大出血、颅内出血，导致出血性休克而死亡。

（6）急性肾衰竭：是重型肝炎死亡重要原因之一。约80% Ⅲ级以上肝昏迷可出现肾功能不全。急性重型肝炎患者早期少尿不明显，但随病情发展及昏迷程度加深可逐渐出现少尿或无尿，尿素氮、肌酐增高、二氧化碳结合率下降，经扩容药及利尿药治疗无效，最终可因肝肾综合征而死亡。

（7）发热：在大块肝组织坏死及深昏迷患者中可出现体温升高，在短期内体温出现高热，常在24小时内高达39～41.5℃，但患者无细菌感染证据。一些患者高热后很快出现血压下降，升压药不奏效，最后出现休克、呼吸循环衰竭而死亡。其原因可能为大量肝细胞坏死，肝功能急剧恶化，导致热源不能灭活、内毒素血症，体温中枢缺血、缺氧、水肿、调节功能失调所致。

本型病情凶险，死亡率极高。多数患者于病后10天内进入肝昏迷，病程不超过3周。马巧玉等观察22例急性重型肝炎，22例中（2例自动出院）死亡20例，死亡时间为5～24天；死于脑水肿、脑疝10例；消化道出血6例；颅内出血4例。

2. 亚急性重型肝炎

亚急性重型肝炎亦称亚急性肝坏死，与急性重型肝炎比较，起病相对缓慢，病程较长。临床表现为急性黄疸型肝炎，起病后10天至数周病情逐渐加重，极度乏力，高度食欲缺乏，伴恶心、呕吐，进行性腹胀、中毒性鼓肠，随之迅速出现腹水，腹水发生率较急性重型肝炎高，易并发自发性腹膜炎。凝血酶原时间明显延长，凝血酶原活动度低于40%。黄疸迅速上升，每天上升≥17.1 μmol/L，或总胆红素大于正常值10倍，数日内达到重度黄疸。在肝坏死继续加重与发展过程中发生肝脏缩小及肝性脑病、肝肾综合征或消化道大出血。本型病程长，可达数月，部分患者经抢救可望恢复，但易发展为坏死后肝硬化。

3. 慢性重型肝炎

慢性重型肝炎亦称慢性肝炎亚急性肝坏死，是由乙、丙、丁型肝炎病毒引起，但绝大多数由乙肝病毒感染所致，是目前重型肝炎的主要类型，约占重型肝炎的90%。慢性重型肝炎起病时的临床表现同亚急性重型肝炎，随着病情的发展而加重，达到重型肝炎的诊断标准（凝血酶原活动度低于40%，总胆红素大于正常值的10倍等）。其发病基础有：①慢性肝炎或肝硬化病史；②慢性乙肝病毒携带史；③虽然无肝炎病史及无 HBsAg 携带史，但有慢性肝炎体征（如肝掌、蜘蛛痣）、影像学病理改变（如 B 超下肝损伤或肝硬化、脾大）及肝功能异常改变（特别是白蛋白降低、球蛋白升高、血小板减少）。

由于慢性重型肝炎发生与慢性肝炎持续不愈及各型肝硬化发展密切相关，因此，其临床表现多种多样、错综复杂，既有亚急性重型肝炎的临床表现，又有慢性活动性肝炎或肝硬化的病史、体征、肝功能损伤及 HBsAg 携带状态。

如原为 HBsAg 携带者，或慢性肝炎及静止期肝硬化患者，起病前病情长期稳定，能从事一般工作，肝功能正常。在某些因素诱发下，起病后病情可急转直下，表现为类似急性或亚急性重型肝炎的临床症状。临床上出现严重消化道症状及短期内达到深度黄疸、肝脏缩小、出血倾向，并迅速出现肝性脑病（表2-2），部分患者同时出现腹水量逐渐增多，尿量减少，对利尿药无效，最终可因肝肾综合征或肝昏迷等并发症而死亡。

表 2-2　肝性脑病分期

分期	主要精神表现	神经系统体征	脑电图
Ⅰ期（前驱期）	轻度性格改变，举止反常	多无扑翼震颤	明显异常，波的频率可减少
Ⅱ期（昏迷前期）	精神错乱，意识模糊	常出现扑翼震颤、腱反射	出现异常的慢波亢进，肌张力增高，椎体（θ波）束征阳性
Ⅲ期（昏睡期）	昏睡	如患者合作，可引出扑翼震颤	出现明显异常 θ 波和三相慢波
Ⅳ期（昏迷期）	昏迷	深昏迷时不能引出扑翼震颤	出现 σ 波，反射消失

如原为慢性活动性肝炎或活动性肝硬化、病情长期不愈者，发病后原有病情可迅速加重恶化。表现为严重食欲缺乏、恶心、呕吐、呃逆，进食稍有不当则易出现腹泻，并逐渐消瘦，体重下降，精神萎靡；出现黄疸后，黄疸

持续不退，呈进行性加深；腹水与出血倾向加重。多数患者有不同程度的肝脏缩小与脾脏肿大及门脉高压等症。由于病程长及机体防御机能下降，常在同一患者发生多部位（如腹腔、胆系、肺、肠道、泌尿道）、多菌种（细菌、厌氧菌、霉菌）感染而使病情加重。在患病过程中，一些患者可因长期严重感染、出血、电解质紊乱、利尿过度、饮食不当等诱因发生肝昏迷，当诱因去除后肝昏迷可被纠正，但当再次有诱因时，又可再次发生肝昏迷，如此可反复多次。在疾病后期，由于低蛋白、内毒素血症及难以控制的感染而出现严重腹胀、大量腹水、中毒性鼓肠，利尿药无效而使腹围进一步增大。皮肤干燥、四肢肌肉消耗、面色晦暗明显，出现典型慢性肝衰竭的表现，最终可因无尿、肝肾综合征等并发症而死亡。

（四）乙型病毒性肝炎的治疗

乙型病毒性肝炎简称乙型肝炎，其治疗主要包括抗病毒、调节免疫、保肝降酶、退黄疸、抗纤维化和对症治疗，其中抗病毒治疗是根本治疗方法。因为在慢性乙型肝炎，病情长期反复发作乃至发展为肝硬化、肝癌，其主要原因是乙肝病毒的持续复制，而抗病毒治疗的目的在于抑制或清除乙肝病毒，从而改善和恢复肝功能，阻止病情反复发作，进而防止肝硬化和肝癌的发生，并可降低乙型肝炎传染性。

1. 抗病毒治疗

（1）概述

急性病毒性肝炎大多数具有自限性经过，可以完全康复。其中，甲、戊型肝炎无慢性经过，也无慢性病毒携带状态，不需抗病毒治疗；急性乙型肝炎时，大多数患者可以实现机体免疫系统对病毒的彻底自我清除，达到完全治愈，只有少数患者转化为慢性乙型肝炎，因而急性乙型肝炎也无须抗病毒治疗。另外，急性病毒性肝炎时，肝脏的免疫损伤加重，解毒功能降低，而抗病毒药物如干扰素会加重免疫损伤，促使病情恶化。因此，对于急性病毒性肝炎（包括急性乙型肝炎）的治疗重点是适当休息、合理的营养和对症治疗；而对于肝脏损伤较轻、病情迁延或反复发病的急性乙型肝炎，则可以试用抗病毒药物治疗。

由于一般的保肝降酶治疗效果并不理想，病情反复，病程迁延，大部分患者最终以进展为肝硬化、肝衰竭、原发性肝癌而告终；而慢性病毒性肝炎病程迁延不愈的主要原因是病毒在肝细胞内持续复制，引起机体的一系列免疫反应，导致肝细胞及各组织器官的免疫损伤。因此在治疗慢性病毒性肝炎时，抗病毒是根本治疗措施。

重症肝炎时，由于肝衰竭，引起的病理变化及各种可致命的并发症亟待处理；加之肝脏解毒功能明显降低，由于药物毒性及不良反应会加重肝细胞的免疫损伤，所以不宜用干扰素抗病毒治疗。对于重症肝炎病毒复制活跃（病毒载量较高）者，可选用核苷类抗病毒药物抑制病毒、控制病情恶化、减少死亡。

肝硬化或失代偿肝硬化，不建议使用干扰素抗病毒；而通过核苷类抗病毒药物治疗可以控制病情进展，防止病情恶化。

（2）适应证：①HBV-DNA 阳性（大于检测值上限）；②乙肝"大三阳"即 HBeAg 为阳性；③肝功能持续或反复异常，而同时有乙肝"大三阳"或 HBV-DNA 为阳性者；④乙肝"小三阳"而同时 HBV-DNA 为阳性者。

（3）抗病毒治疗的评价标准：①完全应答：肝功能恢复正常；HBV-DNA 低于检测值下限；HBeAg 血清转换（即 HBeAg 转阴而 HBeAb 阳转，即"大三阳"转为"小三阳"）；HBsAg 完全转阴。②部分应答：肝功能恢复正常；HBV-DNA 低于检测值下限，HBeAg 血清学转换；但 HBsAg 为阳性。③无应答：通过抗病毒治疗，未达到上述标准者。④持续应答：实现了完全应答或部分应答者，随访 6 ~ 12 个月，疗效稳定无复发。⑤停药后复发：实现了完全应答或部分应答，停药后 HBV-DNA 出现反跳；或肝功能表现异常；或 HBeAg 再度转为阳性。⑥病毒耐药：经核苷类药物抗病毒治疗后，HBV-DNA 载量虽然有所减少或下降至检测值下限。在未停止抗病毒治疗的情况下，HBV-DNA 水平出现反弹（高于治疗前一个 log 值）或又反跳至检测值下限以上，而且肝功能出现异常。

（4）抗病毒药物：目前公认的抗乙肝病毒的药物有以下两类。①干扰素类（普通干扰素和长效干扰素）；②核苷类似物，如拉米夫定、阿德福韦、恩替卡韦、替比夫定和替诺福韦等。干扰素既有免疫调节作用，又有抑制病毒的作用，对于比较年轻、肝脏损伤程度不严重、转氨酶轻度异常患者可优先选择干扰素；核苷类药物只能抑制病毒，不能清除病毒，没有免疫调节作用，停药后易导致病情加重或恶化，治疗过程中，有可能出现病毒耐药。所以，抗病毒药物的选择应强调个体化，严格掌握用药标准。

干扰素

干扰素抗病毒机制：干扰素是一种既具有抑制病毒又有免疫调节双重作用的细胞因子。

干扰素是机体被病毒感染之后，由宿主（人体）的 B 淋巴细胞和单核细胞或成纤维细胞或 CD_4（辅助 T 细胞）淋巴细胞产生的一组天然糖蛋白，只针对受病毒感染的细胞产生作用，即与细胞膜上的干扰素受体结合，进入细胞内，产生抗病毒蛋白，抗病毒蛋白可以阻断病毒 mRNA（信使 RNA）信息的传递，从而使病毒核酸合成障碍，抑制病毒复制；干扰素还能激活细胞内的核酸内切酶和蛋白激酶来降解、破坏病毒 mRNA，从而使病毒复制受到抑制。此外，干扰素还可以抑制病毒复制过程中脱壳、翻译和病毒装配过程，增强巨噬细胞的吞噬功能和自然杀伤细胞的活性等免疫调节作用，从而参与针对乙肝病毒的特异性免疫反应。

因此，干扰素既有针对乙肝病毒特异性的免疫调节作用，又具有直接抑制病毒复制的作用。这种双重作用机制能有效清除肝内病毒，使疗效巩固和持久。

现在临床上使用的干扰素主要为普通干扰素（普通 IFNα）和长效干扰素（聚乙二醇干扰素 α-2a）。聚乙二醇干扰素 α-2a，是聚乙二醇与普通干扰素 α-2a 结合形成的长效干扰素，其抗病毒的作用机制与普通干扰素相同，但其半衰期长达 60~80 小时，可在体内持续作用 50~170 小时，而普通干扰素的半衰期短，一般仅 3~4 小时。

干扰素的临床疗效评价：根据《慢性乙型肝炎防治指南》（2015 年版），运用普通干扰素治疗 HBeAg 阳性的慢性乙型肝炎患者，4~6 个月后，可使 30%~40% 患者 HBV-DNA 达到检测值下限；HBeAg 实现血清学转换；肝功能指标恢复正常。其中，有 8%~12% 患者可以实现 HBsAg 血清学转换，达到慢性乙型肝炎彻底治愈的目的。而应用长效干扰素即聚乙二醇干扰素 α-2a 治疗 HBeAg 阳性慢性乙型肝炎 48 周，并停药随访 24 周，其 HBeAg 血清转化率为 32%；HBV-DNA 低于检测值下限率为 32%；肝功能指标恢复正常占 41%；HBsAg 血清转换率占 3%。

需要指出，一是在应用干扰素抗病毒治疗过程中，部分患者会出现转氨酶一过性升高，少数患者可能会出现轻度黄疸，称之为免疫激活现象，是抗病毒过程中一种积极的免疫应答表现，预示抗病毒治疗的良性结果；二是干扰素抗病毒的延迟反应，即在干扰素治疗结束后数月的随访期间，仍会持续实现 HBV-DNA 低于检测值下限、HBeAg 血清转换和 HBsAg 血清转换的病例。这说明在停止干扰素治疗后仍有后续的抗病毒效应。

　　干扰素抗病毒的临床体会：笔者在 2002 年 10 月至 2007 年 12 月，运用干扰素抗病毒治疗，期间共纳入临床观察病例 280 例。有如下临床体会：①就普通干扰素和长效干扰素的选择来看，二者的临床疗效无明显差异。因为长效干扰素的药物反应较明显，价格较贵，所以建议选用普通干扰素抗病毒治疗。②从干扰素抗病毒的应答效果来看，单纯使用干扰素抗病毒如使用普通干扰素每次 3～5 MU，疗程 3～6 个月，其在 HBV-DNA"转阴"、HBeAg 血清学转换等，达不到 30%～40% 的抗病毒应答率，而只有 18%～22% 甚至更低，随访病例中乙型肝炎病毒反弹者也不在少数。所以建议干扰素联合胸腺肽 α_1 或胸腺肽注射液，能明显提高抗病毒的效果，其在 HBV-DNA 转阴、HBeAg 血清学转换、肝功能指标复常，可以达到 40%～60%，其中有 5 例实现 HBsAg 转阴而 HBsAb 阳转，即达到彻底治愈的目标。③抗病毒治疗初期，建议患者留院观察，以便于密切监视干扰素的药物不良反应及对其抗病毒的疗效做出远期预测。据我们观察，干扰素的早期应答时间在用药后 30 天左右，在此期间如表现出 HBV-DNA 下降则提示良好的远期效果。建议在起始第 1 个月内每日 1 次，以后改隔日 1 次为好，而不建议半个月后改隔日注射。这样可持续延长干扰素的免疫激活时间，有利于其应答率的提高。④根据《慢性乙型肝炎防治指南》（2015 年版），干扰素的使用疗程为 1 年，但在观察者中，部分患者在实现了 HBV-DNA 转阴、"大三阳"转"小三阳"以后即停止抗病毒治疗，从而使病毒复制出现反弹。依据临床经验，我们主张干扰素的疗程应在实现抗病毒效果以后，再继续维持治疗半年至 1 年再停药，这样可以巩固已有的治疗效果，少数病例可以达到完全治愈乙肝的目的。⑤在治疗中，发现 4 例患者出现抗干扰素抗体阳性，这 4 例患者的乙肝病史都在 10 年以上。我们体会，治疗过程中一旦出现抗干扰素抗体阳性、病毒反弹，将很难收到预期治疗效果。⑥干扰素联合胸腺肽抗病毒治疗，由于增强了其免疫激活效应，是可以使部分肝功能正常的患者和少数有家族史的年轻患者达到预期的抗病毒效果的，所以肝功能正常的患者和部分有乙型肝炎家族史的患者，并非绝对不能选用干扰素抗病毒治疗。

　　干扰素抗病毒治疗的病例选择：①治疗前 ALT 轻度异常（一般小于 10

倍正常值上限），而 HBV-DNA 水平较低者（$< 2 \times 10^{8}$ copies/mL），对干扰素的治疗反应较好，治疗成功的可能性大于 ALT 正常而 HBV-DNA 水平较高者；②女性、乙型肝炎病程较短（乙型肝炎病史在 10 年以内）、非母婴传播、年龄 < 40 岁、肝脏纤维化程度较轻者，治疗效果最好；③初始治疗的早期病毒学应答对预测干扰素的远期疗效很重要。按照指南，干扰素治疗的早期应答一般出现在 3~6 个月，而我们临床观察一般出现在 15~30 天，早期应答的出现预期抗病毒效果较好；④慢性乙型肝炎患者病毒携带时间越长，干扰素治疗的应答率越低。

干扰素的药物反应及其处理：①流感样症状，多在注射后 2~4 小时出现，表现为发热、寒战、乏力、全身不适、肌肉酸痛、头痛、食欲减退等。2~3 天后症状逐渐消失。②一过性骨髓抑制，主要表现为外周血白细胞（中性粒细胞）和血小板减少。如中性粒细胞绝对计数 $\leq 1.0 \times 10^{9}$/L，血小板 $< 50 \times 10^{9}$/L，应降低 IFNα 剂量；1~2 周后复查，如恢复，则逐渐增加至原量。如中性粒细胞绝对计数 $\leq 0.75 \times 10^{9}$/L，血小板 $< 30 \times 10^{9}$/L，则应停药。③精神异常，可表现为抑郁、妄想症、重度焦虑等精神症状。因此，使用干扰素前应评估患者的精神状况，治疗过程中也应密切观察。对症状严重者，应及时停药。④干扰素可诱导产生自身抗体和自身免疫性疾病，包括抗甲状腺抗体、抗核抗体和抗胰岛素抗体。多数情况下无明显临床表现，部分患者可出现甲状腺疾病（甲状腺功能减退或亢进）、糖尿病、血小板减少、银屑病、白斑、类风湿关节炎和系统性红斑狼疮样综合征等，严重者应停药。⑤其他少见的不良反应，包括肾脏损伤（间质性肾炎、肾病综合征和急性肾衰竭等）、心血管并发症（心律失常、缺血性心脏病和心肌病等）、视网膜病变、听力下降和间质性肺炎等，发生上述反应时，应停止干扰素治疗。

干扰素的禁忌证：①总胆红素 > 50 μmol/L；②失代偿性肝硬化；③自身免疫性疾病；④合并重要脏器病变（严重心肾疾患、糖尿病、甲状腺病、高血压）；⑤其他，如妊娠、精神病史、癫痫、酗酒、吸毒者、视网膜病、银屑病、严重抑郁症及治疗前中性粒细胞计数 $< 1.0 \times 10^{9}$/L、血小板计数 $< 50 \times 10^{9}$/L。

核苷类抗病毒药物

拉米夫定：是首个被批准应用于临床的治疗慢性乙型肝炎的核苷类药

物，并以其快速抑制病毒及良好的安全性而得到好评。

拉米夫定可在受乙肝病毒感染的细胞内代谢生成拉米夫定三磷酸盐，拉米夫定三磷酸盐渗入到病毒 DNA 链中，阻断病毒 DNA 合成。

对大多数乙型肝炎患者血清 HBV-DNA 的检测结果表明，拉米夫定能迅速抑制乙型肝炎病毒复制，其抑制作用持续于整个治疗过程，同时使血清转氨酶降至正常，长期应用可显著改善肝脏的炎症坏死、延缓慢性乙型肝炎肝硬化疾病进展，降低肝癌发生率。

由于核苷类抗病毒药物的更新换代，现在临床已较少使用。

需要强调的是，拉米夫定的耐药发生率较高，部分病例在治疗 6 个月以上者即可逐渐出现病毒耐药，在治疗的第 1、第 2、第 3、第 4、第 5 年的耐药率分别为 24%、38%、49%、67% 和 70%，部分病例在发生病毒耐药后会出现病情加重，少数患者甚至发生慢性重型肝炎或死亡。部分病例在擅自停药后，也会出现 HBV-DNA 和转氨酶明显升高，个别患者也可能发生肝功能失代偿而死亡。笔者医院曾发生过停用拉米夫定后导致病情加重、最后死亡的患者共 3 例；服用拉米夫定期间导致慢性重型肝炎者 2 例，教训深刻。

阿德福韦酯：①阿德福韦酯口服后在人体内转化为二磷酸盐，能直接抑制 HBV-DNA 聚合酶，进而抑制乙肝病毒复制。对拉米夫定治疗后出现耐药变异的患者和失代偿期肝硬化患者均有效。②口服阿德福韦酯 10 mg/d，治疗 1 年，其 HBV-DNA 转阴率可达 45%；ALT 复常率达到 63.4%。而对拉米夫定治疗后发生病毒变异的患者，治疗 1 年后 HBV-DNA 转阴率达到 42.9%；ALT 复常率达到 75%。③阿德福韦酯抑制病毒的作用较拉米夫定、恩替卡韦弱，而抗病毒起效的速度也较慢，约在 1 个月后开始生效。④阿德福韦酯可发生乙肝病毒耐药变异，其治疗 1 年、2 年、3 年、4 年、5 年时，耐药变异发生率分别为 0、3%、11%、18% 和 29%。⑤对肾功能有一定影响，较大剂量时有一定的肾毒性，主要表现为肾功能异常。⑥服药疗程很难确定，需长期治疗，起码需要连续服药 2 年以上。停止阿德福韦酯治疗后，部分患者可能发生肝炎病情恶化，应及时预防。

阿德福韦酯应用于 16 岁以上患者。

恩替卡韦：①恩替卡韦具有强效、快速抑制乙肝病毒的特点，且有耐药率极低的优点。成人（大于 16 岁）每日口服 0.5 mg，能有效抑制 HBV-DNA 复制，疗效优于拉米夫定（就效力而言，恩替卡韦 > 拉米夫定 > 阿德福韦酯）；而对于服拉米夫定变异患者，将其剂量提高至每日 1 mg，仍可有效抑制 HBV-DNA 复制。②据Ⅲ期临床研究表明，对于初始治疗的患者，HBV-DNA 阳性同时为乙肝"大三阳"者，每日口服恩替卡韦 0.5 mg，第 48 周（12 个月）可使 67% 患者 HBV-DNA 转阴；ALT 复常率为 68%；HBeAg 消失率为 22%；HBeAg 血清转换为 21%。而对拉米夫定失效患者，每日 1 mg 治疗 48 周（12 个月），有 19% 患者 HBV-DNA 转阴；61% 患者 ALT 复常；8% 患者实现血清转化。③对于初治患者，报道恩替卡韦持续治疗 4 年，因基因型耐药导致病毒反弹的累计发生率小于 1%。而对于拉米夫定治疗失败患者，用恩替卡韦治疗 1 年、2 年、3 年、4 年的基因型耐药比例累计发生率是 6%、15%、35%、43%。④慢性乙肝患者使用恩替卡韦的疗程（即服药时间）尚不明确。有专家主张应服 2 年以上或终身服药治疗。停止治疗的患者中，会出现病情反复、HBV-DNA 升高、肝功能异常，部分患者会出现严重的乙型肝炎病情急剧恶化。

笔者曾于 2006 年 2—12 月对恩替卡韦进行 24 周小样本临床观察。70 例患者均为 HBV-DNA 阳性、HBeAg 阳性、肝功能异常者，分为恩替卡韦治疗组和对照组。治疗组 30 例给予恩替卡韦 0.5 mg/d 口服。结果，恩替卡韦治疗组在治疗第 4 周时血清 HBV-DNA 水平即出现显著下降；第 12 周时，HBV-DNA 转阴率 26.7%、HBeAg 阴转率为 33.3%、肝功能复常率为 90%，已表现出较高的抗病毒治疗的早期应答率。治疗第 24 周时，HBV-DNA 阴转率为 56.7%、HBeAg 阴转率为 73.3%、肝功能复常率为 100%，提示良好的维持应答效应，而且治疗过程中未发现与研究药物相关的不良反应，也未发现 HBV-DNA 反弹等耐药变异的临床表现。我们的结论是，恩替卡韦具有快速而强效的抑制病毒疗效，而且安全性和耐受性良好。

另据统计，在经恩替卡韦抗病毒治疗的 66 例慢性乙型肝炎患者中：①有 3 例停药后病情反复。1 例在停药 1 个月之后出现黄疸、转氨酶急剧升高、HBV-DNA 由原来的检测值下限转为阳性（3.407×10^4 copies/mL）；其余 2 例均在服药一年半 HBV-DNA 转阴后停药，半年后复查发现 HBV-DNA 又转为阳性（$>10^6$ copies/mL）、肝功能异常 ALT（>300 U/L）。可见中断恩替卡韦治疗的确会导致病情反复或加重。所以如条件允许，恩替卡韦应保持长期治疗。②治疗过程中出现不完全应答者共 6 例。其中 1 例为拉米夫定治疗失败患者，在服用恩替卡韦（1 mg/d）3 个月后，HBV-DNA 降至 10^5 copies/mL 水平即不再继续下降；其余 5 例初治患者也分别降至 $10^4 \sim 10^5$ copies/mL 水平时即不再降低。③恩替卡韦停药：如果患者经治 1 年后，

HBV-DNA 达到检测值下限，而且肝功能指标恢复正常，肝脏的代偿功能较好，继续服药半年至 1 年的基础上，可在专家指导下观察停药。

我们认为，恩替卡韦适用于干扰素治疗无效或不符合干扰素治疗条件的、年龄在 50 岁以上的慢性乙型肝炎或肝硬化患者，而对病毒复制活跃、HBV-DNA 载量水平较高的失代偿性肝硬化或慢重型肝炎患者，短期内应用恩替卡韦可望快速（其抗病毒起效时间约在第 2 周以后）、强效抑制病毒，逆转病情。

病例：临床治愈一例 65 岁男性患者。患乙肝病史 10 余年，因肝功能反复异常、HBV-DNA 阳性而于 1 年前开始服用拉米夫定抗病毒治疗，从服药第 7 个月开始，其 HBV-DNA 水平逐渐升高，肝功能持续异常，至第 11 个月时考虑拉米夫定耐药而停药。2 个月后出现极度乏力、恶心、纳呆、腹胀、尿黄，经复查，HBV-DNA 9.899×10^8 copies/mL，ALT 1189 IU/mL，总胆红素 459 mmol/L，PTA 61.4%，诊断为慢性重型肝炎，病情垂危，曾一度失控。后在保肝抗感染和支持治疗的基础上加用恩替卡韦 1 mg/d 抗病毒治疗，2 周后肝功能开始好转，HBV-DNA 降至 2.546×10^4 copies/mL。以后持续用恩替卡韦治疗，3 个月后 HBV-DNA 转阴、肝功能恢复正常、HBeAg 转阴并出现血清转换。患者至今病情稳定，未再复发。

替比夫定：替比夫定具有强效的抗病毒作用。就目前公示的几项不同的研究结果显示，其抗病毒效果优于拉米夫定和阿德福韦酯，而与恩替卡韦疗效相当。

①替比夫定可快速显著地抑制乙肝病毒。根据迄今为止最大规模的一项Ⅲ期临床试验，替比夫定可以迅速、持久地降低乙肝患者 HBV-DNA 载量。对于 HBeAg 阳性患者，服药 24 周时，其 HBV-DNA 检测不到率为 45%；52 周时 HBV-DNA 检测不到率为 60%；104 周时 HBV-DNA 检测不到率为 56%。而对于 HBeAg 阴性患者，24 周时 HBV-DNA 检测不到率为 80%；52 周时 HBV-DNA 检测不到率为 88%。

②替比夫定治疗具有高 HBeAg 血清学转换率效果。根据 GLOBE 2 年的研究结果，对于 HBeAg 阳性而 ALT≥2 倍上限值（2×40）患者中，替比夫定治疗可使 36% 患者实现 HBeAg 血清学转换；其 HBeAg 转阴率可达 41%。

③服药 24 周时对 HBV-DNA 的抑制效果，可以预测到替比夫定 104 周时的抗病毒疗效。如果在第 24 周时，服药后其 HBV-DNA 水平越低，继续治疗 104 周时达到 HBV-DNA 检测不到的患者比例、HBeAg 血清转换率和

ALT 复常率越高。对于 HBeAg 阳性者，如果在 24 周时其 HBV-DNA < 300 copies/mL，则其 104 周时 HBV-DNA 检测不到率可达 82%；HBeAg 阴性者检测不到率为 88%；HBeAg 血清学转换率可达 46%；ALT 复常率达到 83%。而 24 周时血清 HBV-DNA ≥ 104 copies/mL 患者继续治疗至 104 周时，其 HBV-DNA 检测不到的比例仅为 12%；HBeAg 血清学转换率为 0；ALT 复常率为 59%。上述结果说明，24 周时 HBV-DNA 的抑制程度可以预测替比夫定治疗 104 周时的抗病毒效果。

④替比夫定的耐药率。HBeAg 阳性患者，其 1 年、2 年、3 年的耐药率分别为 3%、17.8%、21.6%。HBeAg 阴性患者，其 1 年、2 年、3 年的耐药率分别为 2%、7.3%、8.6%。治疗前 24 周没有发现替比夫定变异。如果治疗第 24 周时 HBV-DNA 已经测不到（转阴），则其 104 周的耐药率只有 2%（HBeAg 阴性患者）和 4%（HBeAg 阳性患者）。

⑤对替比夫定耐药的患者，改为联用或换用阿德福韦酯，是一种有效的补救治疗方法，能够恢复对 HBV-DNA 的抑制，降低 ALT 水平；同时阿德福韦酯和替比夫定无论是单用还是联用都能被很好地耐受。

⑥临床应用安全性较好，但应注意：a. 应用过程中有出现肌酸肌酶水平升高的可能；b. 肾功能不全的患者应慎用；c. 应用于 16 岁以上成年人；d. 盲目停药，仍然有急性肝炎发作的风险，停药后必须监测肝功能变化至数月。

⑦到目前为止，替比夫定是唯一被美国食品药品管理局批准为妊娠 B 级（动物实验中未发现该药对胚胎的任何危害）的抗乙肝病毒核苷类药物。

替诺福韦（富马酸替诺福韦二吡呋酯片）：新一代核苷类抗乙型肝炎病毒药物，适用于治疗慢性乙型肝炎成人和 ≥ 12 岁儿童患者。

①规格：300 mg。

②用法用量：慢性乙型肝炎的治疗，剂量为每次 300 mg（一片），每日 1 次，口服，空腹或与食物同时服用。对于慢性乙型肝炎的治疗，最佳疗程尚未明确。体重小于 35 kg 慢性乙型肝炎儿童患者中的安全性和疗效尚未研究。

③不良反应：a. 使用替诺福韦的患者，有罕见的肾功能损伤、肾衰竭和近端肾小管病变的发生，并已有导致骨骼异常的报道（有时导致骨折），推荐服用本品者进行肾功能监测；b. 乳酸酸中毒、严重脂肪性肝肿大与替诺福韦有关；c. HBV 和 HIV 合并感染的患者在中断替诺福韦治疗后，有严

重的乙型肝炎急性恶化报告。

④孕妇及哺乳期妇女用药：在大鼠和家兔中进行了生殖研究，结果显示没有证据表明因为替诺福韦造成生育力受害或对胚胎有伤害；但是，没有在妊娠妇女中进行过充分及有良好的对照研究。由于动物生殖研究并不能代替人类反应，因此不建议妊娠期内使用替诺福韦抗病毒治疗。

核苷类抗病毒药物与耐药

耐药主要是指核苷类药物在抗病毒治疗过程中，乙型肝炎病毒对抗病毒药物发生了适应性变异过程的结果，反映病毒对药物抑制作用已经有所耐受、敏感度下降。体现在临床上可表现为基因型耐药、病毒学反弹、生化学反弹（肝功能反弹）等3种形式。

基因型耐药是在抗病毒过程中通过实验室检测到乙肝病毒基因组的耐药突变位点；病毒学反弹是血清中 HBV-DNA 水平自治疗中的最低值又上升了 1 个 log 值以上；生化学反弹是指对治疗后患者的转氨酶正常之后又再次升高、伴有病情恶化。出现病毒耐药，往往意味着抗病毒治疗失败。由于病毒出现耐药临床表现的顺序是：首先出现基因型耐药，继而出现病毒学反弹，最后是肝功能指标反弹。反之，在核苷类抗病毒治疗过程中，如果 HBV-DNA 载量较最低值又上升超过 1 个 log 值以上，或血清转氨酶水平正常之后又开始上升，或病情恶化，应该理解为病毒耐药变异的表现。

抗病毒药物的选择

目前临床抗乙型肝炎病毒药物有核苷类似物和干扰素，二者的作用机制不同，核苷类似物通过抑制 DNA 聚合酶影响病毒基因合成；而干扰素一方面具有抗病毒作用，另一方面尚能激活免疫系统发挥免疫调节作用。

核苷类药物具有快速、强效抑制病毒复制作用，对 HBV-DNA 的抑制效果较明显，对于减轻肝细胞的炎症坏死、阻止病情进展、延缓肝硬化发生、降低肝癌发生等方面都有积极意义。另外，服药方便、安全可靠，可以用于代偿或失代偿肝硬化；而对于重型肝炎、肝炎病情恶化、肝功能失代偿者，可望通过快速强效抑制病毒，达到稳定病情、急救生命的目的。但核苷类药物对 HBeAg 血清学转化率很低，使用过程中有可能出现病毒耐药，需要长期甚至终身服药，随便停药后易导致病情加重或急剧恶化，较适合于 40 岁以上患者。

干扰素较适合于 HBeAg 阳性患者，而对于 HBeAg 阴性患者，效果就不大理想。其抗病毒的优点是：①HBeAg 血清转换率较高，并且在取得 HBeAg 血清转换后延长治疗，可望使 8%～12% 患者实现表面抗原的血清转换（即 HBsAg 转阴，HBsAb 阳转），实现彻底治愈乙型肝炎的目的；②抗病毒效果较稳定持久，是可以在停药后持续保持应答反应（抗病毒作用）的药物；③不会引起病毒耐药变异；④用药时间较短，治疗周期为 12 个月；⑤具有免疫调节作用，但是干扰素在应用中有较多不良反应，如流感样症状、白细胞和血小板减少、甲状腺功能紊乱、脱发、体重下降、精神抑郁等。此外，干扰素不适合应用于肝硬化尤其是失代偿肝硬化患者，否则有可能因免疫激活而导致肝衰竭；对于有乙型肝炎家族史的慢性乙型肝炎患者，干扰素的治疗效果不理想。

干扰素抗病毒治疗的优势

一般来讲，要达到乙型肝炎病毒的彻底清除可分为 3 个阶段：第一阶段是病毒复制的完全抑制，即达到 HBV-DNA 低于检测值下限；第二阶段是实现 HBeAg 血清学转换；第三阶段是实现 HBsAg 的血清学转换，从而实现乙肝病毒的彻底清除。在后两个阶段中都有免疫系统在起清除病毒的作用，提示乙型肝炎患者的免疫状态显著影响临床抗病毒治疗的效果。有相关报道，在应用干扰素治疗 12 周，细胞免疫（如树突细胞）的数量与功能恢复好的患者，往往抗病毒治疗效果较好。研究还发现，机体的免疫细胞（包括树突细胞与调节性 T 细胞）等在药物抗病毒治疗的后两个阶段均有显著改变，尤其在表面抗原血清学转换时变化明显，提示免疫系统作用始终是机体清除病毒的重要机制。既然机体免疫功能的恢复有助于乙肝病毒的清除，从长远看，要真正实现乙肝病毒清除或持久的控制，需要免疫调节药物的参与。如果在抗病毒治疗实现 HBeAg 血清学转换以后，再进一步通过免疫调节治疗提高机体的免疫应答水平，将可能达到最大限度地清除乙肝病毒的目的。

干扰素既能调控机体的免疫功能，又能激活产生多种抗病毒蛋白，这种双重作用机制能有效地清除肝内病毒，疗效巩固和持久。这是核苷类药物所不具备的。2019 年中国慢性乙型肝炎临床治愈（珠峰）工程项目指出：现阶段慢性乙型肝炎抗病毒治疗药物主要包括两大类，即长效干扰素（免疫刺激治疗）和核苷（酸）类似物（直接病毒抑制）。近年来，国内专家开展的多项研究显示，经核苷（酸）类似物治疗后 HBsAg 水平处于低水平的慢性乙型肝炎患者序贯或联合聚乙二醇干扰素治疗有较高获得临床治愈的机会，30%～50% 患者可以达到 HBsAg 清除，实现停药。

干扰素抗病毒治疗诸多问题：

①哪些患者应用干扰素可以获得较好疗效。

治疗前转氨酶水平较高（超过 2～5 倍正常值）、HBV-DNA 载量较低（< 10^8copies/mL）、年龄在 50 岁以下、女性、病程较短、乙肝"大三阳"、无乙型肝炎家族史、没有发生肝硬化。对于上述患者，只要符合干扰素治疗的适应证，将可能取得较好的疗效。

②转氨酶水平与抗病毒治疗的关系。

机体的免疫功能在清除乙型肝炎病毒过程中，会导致血清中转氨酶水平一过性升高，所以说此时的转氨酶水平反映机体对病毒的免疫清除程度。高转氨酶水平意味着机体更强烈的细胞毒性 T 细胞应答，更有利于乙型肝炎病毒的清除，产生更高的血清转换率，因此，血清转氨酶水平较高的患者适合干扰素抗病毒治疗。临床证实，对于转氨酶水平较低或正常水平的患者，并非绝对不能选用干扰素抗病毒治疗，少数病例同样能达到满意的免疫应答效果。

从治疗效果看，无论转氨酶水平高低与否，如单用干扰素抗病毒治疗，要实现 HBeAg 血清学转换和 HBV-DNA 转阴，其成功率只有18%～22%，是比较低的，要提高干扰素的治疗效果，激活机体的免疫功能，提高治疗效果，建议干扰素联合胸腺肽或胸腺肽 α_1，可以明显提高抗病毒的免疫应答效果，其应答率可达到50%～60%，比单用干扰素效果有明显提高。

③如何处理治疗过程中转氨酶升高问题。

由于干扰素具有免疫调节作用，在治疗过程中，由于免疫功能激活，患者血清转氨酶可表现为一过性升高，部分患者转氨酶水平甚至高达正常值10 倍以上，我们称之为"免疫激活现象"。此时人体的辅助性 T 细胞对乙肝病毒的应答性增强，进一步提高了细胞毒性 T 细胞和 B 细胞对乙肝病毒的免疫反应，有利于清除肝细胞内乙肝病毒和保护性抗体的产生，促使血中HBV-DNA 含量降低，从而达到抗病毒治疗的目的。所以，此时不宜因转氨酶一过性升高而停用干扰素治疗，也不必急于加用降转氨酶药物，因为降转氨酶药物多为免疫抑制剂，不利于病毒的清除。较合理的处理方法是让患者保持休息，密切观察病情，常规保肝治疗，这种一过性的转氨酶升高是会慢慢恢复的。当然，如在治疗过程中患者转氨酶升高值超过正常值 10 倍上限以上，或伴有黄疸异常升高，有病情恶化倾向，此时就应尽快加用降酶药物。总之，要掌握一个"度"，既要达到清除病毒的目的，又要避免过度的免疫损伤导致病情恶化。

④在实现 HBV-DNA 转阴、HBeAg 血清转化后，最好再持续用药 6 个月至 1 年。这样既可以巩固已有治疗效果，也可以使部分患者实现 HBsAg 血清学转换，达到乙型肝炎病毒彻底清除的目的。

2. 保肝、退黄、降酶治疗

前面提到的抗病毒主要是针对病因的治疗，而乙型肝炎病毒导致肝细胞的炎症、坏死、肝功能持续或反复异常，应在病因治疗的基础上应用保肝、退黄、降酶治疗，以防止病情进一步恶化，并可在某种程度防止病情向肝硬化、肝癌方向发展。各种原因导致的肝病如各种病毒性肝炎、酒精性、药物性、自身免疫性等都能致使肝细胞损伤、坏死，所以，保肝、退黄、降酶是各种急、慢性肝病最基础的治疗方法。

（1）常用的保肝药物

还原性谷胱甘肽（阿拓莫兰）

还原性谷胱甘肽是人类细胞中自然合成的一种肽，广泛地分布于机体各器官，对维持细胞的生物功能有重要作用。

本品可促进肝细胞糖、脂肪及蛋白质的代谢，防止三酰甘油堆积，改善肝细胞变性、坏死并防止发生肝纤维化。

对各种原因引起的肝损伤均有很好的治疗作用，特别是对酒精性肝病，包括酒精性脂肪肝、酒精性肝纤维化、酒精性肝硬化及急性酒精性肝炎有较好的治疗作用。

此外，本品较适合用于放疗、化疗后肝炎患者及药物或化学性中毒患者。

用法：多静脉滴注。

硫普罗宁（凯西莱）

主要应用于药物及化学性肝损伤，对这些物质所致的转氨酶升高有明显的纠正作用。

本品能保护肝细胞膜，促进肝细胞的修复和再生，参与蛋白质、糖代谢，防止三酰甘油积聚，并可降低放疗、化疗的不良反应。

应用于各种急、慢性肝炎的治疗。

用法：静脉滴注。

多烯磷脂酰胆碱

主要成分为多烯磷脂酰胆碱 232.5 mg［天然多烯磷脂酰胆碱，含有大量不饱和脂肪酸，主要为亚油酸（约占 70%）、亚麻酸和油酸］。

当患肝脏疾病时，肝脏的代谢活力受到严重损伤。多烯磷脂酰胆碱注射液可提供容易吸收利用的多烯磷脂酰胆碱，进入肝细胞，并以完整的分子与肝细胞膜及细胞器膜相结合。另外，磷脂分子尚可分泌入胆汁。因此，多烯磷脂酰胆碱注射液可直接影响膜结构使受损的肝功能和酶活力恢复正常，调节肝脏的能量平衡，促进肝组织再生，将中性脂肪和胆固醇转化成容易代谢的形式，稳定胆汁。

本品适用于各种类型的肝病，如肝炎、慢性肝炎、肝坏死、肝硬化、肝昏迷（包括前驱肝昏迷）、脂肪肝（也见于糖尿病患者）、胆汁阻塞、中毒、预防胆结石复发、手术前后治疗，尤其是肝胆手术；妊娠中毒，包括呕吐；银屑病、神经性皮炎、放射综合征。

多烯磷脂酰胆碱注射液每安瓿 5 mL，既可静脉注射也可静脉输注。

肝得健（易善复）

其有效成分结构与肝细胞膜的磷脂结构基本相同，并含有大量不饱和脂肪酸，因而可有效地促进肝脏的脂肪代谢，并能保护肝细胞结构及功能，防止细胞变性、坏死，促进肝病恢复。

本品主要用于不同原因引起的脂肪肝和各种急、慢性肝炎。

用法：静脉滴注或口服胶囊。

门冬氨酸鸟氨酸（瑞甘）

通过促进三羧酸循环，增强肝细胞线粒体的能量代谢，并通过生成多种生物活性物质如谷胱甘肽、CAMP 等，稳定肝细胞及细胞膜的性能，促进蛋白质合成，减少三酰甘油合成，清除有害物质，减轻肝细胞损伤，达到降低转氨酶、消除黄疸、恢复肝功能效果。

本品用于治疗急、慢性肝病，肝硬化，脂肪肝。特别适用于因肝炎肝硬化所致血氨升高、早期肝性脑病和肝昏迷的救治。

用法：静脉滴注。

复方氨基酸注射液

本品为复方制剂，是由 18 种氨基酸与木糖醇配制而成的灭菌溶液，每种氨基酸易被有效地用于人体蛋白质合成，其生物利用率高；木糖醇能进入细胞内部，具有抑制酮体形成、节约蛋白质、提高氨基酸利用率及促进肝糖原蓄积的作用。

本品适用于营养不良、低蛋白血症及外科手术前后。临床上常用于肝硬化患者的保肝药物。

用法：静脉滴注，每天 1 次，每次 250～500 mL。

促肝细胞生长素

本品系从乳猪新鲜肝脏中提取纯化而成的活性物质，能明显刺激正常肝细胞的 DNA 合成，促进肝细胞再生；加速损伤肝细胞的修复，降低转氨酶和血清胆红素，缩短凝血酶原时间。

本品适用于各种重型病毒性肝炎（急性、亚急性、慢性重型肝炎的早期或中期）的辅助治疗。

用法：静脉滴注。

（2）常用降转氨酶药物及临床体会

现在临床上应用的降转氨酶药物大体可分为两大类，一类是以中药五味子提取物制成的降酶药物，如联苯双酯、五脂片（五脂胶囊）、百赛诺（双环醇片）等，这些药物多为口服药，通过保护肝细胞、防止肝损伤来抑制转氨酶的释放，使转氨酶降低，具有降酶疗效确切、口服方便、无不良反应的特点，且能明显改善肝区不适、乏力、纳差等肝炎症状；另一类是以中药甘草酸制剂为代表的一类药物，如甘利欣（甘草酸二铵）注射液、天晴甘美（异甘草酸镁）注射液、天晴甘平（甘草酸二铵）胶囊等，这些药物具有抗感染、抗氧化、保护肝细胞膜、抗过敏等作用，具有明显的降转氨酶和改善临床症状的功效。

其他降酶药物还有如肝炎灵注射液（为山豆根制剂）、垂盆草冲剂、水飞蓟素等，这些药物也均有降酶效果。

我们对降酶药物的应用有如下临床体会：①临床上应用的降酶药物多具有免疫抑制作用，如甘草酸制剂，较适合应用于急性肝炎或慢性肝炎的急性发病期、转氨酶水平明显升高。此时的转氨酶升高多由免疫反应增强或免疫功能亢进导致肝细胞损伤而引起的，通过这些降酶药物抑制过激的免疫损伤，可以有效地保护肝细胞、降低转氨酶、促进病情好转。而对于处于免疫耐受期的慢性乙肝患者，其转氨酶异常的水平较低，一般在 100 U/L 以下，长期或反复异常者，应用降酶药物的效果往往不好，部分患者的转氨酶不降反升，原因是此时患者的免疫功能较低，对具有免疫抑制作用的降酶药物不敏感，且可能导致乙型肝炎病毒复制增强，这些患者的治疗应以抗病毒为主。②由于甘草酸类降酶药物具有水钠潴留样不良反应（伪醛固酮症），可能导致水肿、血压升高、心脏负荷加重等，因而慎用于高血压、心脏病、肝硬化腹水、妊娠肝病患者。临床上遇到过 2 个病例应引起深刻教训，1 例为既往有冠心病、高血压病史的肝病患者，由于转氨酶水平显著升高而应用甘利欣降酶，结果导致急性肺水肿，后因抢救及时才挽回生命；另 1 病例为肝硬化并少量腹水患者，因不当应用甘草酸类降酶药物导致腹水增多，进而出现胸腔积液，病情一度危重。

临床上如遇到有上述情况而又转氨酶明显升高患者，可以改用五味子类降酶药代替之，以避免不良事故的发生。

（3）常用退黄药物及临床体会

临床上常用退黄药物主要有两类，一类是以清热解毒、利胆退黄为主要成分的中药制剂，这些退黄疸制剂多以传统中药方剂茵陈蒿汤（茵陈、栀子、大黄）为基础，适用于急性肝炎和慢性肝炎急性期黄疸者；另一类则为西药制剂，主要针对慢性肝炎病情反复或肝硬化失代偿期或慢性重型肝炎导致的胆汁淤积，其特点为总胆红素指数升高多在中度水平以下，但长期反复异常，常称之为"淤胆"。

1）中药退黄疸制剂

多为滴注用药，如舒肝宁注射液、茵栀黄注射液、苦参碱注射液等，多以茵陈、栀子、大黄为基础用药，再加入大青叶、板蓝根、黄芩、苦参等清热解毒药。主要作用为清热解毒、利胆退黄，改善胆汁分泌，达到退黄的目的；此外，还具有保肝抗感染效果。

需要指出的是，这些退黄药物较适合急性黄疸型肝炎，因为此时湿热蕴结、热毒较盛，所以退黄效果较好。而对于肝炎慢性期或肝硬化出现的黄疸，由于此时患者的正气较虚，免疫功能低下，体质多转虚寒，如果再用这些苦寒性质的药物来治疗，就会使虚寒加重、正气更虚，所以退黄效果不好。这就是为什么慢性肝炎期应用这些药物来退黄，往往黄疸非但不退反而上升的原因。

2）熊去氧胆酸胶囊（优思弗）

能增加胆汁酸分泌，并使胆汁成分改变，降低胆汁中胆固醇及胆固醇脂，有利于胆结石中胆固醇逐渐溶解。

为目前唯一能治疗原发性胆汁性肝硬化和原发性硬化性胆管炎的药物；对酒精性、脂肪性、药物性、病毒性肝炎等引起的胆汁淤积有治疗作用。此外，对胆汁反流性胃炎和胆固醇性结石治疗有效。

用法：口服给药。

3）思美泰（丁二磺酸腺苷蛋氨酸）

加速胆汁排泌，促进黄疸消退，改善肝功能。本品适用于肝硬化前和肝硬化期所致肝内胆汁淤积，治疗妊娠肝内胆汁淤积和婴儿肝炎综合征（婴儿阻塞性黄疸）。

用法用量：使用注射用丁二磺酸腺苷蛋氨酸，每日 500～1000 mg，肌内或静脉注射，共两周。维持治疗：使用丁二磺酸腺苷蛋氨酸肠溶片，每日 1000～2000 mg，口服。

3. 调节免疫治疗

调节免疫治疗主要包括免疫增强（免疫激活）疗法和免疫抑制疗法，前者主要通过增强或激活机体的免疫功能达到抗病毒或抗肿瘤的目的；后者则通过抑制机体的免疫反应来控制病情，减轻肝细胞的免疫损伤和炎性坏死，从而有利于病情恢复。

（1）免疫增强剂

1）日达仙（胸腺肽 α_1）

促进 T 淋巴细胞的成熟及有丝分裂，提高 T 细胞的免疫功能，并产生多种细胞因子，如 γ 干扰素、α 干扰素、IL-2（白细胞介素 2）、转移因子等，还可增强 NK 细胞（自然杀伤细胞）的细胞毒作用。因此，日达仙是活性很强的免疫调节剂，能提高细胞免疫功能，恢复机体清除病毒的能力。

近几年来，临床上使用日达仙做抗肝炎病毒和抗肿瘤治疗。临床观察提示，当日达仙与 α 干扰素联用时可能比单用日达仙或单用干扰素增加应答率。

用法用量：每次 1.6 mg 皮下注射，每周两次，治疗应连续 6 个月（52 针），期间不得中断。

2）胸腺肽注射液

本品是由小牛胸腺组织提取精制而成的低分子活性多肽的无菌溶液，主要有促进 T 淋巴细胞的转化、增生、调节和增强人体免疫功能的作用，是一种优良的免疫调节剂，有一定的抗病毒、抗肿瘤作用，可增强体质，对各种病毒性疾病有很好的治疗效果。

用法用量：可肌内注射或静脉滴注。每日 1 次，每次 60～120 mg，3 个月为一个疗程。

3）白细胞介素 – 2

IL-2 用于治疗慢性乙型肝炎，能促进和扩大细胞免疫应答，促进 T 淋巴细胞增生，增强 NK 细胞（自然杀伤细胞）活性，可促使乙型肝炎 HBeAg 向 HBeAb 转换。

用法用量：1000 ~ 3000 U/d，静脉滴注，疗程 1 ~ 2 个月。

4）其他

如辅酶 Q10 注射液、香菇多糖注射液、生脉注射液、胸腺五肽注射液等均有增强免疫、抑制病毒的作用，有利于乙肝病毒的清除。

（2）免疫抑制剂：主要有甘草酸制剂（如前述甘利欣、甘草甜素等降酶药）和糖皮质激素类药物（如地塞米松、泼尼松）。

在肝炎急性期或发作期，多表现以免疫损伤为主，即免疫功能的激活增强导致肝细胞的炎症坏死，而上述免疫抑制剂可显著地抑制由抗原细胞介导的细胞毒性作用，减轻炎症细胞浸润，减少肝细胞的变性坏死，从而达到抗感染、保护肝细胞膜及改善肝功能的作用。

1）甘草酸类制剂

具有内源性糖皮质激素样作用，可显著地抑制细胞免疫的过度激活，并抑制由免疫因子引导的细胞毒作用，从而抑制免疫反应，达到抗感染、保护肝细胞、改善肝功能的效果。

在肝炎急性期或发作期，病情较急较重，表现为高黄疸、高转氨酶等，由于此时期的病情是以免疫损伤为主，所以只要符合药物适应证，就应果断地应用甘草酸类药物，可望显著快速地降低患者的转氨酶和黄疸，促进肝功能恢复正常。这也是甘利欣在肝炎发作期（急性期）降酶效果明显而在慢性期降酶效果不如意的原因。

2）糖皮质激素

具有强大的抗感染作用和免疫抑制作用，能抑制由细胞免疫引起的免疫损伤，减轻肝细胞的炎症、坏死，适用于下述情况。①急性病毒性肝炎，如甲型肝炎、戊型肝炎，其病情较重而难以控制者；②慢性病毒性肝炎急性发作，如急性乙型肝炎或急性丙型肝炎；③重型肝炎，如慢性重型肝炎或急性重型肝炎；④淤胆型肝炎和自身免疫性肝炎；⑤急性酒精性肝炎和药物性肝炎；⑥小儿急性黄疸型肝炎等。

临床上一般以地塞米松 5 ~ 10 mg 配液体静脉滴注或推注，每日 1 次，确实可以及时控制病情，提高近期生存率，使患者转危为安。但应注意以下几点：①严格掌握适应证，病程为急性期、病情危重，应用一般抗感染保肝药物难以控制者；②用药周期要短，剂量要轻（5～10 mg），连续用药一般掌握在1周左右，以防止因长期应用可能增加乙型肝炎病毒的复制和其他不良反应；③掌握逐渐减量停药的原则，防止突然停药出现"反跳"而导致病情加重。

4. 改善微循环治疗

在肝炎急性期、重症期、肝纤维化或肝硬化期，改善微循环治疗虽然不是直接的保肝对症治疗，但对于缓解病情、挽救危重患者、抗肝纤维化等方面均起着非常重要的作用。

（1）丹参注射液：近年来，丹参对肝病的治疗作用越来越引起重视。其与肝病相关的药理作用主要表现在：①明显的保护肝细胞作用，对实验性肝损伤有明显的保护作用，并能促进肝细胞修复和再生；②抗肝纤维化作用，明显降低实验大鼠的各项肝纤维化指标，减轻其纤维组织增生；③通过降低高脂血症实验动物的胆固醇和三酰甘油水平，抑制脂肪肝形成。

实验证实，丹参具有改善微循环、降低血液黏度和抑制血栓形成等作用。在慢性肝病时，多种细胞因子、炎性介质均可损伤肝窦及血管内皮细胞，导致肝内微小血栓形成，使其局部微循环发生障碍，从而加速肝细胞的变性坏死和肝纤维化形成。丹参可以直接扩张肝脏的小血管并抵抗血小板聚集和微血栓形成，从而降低肝内血管阻力，增加肝脏的血液灌流，促进肝脏细胞对有害物质的清除，改善肝微循环，促进肝细胞再生和修复，抑制肝脏纤维组织增生，降低肝纤维化形成。此外，尚能舒张门静脉，改善肝硬化门脉高压症。

用法：静脉滴注。

（2）前列地尔注射液（凯时）

凯时保护肝细胞的作用机制主要是扩张内脏血管，增加肝血流量，改善肝脏微循环，消除肝细胞代谢产物，增加肝脏组织供氧量，有利于肝细胞损伤的修复和肝功能的改善，促进肝细胞再生。

1）急、慢性肝炎肝细胞坏死严重，出现高黄疸、高转氨酶时，凯时的治疗效果较好。

2）早期的慢性重型肝炎，凯时可有效地纠正凝血酶原活动度，显著降低黄疸，阻止病情发展，有效地提高生存率。

3）治疗肝硬化腹水并肝肾综合征效果较好，可扩张肝肾微血管，保护肝细胞，促进肝细胞再生；又能降低肾血管阻力，增加肾血流量，改善肾脏微循环障碍，增加肾小球滤过率及利尿功能，从而加快腹水消退，促进肾功能恢复，降低肝肾综合征发生率。

（五）乙型病毒性肝炎的预防

1. 乙肝疫苗预防

乙型病毒性肝炎是一种世界范围内的传染病，在我国发病率较高。接种乙型肝炎疫苗是预防乙型肝炎病毒感染的最有效方法，我国卫生部于 2002 年将乙型肝炎疫苗纳入计划免疫管理，对所有新生儿免费接种乙型肝炎疫苗。

（1）乙肝疫苗的接种对象：主要是新生儿，包括 HBsAg 阳性母亲的新生儿和 HBsAg 阴性母亲的新生儿。其次为婴幼儿和青少年，因为这部分人群最容易受到乙型肝炎病毒的水平传播感染（来自周围人群的乙型肝炎病毒感染）。其他高危人群如医务人员、保育人员、饮食业服务人员、免疫功能低下者、接受输血或血制品者、经常接触血液的工作人员、不洁性生活者、家庭成员中有乙型肝炎病毒为阳性者或与乙型肝炎病毒为阳性者密切接触的人。

除新生儿接种疫苗前不必做血液筛测外，其他人群接种乙型肝炎疫苗，应有血液检测依据。血液筛测的项目即常说的"乙肝两对半"或"乙肝五项"（有些医院为"七项"）。检测结果为全部阴性者称为"易感人群"，应及时接种乙型肝炎疫苗；检测结果为"小三阳""大三阳"或 HBV-DNA 为阳性者，没有必要接种疫苗，因为接种疫苗不会使病毒消除；HBsAb 为阳性者，说明已有防止病毒感染的免疫保护能力，也不必使用疫苗。

有一种情况为"单抗"，即单纯 HBcAb 为阳性，如果加检 HBV-DNA 为阳性，接种疫苗也无意义。

（2）乙肝疫苗的免疫效果：我国现在使用的疫苗种类主要为重组酵母乙型肝炎疫苗（Engerix B 疫苗）和基因重组乙型肝炎疫苗（CHOR-Hepavac B 疫苗）。如果接种乙型肝炎疫苗后，产生免疫应答，出现 HBsAb，说明获得了对乙型肝炎病毒感染的免疫保护能力，收到预防效果，如 HBsAb > 10 mIU/mL，表示已有保护作用。

一项在美国进行的研究显示，通过随机对照方法，对 193 名 HBsAg 阴性母亲婴儿按 0、1、6 个月程序接种重组酵母乙型肝炎疫苗（每次 10 μg），结果 HBsAb≥10 mIU/mL 者为 96.1%，抗体几何平均滴度为 3141 mIU/mL。

国内有学者应用 20 μg 基因重组乙肝疫苗按 0、1、6 个月免疫程序对 36 例母亲 HBsAg/HBeAg 为阳性的婴儿接种，全程免疫后，阻断率为 86.1%。也有学者通过一项对 363 名小学生和 287 名 18 ~ 20 岁成人接种 CHO 乙肝疫苗，观察基因重组乙型肝炎疫苗对儿童和成年人的免疫效果，结果其表面抗体阳转率均达到 100%。

接种疫苗后 HBsAb 应答的检测，可在完成免疫程序后 1 ~ 3 个月进行，有助于确定疫苗接种成功与否。

接种乙型肝炎疫苗成功后的保护效果一般可保持 10 ~ 12 年。即使血清中 HBsAb 水平下降，甚至不易检测出（如出现"弱阳性"），但在再暴露于乙肝病毒后，由于免疫记忆迅速诱导反应而产生保护作用。因此，大多数人不需要进行加强接种，但对高危人群可进行 HBsAb 监测，如 HBsAb < 10 mIU/mL，可给予加强接种。

5% ~ 10% 成人对标准程序疫苗接种没有应答，对这些人可追加 2 ~ 3 次接种（每次按 0、1、6 个月程序接种 3 针；两次的间歇不应少于 4 周），其中约半数仍然可以产生抗体。

（3）乙肝疫苗的免疫程序：标准免疫程序为 0、1、6 个月共 3 针注射，即接种第 1 针之后，间隔 1 个月和 6 个月注射第 2 针及第 3 针。接种部位新生儿为大腿前部侧肌肉内，儿童和成人为上臂三角肌中部肌肉内。

在既往已有报道中，尚有 0、1、2 个月程序和 0、1、12 个月程序，不同的接种程序其免疫效果可能不一样。有报道 0、1、12 个月程序的免疫效果较 0、1、6 个月程序要好，而 0、1、2 个月程序的抗体水平出现时间要明显早于 0、1、6 个月程序。

现在国内免疫程序统一为 0、1、6 个月程序，但对于一些特殊情况可以更改这种模式。如对于 HBsAg/HBeAg 阳性母亲所生婴儿及成人处于乙型肝炎病毒暴露期，可以采取 0、1、2 个月或 0、1、2、12 个月程序，以便及早诱导保护性 HBsAb 产生，尤其是在未注射乙型肝炎免疫球蛋白的情况下。

（4）乙型肝炎免疫球蛋白（Hepatitis B hyper-immune globulin，HBIG）的作用：乙型肝炎免疫球蛋白含有丰富的 HBsAb，适用于乙型肝炎易感者暴露后的免疫预防，即在需要立即有保护性抗体的情况下。例如，HBsAg/HBeAg 阳性母亲所生的新生儿；受到乙型肝炎病毒污染针头刺伤的易感者；意外接触乙型肝炎病毒感染者的血液和体液后。这些情况下迅速应用乙肝免疫球蛋白（一般 HBIG 200 ~ 400 IU），可有良好的保护作用，同时最好联合应用乙肝疫苗，可以在即时保护之后，过渡到较长时期的免疫保护作用。

2. 传播途径的预防

养成良好的卫生习惯。饭前便后洗手，不进食不洁或未经煮熟的食物（尤其是海鲜及各种水产物、肉制品等），不饮用未经煮开的水。

加强集体生活的卫生意识。周围人员及有乙型肝炎患者的家庭成员之间，不共用洗漱用品和餐具等，避免接触乙型肝炎患者的血液、体液及分泌物等，减少出入公共娱乐场所，避免病毒通过理发、刮脸、修脚、洗浴足疗、文身穿刺及不洁性生活等途径传播，避免病毒经血液及血制品（如血浆和白蛋白）传播。

严格饮食业人员、炊事员、保育员和教师等的健康查体，避免其中人员携带病毒。

四、丙型病毒性肝炎（简称丙型肝炎）

（一）丙型肝炎的临床表现特点

（1）急性丙型肝炎潜伏期15～150天，平均50天，与甲、乙型肝炎相比较，起病更慢或不明显，无典型前驱期表现，少见发热。

（2）急性丙型肝炎症状较轻，部分患者无明显症状，表现为隐匿性感染进展，无症状的转氨酶轻、中度异常是其主要表现特点。

（3）急性患者发病前12天即有传染性，起病后血中 HCV-RNA 阳性代表有传染性，而抗－HCV 要到起病后两周以上才出现。

（4）急性丙型肝炎患者中50%以上可转为慢性，因而慢性患者是丙型肝炎的主要传染源。

（5）大多数丙肝患者表现为无黄疸型。

（6）由于丙型肝炎病毒的变异能力很强，在丙型肝炎病毒感染过程中，新的突变株不断出现以逃避宿主的免疫清除作用，因而表现为转氨酶反复轻度异常，且不易恢复，而表现为慢性经过。

慢性丙型肝炎中，多数患者的转氨酶水平表现正常，部分患者的转氨酶水平低于2倍正常值上限，这部分患者虽然只表现为轻度肝损伤，但可能已经发展为肝硬化。

（二）丙型肝炎的治疗

迄今为止，抗病毒治疗仍然是丙型肝炎的首选治疗方法，但在肝功能异常的情况下，也应结合保肝抗感染治疗。

1. 传统的抗病毒治疗

一般选用干扰素联合利巴韦林（病毒唑）。α 干扰素是抗丙型肝炎病毒的有效药物，包括普通干扰素和聚乙二醇干扰素 α 即长效干扰素（派罗欣、佩乐能）。后者是在 α 干扰素分子上交联无活性、无毒性的 PEG 分子，以延缓 IFN-α 注射后的吸收和体内清除过程，其半衰期较长，每周 1 次给药即可维持有效血药浓度。长效干扰素与利巴韦林联合应用是目前最有效的抗病毒治疗方案，其次是普通干扰素与利巴韦林联合疗法。

国外临床试验结果，PEG-IFN-α-2a（180 μg）每周 1 次皮下注射联合利巴韦林口服治疗 48 周，持续病毒学应答（sustained virological response, SVR）率可达 54%~56%；而普通 IFN-α（3 MU）肌内注射每周 3 次联合干扰素治疗 48 周的 SVR 率稍低，为 44%~47%；单用 PEG-IFN-α-2a 或普通干扰素治疗 48 周的 SVR 率分别仅为 25%~39% 和 12%~19%。因此，如无利巴韦林的禁忌证（表2-3），均应采用联合疗法。

表2-3　利巴韦林的药物禁忌证

绝对禁忌证	相对禁忌证
妊娠	未控制的高血压
严重心脏病	未控制的冠心病
肾功能不全血红蛋白病	Hb < 100 g/L Hb < 80 g/L

注：抗病毒治疗的患者及其配偶在治疗过程中和停药后 6 个月均应坚持避孕

一般认为，只有确诊为血清 HCV-RNA 阳性的丙型病毒性肝炎才需要抗病毒治疗。对于急性病毒性丙型肝炎：干扰素治疗能显著降低急性丙型肝炎的慢性化率，因此，如检测到 HCV-RNA 阳性，即应开始抗病毒治疗。建议给予普通干扰素 3 MU，隔日 1 次肌内或皮下注射，疗程为 24 周，应同时服用利巴韦林 800~1000 mg/d。

近年来，国内外都报道了运用干扰素治疗急性丙型肝炎获得确切疗效。从大量资料来看，α 干扰素治疗急性丙型肝炎的确可降低血清 ALT 及抑制丙型肝炎病毒的复制，甚至清除 HCV-RNA，并且认为干扰素治疗急性丙型肝炎的疗效优于慢性丙型肝炎。因此，在丙肝病毒感染早期，采用 α 干扰素抗病毒治疗，多数可望使 HCV-RNA 阴转，从而防止和减少急性丙型肝炎慢性化，亦可降低肝硬化及原发性肝癌的发生率。也有专家认为，急性丙型肝炎不需要治疗一年时间，也不需要干扰素和利巴韦林联合应用，只需单用长效干扰素，也可以取得比较满意的应答效果。

对于慢性丙型肝炎，无论血清转氨酶正常或轻度异常，或 ALT（转氨酶）持续反复升高，只要 HCV-RNA 阳性，又无药物禁忌，均适合给予抗病毒治疗，而且越早越好。在干扰素的选择上，我们体会到，普通干扰素与长效干扰素的治疗效果无明显区别，而且药物反应小，又较为经济。

影响干扰素抗病毒治疗的因素：慢性丙型肝炎抗病毒治疗的疗效应答受多种因素的影响，下列因素有利于取得抗病毒应答：①病毒水平 $< 2 \times 10^6$ copies/mL；②年龄 <40 岁；③女性；④感染病毒时间较短；⑤肝脏硬化程度轻；⑥治疗的依从性好；⑦无明显肥胖者；⑧无合并乙肝病毒及 HIV 感染者。

2. 丙型肝炎的直接抗病毒药物治疗（direct-acting antiviral agents, DAA）

（1）治疗目标：治疗的主要目标是在治疗结束后 12 周或 24 周，血清或血浆 HCV-RNA（采用敏感检测方法，检测下限≤15 IU/mL）阴性（即获得 SVR 12 周或 24 周）。如果使用较不灵敏的 HCV-RNA 检测方法，可将治疗结束后 24 周时血清 HCV-RNA 阴性（SVR 24 周）作为替代治疗终点。

（2）DAA 药物治疗方案适应人群：美国肝脏疾病研究协会和欧洲肝脏研究协会一致建议，所有 HCV 感染者均需考虑治疗，包括初治和既往治疗未达 SVR 患者，但不包括预期寿命≤1 年的患者，以及无法通过 DAA 治疗或肝移植达到治愈者。

对于伴有明显纤维化、肝硬化，以及合并可加速肝病进展的疾病或有传播 HCV 风险的患者，需即刻进行治疗。育龄妇女和接受血液透析的患者应优先获得治疗。

不联合干扰素的 DAA 药物治疗是主要的治疗方案。标准的 DAA 方案既适用于初治患者，也适用于经治患者。

（3）DAAs 的作用机制：如图 2-1 所示，HCV 是一种单股正链 RNA 病毒，可被病毒蛋白酶裂解为 3 个 N 端结构蛋白（N-terminal structural proteins）和 7 个非结构蛋白（non-structural proteins）。DAAs 可分别靶向 NS3/4A 丝氨酸蛋白酶、NS5A 多功能蛋白及 NS5B 聚合酶。

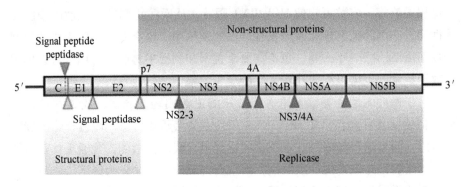

图 2-1　HCV 基因组结构

NS5A 抑制剂以 NS5A 多功能蛋白为靶点，该蛋白不具有酶活性，但具有双重作用机制，包括基因组 RNA 复制和病毒颗粒组装。NS5A 抑制剂是 HCV 复制的有效抑制剂，但 NS5A 易发生突变，因此，NS5A 抑制剂可能导致病毒耐药。

NS5B 聚合酶抑制剂可分为两类：①变构非核苷类聚合酶抑制剂（dasabuvir），其与酶结合以阻断后者的催化活性；②核苷类聚合酶抑制剂（索磷布韦），其耐药屏障较高。

（4）DAA 治疗方案的选择：各 DAA 方案的成分和推荐剂量见表 2-4。

表 2-4　各直接抗病毒药物的成分和推荐剂量

药物	成分	推荐剂量
泛基因型药物或组合药物		
索磷布韦（Sofosbuvir, NS5B 聚合酶抑制剂）	400 mg 索磷布韦	1 片/日
达拉他韦（Daclatasvir, NS5A 抑制剂）	60 mg 达拉他韦	1 片/日
索磷布韦（Sofosbuvir, NS5B 聚合酶抑制剂）/ 维帕他韦（Velpatasvir, NS5A 抑制剂）	400 mg 索磷布韦 100 mg 维帕他韦	1 片/日
索磷布韦（Sofosbuvir, NS5B 聚合酶抑制剂）/ 达拉他韦（Daclatasvir, NS5A 抑制剂）	400 mg 索磷布韦 60 mg 达拉他韦	1 片/日
索磷布韦（Sofosbuvir, NS5B 聚合酶抑制剂）/ 维帕他韦（Velpatasvir, NS5A 抑制剂）/ 伏西瑞韦（Voxilaprevir, NS3/4A 蛋白酶抑制剂）	400 mg 索磷布韦 100 mg 维帕他韦 100 mg 伏西瑞韦	1 片/日

续表

药物	成分	推荐剂量
格卡瑞韦（Glecaprevir，NS3/4A 蛋白酶抑制剂）/哌仑他韦（Pibrentasvir，NS5A 抑制剂）	100 mg 格卡瑞韦 40 mg 哌仑他韦	3 片/日
基因特异型药物或组合药物		
索磷布韦（Sofosbuvir，NS5B 聚合酶抑制剂）/雷迪帕韦（Ledipasvir，NS5A 抑制剂） 基因型 1、4、5、6 型	400mg 索磷布韦 90 mg 雷迪帕韦	1 片/日
格拉瑞韦（Grazoprevir，NS3/4A 蛋白酶抑制剂）/艾尔巴韦（Elbasvir，NS5A 抑制剂）	100 mg 格拉瑞韦 50 mg 艾尔巴韦	1 片/日

注：索磷布韦/维帕他韦、索磷布韦/达拉他韦和格卡瑞韦/哌仑他韦是泛基因型治疗方案。有治疗经验的单纯 HCV 感染患者包括以前使用聚乙二醇干扰素 + 利巴韦林、聚乙二醇干扰素 + 利巴韦林 + 索磷布韦治疗、索磷布韦 + 利巴韦林治疗的患者。* 根据 WHO 关于索磷布韦/达拉他韦的指南，如果患者有治疗经验，可以考虑添加利巴韦林（适用于所有基因型）。÷8 周；HCV-RNA < 6 000 000 IU/mL 且 HIV 阴性。‡1a 基因型或为尚未进行基因 1 型分型的患者，仅当 HCV-RNA < 800 000 IU/mL 时才使用该方案；同样的病毒载量阈值也适用于基因 4 型感染。§要求加入利巴韦林。∥ 如果患者的 METAVIR 纤维化评分为 F0 – F2，支持 8 周；如果评分为 F3，支持 12 周。∥ 对于索磷布韦/雷迪帕韦方案，考虑为代偿性肝硬化患者或有治疗经验的患者加用利巴韦林剂量（适用于所有基因型）。* * 根据世卫组织关于索磷布韦/达拉他韦的指南，如果患者有代偿性肝硬化或有治疗经验，可以考虑加用利巴韦林（适用于所有基因型）。+ + 如果没有耐药性相关测试，考虑索磷布韦/维帕他韦/伏西瑞韦作为替代方案，或利巴韦林 + 索磷布韦/维帕他韦方案

（5）结语：HCV 感染是一个全球性的健康问题，但其可通过 DAA 治疗实现治愈。2016 年，WHO 通过了 2030 年消除病毒性肝炎的公共卫生威胁战略：将乙型和丙型肝炎新发感染率降低 90%，相关死亡率降低 65%。筛查、诊断、促进与护理的联系及可持续获得负担得起的 DAA 治疗方案，都是实现 WHO 2030 年目标的基础。

（6）补充说明：我们对"实现治愈"的结论持保留意见：①上述 DAA 治疗丙肝药物只有抑制病毒而非清除病毒的机制；②现有 DAA 药物临床治疗周期较短，尚缺乏药物疗效的大样本远期随访结果；③就现有临床病例观察，治疗结束后其抗 – HCV 仍为阳性，而抗 – HCV 阳性是丙型肝炎病毒存在的标志。

（三）丙型肝炎的预防

由于丙型肝炎病毒具有较强的变异性，迄今尚无丙肝疫苗，切断其传播途径是丙型肝炎最好的预防措施。①严格筛选献血员，提倡无偿献血，加强供血者的血液检测质量管理；②减少不必要的输血及血制品输入；③杜绝静脉吸毒，避免穿刺和文身，不共用剃须刀及牙刷等；④临床工作中发现，部分丙型肝炎患者有拔牙或牙病治疗经过，所以应该加强牙病治疗管理、严格牙科器械消毒；⑤阻断性传播；⑥对高危人群加强丙型肝炎筛查，及早发现及治疗感染者，减少隐匿的传染源；⑦增强丙型肝炎防治知识的宣教，提高防病意识。

第二节　酒精性肝病

酒精性肝病是由于长期大量饮酒所致的肝脏疾病，初期通常表现为脂肪肝，进而可发展成酒精性肝炎、酒精性肝纤维化和酒精性肝硬化。严重酗酒时可诱发广泛肝细胞坏死甚或肝衰竭。

一、临床表现

患者的临床表现因饮酒的方式、个体对酒精的敏感性及肝组织损伤的严重程度不同而有明显差异。症状一般与饮酒量和酗酒时间长短有关，患者可在长时间内没有任何肝脏的症状和体征。

酒精性脂肪肝一般情况良好，常无症状或症状轻微，可有乏力、食欲缺乏、右上腹隐痛或不适。肝脏有不同程度的肿大。

酒精性肝炎临床表现差异较大，与组织学损伤程度相关。常发生在近期（数周至数月）大量饮酒后，出现全身不适、食欲缺乏、恶心、呕吐、乏力、肝区疼痛等症状，可有发热（一般为低热）、黄疸、肝大并有触痛。严重者可并发急性肝衰竭。

酒精性肝硬化发生于长期大量饮酒者，其临床表现与其他原因引起的肝硬化相似，可以门脉高压为主要表现。可伴有慢性酒精中毒的其他表现，如精神神经症状、慢性胰腺炎等。

二、实验室及其他检查

1. 血常规及生化检查

酒精性脂肪肝可有谷草转氨酶（aspartate aminotransferase，AST）、谷丙转氨酶（alanine aminotransferase，ALT）轻度升高。酒精性肝炎具有特征性酶学改变，即 AST 升高比 ALT 升高明显，AST／ALT 常大于 2，但 AST 和 ALT 值很少大于 500 IU／L，否则，应考虑是否合并有其他原因引起的肝损伤。γ－谷氨酰转肽酶（γ-glutamyl transpeptidase，GGT）、总胆红素、凝血酶原时间和平均红细胞容积等指标也可有不同程度的改变。

2. 影像学检查

B 超检查可见肝实质脂肪浸润改变，多伴有肝脏体积增大。CT 平扫检查可准确显示肝脏形态改变及分辨密度变化。重度脂肪肝密度明显降低，肝脏与脾脏的 CT 值之比小于 1，诊断准确率高。影像学检查有助于酒精性肝病的早期诊断。

三、诊断依据

饮酒史是诊断酒精性肝病的主要依据。酒精性肝病的诊断思路为：①是否存在肝病；②肝病是否与饮酒有关；③是否合并其他肝病；④如确定为酒精性肝病，则其临床病理属于哪一阶段，可根据饮酒史、临床表现和有关实验室及其他检查进行分析。必要时肝穿刺活组织检查可确定诊断。

四、治疗

1. 戒酒

戒酒是治疗酒精性肝病的关键。如仅为酒精性脂肪肝，戒酒 4～6 周后脂肪肝可停止进展，最终可恢复正常。彻底戒酒可使轻、中度酒精性肝炎临床症状、血清转氨酶升高乃至病理学改变逐渐减轻，而且酒精性肝炎、纤维化及肝硬化患者的存活率明显提高，但对临床上已经出现肝衰竭或病理学显示明显纤维化者，戒酒未必可阻断病程发展。

2. 营养支持

长期嗜酒者，酒精取代了食物所提供的热量，故蛋白质和维生素摄入不足引起营养不良。所以，酒精性肝病患者需要良好的营养支持，在戒酒的基础上应给予高热量、高蛋白、低脂饮食，并补充多种维生素（如维生素 B、维生素 C、维生素 K 及叶酸）。

3. 药物治疗

多烯磷脂酰胆碱可稳定肝窦内皮细胞膜和肝细胞膜，降低脂质过氧化，减轻肝细胞脂肪变性及其伴随的炎症和纤维化。

第三节　药物性肝病

药物性肝病是由各类处方或非处方化学药物、生物制剂、传统中药、天然药、保健品、膳食补充剂及其代谢产物乃至辅料等所诱发的肝损伤。临床表现为急性或慢性肝损伤，可进展为肝硬化，严重者可致急性肝衰竭甚至死亡。

一、临床表现

1. 急、慢性药物性肝病

慢性药物性肝病定义为：发病 6 个月后，血清碱性磷酸酶及总胆红素持续异常，或存在门静脉高压或慢性肝损伤的影像学和组织学证据。在临床上，急性药物性肝病占绝大多数，其中 6%~20% 可发展为慢性。

2. 肝细胞损伤

临床表现类似病毒性肝炎，血清 ALT 水平显著升高，常于停药后 1~2 个月恢复正常；组织学特征为肝细胞坏死伴汇管区嗜酸性粒细胞、淋巴细胞浸润。

3. 胆汁淤积

主要表现为黄疸和瘙痒，转氨酶轻度异常；组织学特征为毛细胆管型胆汁淤积。

二、诊断依据

实验室检查：血清 ALT 水平是评价肝细胞损伤的敏感指标，并可导致胆红素、ALP 及 γ - 谷氨酰转肽酶升高。其诊断主要根据用药史、停药后肝功能指标恢复情况、再用药时的反应、实验室检查有肝细胞损伤及胆汁淤积表现。

三、治疗

首先须停用和防止再使用导致肝损伤的相关药物，其次是对已存在肝损伤或肝衰竭患者进行对症支持治疗。

（1）还原型谷胱甘肽：为体内主要的抗氧化剂，具有清除自由基、抑制胞膜脂质过氧化作用，可减轻肝损伤。

（2）甘草类药物：除具有抗脂质过氧化作用外，还能降低血清转氨酶水平。

（3）多烯磷脂酰胆碱：可与肝细胞膜结合，起到修复、稳定、保护生物膜的作用。

（4）腺苷蛋氨酸（思美泰）：可通过转硫基作用，促进谷胱甘肽和半胱氨酸生成，从而对抗自由基所造成的肝损伤；其在体内合成的牛磺酸与胆酸结合后可增加胆酸的可溶性，对肝内胆汁淤积有一定的防治作用。

（5）熊去氧胆酸：为内源性亲水性胆汁酸，可改善肝细胞和胆管细胞的分泌，并有免疫调节作用。

（6）糖皮质激素：对药物性肝病的疗效尚缺乏随机对照研究，应严格掌握治疗适应证。

（7）对肝衰竭重症患者的治疗包括：对症支持治疗、人工肝治疗、防治并发症。

第四节　自身免疫性肝病

自身免疫性肝病是以肝脏为相对特异性免疫病理损伤器官的一类自身免疫性疾病，其诊断主要依据特异性血生化异常、自身抗体及肝组织学特征。

自身免疫性肝炎（autoimmune hepatitis，AIH）是一种病因不明的肝脏慢性炎症，以高免疫球蛋白血症、自身抗体和组织学上有界面性肝炎及汇管区浆细胞浸润为特征。此病多见于女性，男女比例约为 1∶4，任何年龄都可发病。常同时合并肝外自身免疫性疾病，免疫抑制剂治疗有效。

一、病理

AIH 最主要的组织学改变是界面性肝炎，汇管区大量浆细胞浸润，并向周围肝实质侵入形成界面炎症。肝小叶内可见肝细胞形成玫瑰花结（多个肝细胞围绕胆小管）和（或）点状、碎片状坏死。病情进展时也可出现桥接坏死甚至多小叶坏死，但汇管区炎症一般不侵犯胆管系统，无脂肪变性及肉芽肿。几乎所有 AIH 都存在不同程度的纤维化，严重病例可出现肝硬化。

上述病理改变虽有一定特征，但并非特异性，有时不易与慢性病毒性肝炎、酒精性肝炎、药物性肝炎、原发性胆汁性肝硬化、原发性硬化性胆管炎等相鉴别。肝活检组织学结合血清免疫学检查有助于 AIH 与这些疾病相鉴别。

二、临床表现

女性多见，在 10~30 岁及 40 岁呈两个发病高峰，一般起病缓慢，类似慢性病毒性肝炎，约有 1/3 病例类似急性病毒性肝炎。症状轻重不一，轻者可无症状。一般表现为疲劳、上腹不适、瘙痒、食欲缺乏等。早期肝大，通常还有脾大、黄疸、蜘蛛痣等。晚期发展为肝硬化，可有腹水、肝性脑病。

肝外表现可有持续发热伴急性、复发性、游走性大关节炎，女性患者通常有闭经，可有牙龈出血、鼻出血、满月面容、痤疮、多体毛、皮肤紫纹，还可以有甲状腺炎和肾小球肾炎等表现。合并肝外表现时，多提示疾病处于活动期。

三、实验室检查

（一）肝功能检查

在发病之初基本上所有患者都有血清转氨酶升高，转氨酶水平与肝坏死程度相关，如果数值达几千则提示急性肝炎或其他疾病。胆红素和碱性磷酸酶多数轻到中度升高，碱性磷酸酶急剧升高常提示可能并发原发性胆汁性肝硬化或肝癌。

（二）免疫学检查

AIH 患者血清 γ 球蛋白和 IgG 升高，其水平可反映患者对治疗的反应。自身抗体动态水平变化有助于评价病情、临床分型及指导治疗。这些抗体包括抗核抗体、抗平滑肌抗体、抗肝肾微粒体抗体、抗 I 型肝细胞溶质抗原抗体、抗可溶性肝抗原抗体/抗肝胰抗体、抗去唾液酸糖蛋白受体抗体、抗中性粒细胞胞浆抗体。

（三）组织学检查

肝活检组织学检查有助于明确诊断及与其他疾病相鉴别。

四、诊断要点

基本要点包括：①转氨酶显著异常；②高球蛋白血症，γ球蛋白或 IgG 大于正常上限 1.5 倍；③血清自身抗体阳性，抗核抗体、抗平滑肌抗体或抗肝肾微粒体抗体抗体滴度≥1∶80；④肝组织学见界面性肝炎及汇管区大量浆细胞浸润，而无胆管损伤；⑤女性患者、伴有上述相关肝外表现，糖皮质激素治疗有效有助诊断。

五、治疗

1. 糖皮质激素对本病有效。美国肝病协会推荐治疗方案为单用泼尼松疗法，第 1 周泼尼松 60 mg/d，第 2 周 40 mg/d，第 3、第 4 周 30 mg/d，第 5 周及以后 20 mg/d 维持治疗。为提高疗效及减少不良反应可用泼尼松和硫唑嘌呤联合疗法：开始时用泼尼松 30 mg/d 和硫唑嘌呤 50 mg/d，病情改善后逐渐减量至维持量泼尼松 10 mg/d 和硫唑嘌呤 50 mg/d。一般开始治疗 2 周后血液生化即开始有明显改善，但肝脏组织学改善要晚 3~6 个月，达到完全缓解常需 2~3 年，但停药后仍有不少患者复发，因此不宜过早停药。

长期用药应注意糖皮质激素引起骨质疏松和硫唑嘌呤引起骨髓抑制等不良反应。大多数 AIH 患者对治疗反应较好，可长期存活。有 20%~40% 患者无效。

2. 熊去氧胆酸具有免疫调节、保护肝细胞和去除脂溶性胆盐的作用，可用于治疗 AIH/PBC 重叠综合征患者。

3. 甘草类制剂如复方甘草甜素和异甘草酸镁对治疗有帮助，一般都为静脉给药。

4. 常规保肝治疗。

少数治疗无效或已发生肝硬化患者最终发展为失代偿期肝硬化，晚期患者施行肝移植可提高存活率。

六、预后

AIH 的预后较差。无症状患者预后较好，肝脏炎症程度影响着 AIH 预后，肝脏炎症程度较重者预后较差；治疗无法获得缓解或治疗后复发的预后也较差。多数患者最终仍发展为肝硬化。

第五节　非酒精性脂肪性肝病

非酒精性脂肪性肝病是指除外酒精和其他明确的肝损伤因素所致的，以弥漫性肝细胞大泡样脂肪变性为主要特征的临床病理综合征，包括单纯性脂肪性肝病，以及由其演变的脂肪性肝炎和肝硬化。

一、病因和发病机制

肥胖、2 型糖尿病、高脂血症等单独或共同成为 NAFLD 的易感因素。肝脏是机体脂质代谢的中心器官，肝内脂肪主要来源于食物和外周脂肪组织。肝细胞内脂质沉积特别是三酰甘油沉积是形成 NAFLD 的一个先决条件。导致肝内脂质沉积可能与下列因素有关：①高脂饮食、高脂血症；②线粒体功能障碍，转化为三酰甘油增多；③低密度脂蛋白合成不足或分泌减少，导致三酰甘油运出肝细胞减少。

二、病理

NAFLD 的病理改变以大泡性或以大泡性为主的肝细胞脂肪变性为特征。

（1）单纯性脂肪性肝病：肝小叶内 30% 以上肝细胞发生脂肪变，以大泡样脂肪变性为主，根据脂肪变性在肝脏累及范围可将脂肪性肝病分为轻、中、重三型。

（2）脂肪性肝炎：气球样肝细胞，点灶状坏死，门管区炎症。出现肝血窦周围纤维化表现。

（3）脂肪性肝硬化：肝小叶结构完全毁损，代之以假小叶形成和广泛纤维化，大体为小结节性肝硬化。

三、临床表现

NAFLD 起病隐匿，发病缓慢，常无症状。少数患者可有乏力、右上腹轻度不适、肝区隐痛或上腹胀痛等非特异症状。严重脂肪性肝炎可出现黄疸、食欲缺乏、恶心、呕吐等症状。常规体检部分患者可发现肝脏肿大。发展至肝硬化失代偿期，则其临床表现与其他原因所致肝硬化相似。

四、实验室及其他检查

1. 血清学检查

血清转氨酶和 γ – 谷氨酰转肽酶水平正常或轻、中度升高（小于 5 倍正常值上限），通常以 ALT 升高为主。

2. 影像学检查

B 超检查是诊断脂肪性肝病重要而实用的手段，其诊断脂肪性肝病的准确率高达 70% ~ 80%。CT 平扫肝脏密度普遍降低，肝/脾 CT 平扫密度比值≤1 可明确脂肪性肝病的诊断，根据肝/脾 CT 密度比值可判断脂肪性肝病的程度。

3. 临床诊断标准

诊断标准包括：①无饮酒或酗酒史；②除外其他可导致脂肪性肝病的特定疾病；③可有乏力、消化不良、肝区隐痛、肝脾大等症状及体征；④肥胖、空腹血糖可能增高、高脂血症等；⑤血清转氨酶和 γ – 谷氨酰转肽酶水平可有轻至中度增高；⑥肝脏影像学表现符合弥漫性脂肪性肝病诊断。

五、治疗

（一）病因治疗

控制引起 NAFLD 的病因是重要的治疗方法。①减肥和运动是治疗 NAFLD 的最佳措施；②低脂饮食；③一般认为降脂药只用于血脂升高明显者。

（二）药物治疗

目前临床用于治疗 NAFLD 的疗效尚不肯定。

第六节　淤胆型肝炎

淤胆型肝炎是以肝内胆汁淤积为主要表现的肝炎，又称"毛细胆管型肝炎"，是由多种原因引起的肝细胞和（或）毛细胆管胆汁分泌障碍，导致部分或完全性胆汁阻滞为特征的肝病。本病可发生于任何一种肝炎的急性期或慢性期，病程较长，恢复较慢，一般病程持续 3 ~ 4 个月，个别可迁延至半年以上。其中，急性淤胆型肝炎以乙型病毒性肝炎较多见，约占 36.5%，其次为戊型肝炎和甲型肝炎，分别占 20% 和 5% 左右；而慢性淤胆型肝炎则主要见于慢性乙型肝炎及肝硬化患者，发生率较急性肝炎要高。

一、淤胆型肝炎的临床特点

1. 黄疸很重

表现为高黄疸，而全身症状及消化道症状，如腹胀、纳差、恶心、呕吐等相对较轻。

大多数患者血清总胆红素常超过 171 μmol/L 以上，黄疸以直接胆红素为主，并持续 2～4 个月或更长时间，但患者食欲尚好，消化道症状并不随黄疸加深而加剧，某些患者消化道症状反而可减轻或消失。

2. 黄疸呈肝内梗阻表现

黄疸出现后数天，患者可出现皮肤瘙痒，大便颜色变浅呈灰白色，少数有腹泻。皮肤瘙痒甚至达到难以忍受程度，尤以夜间更重，甚至影响到睡眠与休息。

3. 患者除深度黄疸外，常伴有心律减慢、肝脏肿大、肝区叩击痛。

二、淤胆型肝炎的肝功能指标表现特征

1. "酶疸分离"表现

血清总胆红素显著增高，少数甚至超过 300～400 μmol/L，而 ALT 和 AST 增高程度相对较低，甚至在 ALT 和 AST 开始明显降低，黄疸指数仍持续上升，出现"酶疸分离"假象。

2. 碱性磷酸酶和谷氨酰转肽酶明显升高，胆固醇中度升高。

3. 黄疸程度与凝血酶原活动度呈分离表现，即黄疸程度虽然很重，但 PTA 无明显异常。

三、淤胆型肝炎的治疗

淤胆型肝炎除一般的保肝、降酶、退黄治疗外，当首选以下治疗方法。

1. 皮质激素

如地塞米松 5～10 mg 配液体静脉滴注，1 周后逐渐减量，疗程在 2 周左右。

2. 思美肽或优思弗

用法见前述"保肝、降酶、退黄治疗"相关内容。

3. 中药制剂

以疏肝解郁、活血凉血为治疗原则，多以汤剂口服。中药治疗本病优势

明显。

4. 人工肝替代治疗

淤胆型肝炎黄疸程度超过 300 μmol/L 以上者，可考虑人工肝血液净化治疗。本病如治疗及时，预后良好。

第七节　妊娠期肝病

一、正常妊娠期肝脏的改变

正常妊娠对肝功能有一定影响，妊娠后期血清白蛋白及丙种球蛋白均可下降；血清总胆红素多属正常，约 15% 妊娠妇女有轻度黄疸表现；血清碱性磷酸酶轻度增高，其增高主要来自胎盘碱性磷酸酶，故分娩后很快下降；血清总胆固醇在半数以上妊娠妇女均呈增高；妊娠妇女约在第 5 周开始其血清中甲胎蛋白含量增高，在第 35～36 周时达高峰，分娩后母体血清甲胎蛋白在 12 天内恢复至正常水平；约 4% 妊娠妇女血清谷丙转氨酶可轻度升高；50% 妊娠妇女血清乳酸脱氢酶增高。

妊娠时体内雌激素的生理活性增高，故有 1/3～2/3 孕妇出现程度不同的蜘蛛痣和（或）肝掌，一般于分娩后 2 个月消失；妊娠晚期增大的子宫可将肝脏推挤向右后方移位，常使孕妇感到右上腹隐隐不适；妊娠期肝脏可以轻度增大。

上述资料提示妊娠对肝脏有潜在损伤，若再受其他不良因素影响，如感染、药物、出血、营养不良或麻醉等，可加重肝脏负担，导致严重后果。

二、与妊娠有关的肝脏疾病

（一）妊娠急性脂肪肝

妊娠急性脂肪肝又称"妊娠期急性黄色肝萎缩"，本病多发生于初产妇及妊娠高血压综合征患者，尤其是双胎孕妇，多在妊娠最后 3 个月发生。本病病因未明，常与营养不良并存，其肝损伤亦与试验性蛋白质或氨基酸缺乏所致者相似。肝脏由于实质变性，体积略有缩小，多数病例肝小叶中央区肝细胞弥漫性脂肪变性，仅汇管区周围有正常肝细胞存在，脂肪变性的肝细胞有空泡形成，患者如能存活下来，则肝细胞内脂肪所形成的空泡可于产后 5 周内消失而恢复正常。本病的临床表现为：常于妊娠晚期 30～38 周急剧起病，先有上腹疼痛，持续性恶心、呕吐，甚至吐血，数天后出现黄疸并迅速加深，常无瘙痒，很快发生昏迷及弥漫性血管内凝血。化验检查，ALT升高，总胆红素常在170 μmol/L左右，血糖低，血清白蛋白降低，γ球蛋白升高，β脂蛋白升高，血氨升高；常伴发胰腺炎，故血清淀粉酶常升高；本病呈阻塞性黄疸，但尿胆红素为阴性，可能与肾小球基底膜增厚有关；约半数有早期肾衰竭表现；30%伴有妊娠高血压综合征；B超呈典型的脂肪肝波形。治疗方面主要是对症及支持疗法，尚无特效治疗药物。终止妊娠能改善预后，经积极准备后迅速终止妊娠，以在麻醉下剖宫分娩为宜。本病母婴死亡率可高达65%~90%。常在病后1~2周胎儿死于宫内或排出死胎。患者从发病到死亡常为1~2周，短者仅3天，长者可在1个月或1个月以上。通过早期诊断，及时终止妊娠，可使母婴死亡率下降至8%~14%。再次妊娠时此病一般不再复发，所以允许再次怀孕。

（二）妊娠肝内胆汁淤积症

妊娠肝内胆汁淤积症亦称"妊娠期特发性黄疸"或"妊娠瘙痒症"，多发于妊娠晚期，我国上海、重庆等地属高发地区。病因尚未清楚，有学者认为与妊娠期血中雌激素水平急剧升高有关，亦有认为本病与口服避孕药有关。本病病理变化为：肝组织活检可见肝小叶中心区毛细胆管内有淤胆及胆栓，但无肝细胞坏死及炎症，由于肝内胆汁向肠道分泌不足，使维生素K吸收减少，肝脏合成凝血因子减少，而导致产后出血。胎盘中滋养叶细胞肿胀，数量增多，绒毛间隙缩小，导致胎盘血流灌注不足，使胎儿缺氧，可发生死胎、死产和新生儿死亡。本病多发生于妊娠最后3个月，特点是常伴有明显的皮肤瘙痒，以手掌及脚掌最为明显，有时因奇痒而不能入睡。可发生于黄疸出现前1~2周，亦可与黄疸同时出现，分娩2天内瘙痒可迅速缓解，7天内消失。黄疸多为中度，血清总胆红素一般不超过85 μmol/L，以直接胆红素为主，尿胆红素阳性，大便颜色变浅。分娩出的新生儿有黄疸，但会逐渐消退。孕妇黄疸于产后1~4周内消退，再次妊娠可再出现黄疸，且黄疸持续时间较上次延长。孕妇一般情况良好。化验检查，血清碱性磷酸酶、γ-谷氨酰转肽酶均明显增高，胆固醇可较正常值增高2~4倍，ALT可正常亦可升至正常上限3~4倍以上，凝血酶原时间正常或延长至2倍。本病无特殊疗法，瘙痒严重者可试用考来烯胺。由于本病导致早产率可高达30%，引起围产儿死亡率高达11%，为正常的8倍，因此应注意产科处理，包括胎儿监护，及时终止妊娠，产程中严密注意胎心、羊水性状及产程进展，加强产后出血的预防。

（三）妊娠高血压综合征与肝损伤

妊娠高血压综合征简称为妊高征，发生在妊娠 20 周后，临床上出现高血压、水肿和蛋白尿三大症状者。重症妊高征有脑、肾、肝的缺血及损伤，约有 40% 出现黄疸。本病患者肝血流量可较正常妊娠者下降 50%~60%，肝细胞发生变性、坏死。肝损伤的临床表现主要为恶心、呕吐、右上腹或剑突下疼痛、黄疸、肝区有压痛。因肝脏合成凝血因子功能不足，可有出血倾向，易发生胎盘早期剥离和产后出血，可发生 HELLP 综合征（溶血、转氨酶升高、血小板减少）。实验室检查可有血清总胆红素轻度增高，ALT、乳酸脱氢酶、碱性磷酸酶均轻至中度增高，或有血氨增高及凝血因子缺乏。本病按产科对妊高征的处理原则，肝功能不全时按重症肝炎治疗。重度妊高征出现黄疸，肝损伤明显，需尽早予以引产，终止妊娠有助于病情恢复。HELLP 综合征一旦确诊应及时终止妊娠。

三、妊娠期伴发病毒性肝炎

（一）妊娠伴发急性黄疸型肝炎

病毒性肝炎流行期间，孕妇急性肝炎的发病率较非孕妇明显升高，且妊娠期患急性肝炎后病情较重，较易进展为重型肝炎。

妊娠伴发急性黄疸性肝炎的临床表现、病程、肝病理学改变、实验室检查基本与非妊娠的肝炎相同，但有以下特点：①如孕妇原有恶心、呕吐，患肝炎后这些症状可加重；②因维生素 B 族缺乏而致舌炎及口角炎较多；③皮肤瘙痒及心动过缓少见；④肝功能显示肝损伤较重；⑤较易引起产后出血；⑥尤其是晚期妊娠者发生重症肝炎者较多。妊娠并发戊型肝炎死亡率可高达 40% 以上。

妊娠患重症肝炎可以突然感到严重腹痛、头痛、持续呕吐、脉率增快及呕吐后有显著口渴感，经 1~3 周后，黄疸出现并迅速加深，继之发生皮肤、黏膜及消化道出血，嗜睡，定向力丧失以致昏迷。大部分孕妇在症状出现后 7~10 天分娩出早产儿，多为死婴。

诊断时对于有一次 ALT 轻度升高的孕妇，必须有正确估计，不可认为 ALT 轻度升高而掉以轻心，也不可片面做出伴发病毒性肝炎的诊断，必须密切随访综合分析。对于妊娠期发生黄疸，应尽快明确诊断，尤其是妊娠急性脂肪肝、重症妊高征伴有黄疸、妊娠合并药物性肝炎等均为发病急、易致肝衰竭、死亡率高，但与非妊娠患者的重症病毒性肝炎在处理方面又有原则区别，所以，及时诊断、及时治疗非常重要。

患者应严格卧床休息，高蛋白饮食，密切观察病情。如症状较重或黄疸较深者应及时住院，按重症肝炎观察和治疗。一般不主张终止妊娠，如有流产，应注意避免大出血，分娩时尽量缩短产程。如有出血倾向，应输凝血酶原复合物、新鲜血液及各种止血药物。

（二）妊娠期伴其他类型病毒性肝炎

妊娠伴慢性乙型肝炎者，应在整个孕期严密观察病情，一般应每月复查肝功能一次，如病毒处于低复制期（"小三阳"；HBV-DNA 水平在 10^5 copies/mL 以下或为阴性），肝功能正常或轻度异常者，处理方面只需强调休息和高蛋白饮食，一般不会引起严重后果。如肝功能明显异常，ALT 水平在 200 U/L 以上，有明显的黄疸，且消化道症状（恶心、呕吐、腹胀、厌食）较重者，应及时住院观察治疗，避免导致病情恶化，甚至诱发慢性重症肝炎。

此类妊娠患者的保肝治疗，应注意有许多药物禁忌使用，降酶药物如甘利欣（包括甘草酸胺类药物）应绝对禁止，因其有水钠潴留作用易导致妊高征和妊娠心功能衰竭；如必须降酶，应以五味子类药物，如联苯双酯、双环醇、五酯片、肝炎灵等代替。

妊娠伴有肝硬化者临床较少见，这是由于女性肝硬化患者常有闭经、月经减少、无排卵周期、不孕不育和性欲减退。少数早期肝硬化的妊娠患者，由于肝功能代偿能力尚好，亦有怀孕机会，但这些肝硬化患者一旦出现肝功能明显异常，则应高度重视，避免病情恶化。此外，如肝硬化已属晚期，肝代偿功能差或者已有明显食管静脉曲张，即使肝功能表现正常，亦会增加肝性脑病、食管静脉曲张出血、产后大出血的可能性，则应早期终止妊娠，处理上应尽量防止产后大出血，分娩时缩短产程，酌情给予输注凝血酶原复合物、纤维蛋白原、新鲜血液或鲜血浆，以防止上消化道出血。对于初诊已属妊娠晚期患者，一般应争取正常分娩而不行剖腹产，因此时患者对于手术耐受性很差，手术本身就可以引起严重后果。

四、妊娠期母体肝炎病毒对胎儿的影响

妊娠时母体肝炎病毒使新生儿感染的方式有以下 3 种。

（1）胎儿在宫腔内时，可通过胎盘从母体获得肝炎病毒。乙型肝炎病毒的宫内感染一般统计占 10% ~ 20%，有报道在胎儿心血及肝细胞中查见

HBsAg，并在肝细胞中发现与肝组织整合的 HBV-DNA。宫内感染为乙肝病毒通过母血经胎盘渗入胎儿，或吞入含有乙肝病毒的羊水所致。以往认为，丙型肝炎病毒与乙肝病毒同为经血液传播，亦可能感染胎儿，但丙肝病毒血清浓度较低，故母婴传播的危险性相对较小。迄今未见有材料证明甲、戊型肝炎病毒可通过胎盘感染胎儿，也不能使婴儿成为慢性甲型或戊型肝炎带病毒者。是否通过卵子或精子传播是一个值得关注的问题。有研究证明，公鸭的 DHBV（鸭乙肝病毒）阳性可引起垂直传播。前面提到的乙型肝炎病毒在父亲与子女间传播，是 2007 年 7 月日本《医学病毒学杂志》报道的，他们通过"实验医学依据"表明父亲可以而且经常传播乙肝病毒给子女们；另有研究发现，乙肝患者的 HBV-DNA 可以整合到精子中。而据 2006 年 2 月《美国妇产科学杂志》，乙型肝炎病毒可感染卵子并在卵子内进行复制，认为这可能是乙肝病毒垂直传播的关键机制；西安交通大学第一医院对 30 例慢性乙型肝炎妇女的卵巢进行了 HBV 检测，结果发现在卵巢中有 HBV 表面抗原、核心抗原和 HBV-DNA 存在。

（2）在分娩过程中，新生儿接触到母体中的血液或粪便而感染。乙肝病毒主要是在胎儿通过产道时，经过可能有损伤的皮肤黏膜而感染，或为经生殖器官渗出物和分娩物感染。

（3）婴儿有可能在出生后通过乳汁感染。有报道检测产妇初乳中 HBsAg 阳性占 71.49%（45/63）。HBsAg 阳性的妊娠妇女，其所生的婴儿中有 45%～50% 为 HBsAg 阳性；而 HBeAg 阳性者（即"大三阳"者），其婴儿约 90% 以上乙肝病毒为阳性，其中 80%～90% 成为慢性携带者，此类新生儿发生慢性活动性乙型肝炎、肝硬化和肝癌的潜在危险性相当高。

妊娠伴发急性黄疸型肝炎对胎儿的不利影响，国内有报道妊娠晚期伴发急性黄疸型肝炎患者的早产率、死胎率及新生儿窒息率分别为 43%（37/86）、4.49%（4/89）、15.7%（14/89），均明显高于非肝炎妊娠组。

五、乙肝病毒母婴传播的预防

（一）采用乙肝免疫球蛋白和乙肝疫苗联合免疫阻断的方法预防母婴传播

对 HBsAg 阳性或乙肝"大三阳"母亲的新生儿，应在出生后 24 小时内（最好在 12 小时内），尽早注射乙肝免疫球蛋白，剂量应 ≥100 IU（国际单位），同时在不同部位开始三针间隔接种乙肝疫苗（按照 0、1、6 个月程

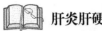

序)，可达到90%～95%的预防效果。也可以在出生后12小时内先注射1针免疫球蛋白，1个月后再注射第2针免疫球蛋白，并同时在不同部位按照0、1、6个月程序接种乙肝疫苗，其预防效果可能优于前者。

新生儿按上述方法接种以后，可以接受HBsAg阳性母亲的哺乳。

通过上述免疫阻断方法，女性"大三阳"是完全可以怀孕的，而且可以生出健康婴儿。

对于HBsAg阴性母亲的新生儿，可单纯接种乙肝疫苗即可。新生儿期未接种乙肝疫苗者一定要在日后进行补种。

（二）给孕妇注射乙肝免疫球蛋白阻断母婴传播的方法不可取

有报道，给携带乙肝病毒的孕妇在其怀孕第7个月（即第28周）起，每月注射一针乙肝免疫球蛋白（200 IU），直至婴儿出生，可降低孕妇体内乙肝病毒水平，达到阻断乙肝病毒的母婴传播的目的。这一方法已不可取。我国《慢性乙型肝炎防治指南》（2015年版）和国外相关指南也不建议这种方法。因为通过阳性母亲进入婴儿体内的乙肝病毒量一开始很少，且乙肝病毒还没有在新生儿体内复制，此时直接给婴儿注射乙肝免疫球蛋白和乙肝疫苗，会有很好的预防效果；而HBsAg阳性（特别是"大三阳"）母亲，由于乙肝病毒在其体内不断复制，且病毒水平很高（每毫升血液中高达1亿个以上乙肝病毒），所以给母亲注射免疫球蛋白效果是不好的。此外，给孕妇注射乙肝免疫球蛋白有可能导致乙肝病毒变异，产生乙肝病毒免疫逃逸株，如果这些免疫逃逸株在人群中传播，现行的乙肝疫苗就无法对其预防，这是十分危险的。

试想一下，如果给孕妇注射乙肝免疫球蛋白就能清除其体内的乙肝病毒，则慢性乙型肝炎早就可以治愈了，还有预防的必要吗？

（三）通过剖腹产来阻断母婴传播的方法也不可取

没有证据表明剖腹产可以阻断母婴传播。剖腹产时，血液暴露更加严重，环境污染加重，增加了病毒传播的机会，所以这种方法达不到阻断母婴传播的目的。

第八节　老年病毒性肝炎和小儿病毒性肝炎

一、老年病毒性肝炎

老年病毒性肝炎以乙型肝炎最多见，其次为戊型肝炎，临床表现类型多为急性肝炎、慢性重型肝炎和肝硬化。其发病特点如下。

1. 发病急、病情重

许多有慢性肝炎病史的老年患者，由于平时肝炎症状较轻或症状不明显，没有引起足够重视，导致病情进展加重，加之老年人各器官不同程度退化、抵抗力弱，所以一旦发病，多以急性发作形式表现，病情严重，许多患者一旦发病即为慢性重型肝炎，所以其重型肝炎发生率高，死亡率高，预后差。

2. 老年病毒性肝炎病情严重，淤胆多见

老年病毒性肝炎患者临床表现除乏力、纳差、腹胀为常见症状外，黄疸发生率高、程度深、持续时间长。肝功能检查约78.8%患者出现黄疸，且中度以上黄疸占51.3%，皮肤瘙痒占13%，大便颜色变浅占21%，转肽酶升高占97.5%，碱性磷酸酶升高占61.3%，说明老年肝炎肝实质损伤较重及淤胆现象较多。另一组63例老年病毒性肝炎，黄疸持续时间达43天（其他年龄组为20天），皮肤瘙痒及大便灰白颜色高于非老年组，误诊为肝外梗阻性黄疸（肝癌、胰头癌、结石）占15.8%。

3. 老年病毒性肝炎夹杂症多，合并感染发生率高

老年人常有高血压、冠心病、慢性支气管炎、肺心病、糖尿病、溃疡病等。由于免疫功能低下，机体抵抗力下降，易并发各种感染。160例中合并感染者为61.9%，其中以胆囊炎、胆道感染最多，占44.3%；2个部位以上感染占13.7%；在死亡病例中，多部位感染占90.9%。感染往往加重病情，促进病情恶化。

4. 老年戊型肝炎发病率极高，且老年戊型肝炎病情重，预后差，有一定死亡率

据我们统计在157例戊型肝炎中，60岁以上者占26.11%，最大年龄患者为86岁，其原因可能与老年人免疫低下、抗感染能力差有关。

5. 乙肝病史老年患者以肝硬化多见

由于慢性乙肝长年反复发病，肝组织不断受到破坏，日积月累，至老年阶段肝脏大多已经硬化，多数患者已出现肝硬化的各种并发症，如肝硬化腹水、上消化道出血、肝性脑病、肝癌等。治疗难度大，病情很难恢复。

二、小儿病毒性肝炎

小儿病毒性肝炎以甲型肝炎最多见，约占71.9%，原因在甲肝一章已

经叙述；其次为乙型肝炎，然后是丙型肝炎。

小儿急性黄疸型肝炎临床表现与成人相似，不同的是，小儿急性黄疸型肝炎起病急，黄疸出现快，发病以上呼吸道和胃肠道症状较突出，因此易被误诊为感冒，肝脾大较明显，病程短，恢复快。但1岁以内特别是6个月以内婴幼儿肝炎病情较重。

治疗上参考前叙甲、戊型肝炎治疗方法，短期小剂量应用糖皮质激素静脉给药效果明显。此外，丁二磺酸腺苷蛋氨酸（思美泰）可用于婴幼儿肝炎综合征（婴幼儿阻塞性黄疸）的治疗。

小儿慢性肝炎主要由乙型肝炎病毒引起，多数由于母子感染；但由于小儿免疫力低下，又极易被乙型肝炎病毒横向感染。早期大多为无症状的乙型肝炎病毒携带者；一部分患者会出现转氨酶长期反复升高，有的可高达300~400 μmol/L；少数可进展为肝硬化甚至肝细胞癌。由于病程长，营养状况差，以致影响到生长发育。

小儿慢性乙型肝炎由于患者年龄小，不宜进行抗病毒治疗，所以治疗上以预防为主，发病期患者可进行短期的保肝、抗感染治疗。

第九节　肝纤维化

肝纤维化在国际疾病分类（international classification of disease，ICD）10中可作为一种病名（K74.001），但主要是一种组织病理学概念。肝纤维化指肝组织内细胞外基质（extracellular matrix，ECM）成分过度增生与异常沉积，导致肝脏结构和（或）功能异常的病理变化，结构上表现为肝窦毛细血管化与肝小叶内及汇管区纤维化；功能上可以表现为肝功能减退、门静脉高压等。其形成机制主要由于肝炎病毒、酒精、药物与毒物、血吸虫、代谢和遗传、胆汁淤积、自身免疫性肝病等多种损伤因素长期慢性刺激肝脏，使肝窦内肝星状细胞活化，胶原等ECM成分代谢失衡，生成大于降解，促使肝脏ECM沉积与组织结构重构。肝纤维化见于大多数不同病因的慢性肝脏疾病中，进一步发展可形成肝硬化。

近20年来，肝纤维化研究取得了长足进展，主要体现在：①概念上，明确肝纤维化是机体对慢性损伤的修复反应，是一种主动性基质增生病理过程；②病理机制上，明确肝纤维化形成的细胞学基础是肝星状细胞活化；③诊断方面，对于肝纤维化尤其是丙型肝炎肝纤维化自然进展、发生的危险因子、遗传与环境影响因素等基本了解，肝纤维化组织病理学诊断标准基本建立，血清学综合诊断取得显著进展；④治疗上，证实肝纤维化与一定程度的肝硬化都是可逆的，部分药物可促进肝纤维化逆转，尤其是中医药具有较好的综合疗效。

一、诊断

1. 临床表现

肝纤维化患者的临床表现无特异性，差异较大。常见的临床表现有疲倦乏力、食欲缺乏、大便异常、肝区不适或胀或痛、面色晦暗、舌质暗红、舌下静脉曲张、脉弦细等。部分患者可无明显症状与体征。

2. 病理学、实验室和影像学检查

（1）组织病理学检查：肝组织病理学检查是明确诊断、衡量炎症与纤维化程度及判定药物疗效的最重要依据。根据纤维增生程度与部位，将肝纤维化程度分别分为 0～4 期（表 2-5）。

表 2-5 肝脏炎症活动度分级和纤维化程度分期标准

级（G）	汇管区及周围炎症活动度	小叶内炎症活动度	期（s）	纤维化程度
0	无炎症	无炎症	0	无
1	汇管区炎症	变性及少数点状坏死	1	汇管区纤维化扩大，局限于窦周及小叶
2	轻度 PN 或嗜酸小体	变性，点、灶状坏死	2	汇管区周围纤维化，纤维间隔形成，小叶结构保留
3	中度 PN	融合坏死或见 BN 硬化	3	纤维间隔伴小叶结构紊乱，无肝硬化
4	重度 PN	BN 广泛，累及多个小叶（多小叶坏死）	4	早期肝硬化

注：PN，碎屑坏死（界面肝炎）；BN，桥接坏死。

（2）影像学检查：B 超、CT 和（或）MRI 的合理选用及相互对照验证，通过对肝脏弹性、肝脏体积、肝脏表面的形态、肝包膜厚度、肝实质、肝内血管和胆管、脾脏和脾静脉及胆囊等指标的观察，有助于诊断和评估纤

维化程度。

（3）血清纤维化标志物检查：有助于反映肝脏炎症和纤维化。主要有：①ECM 代谢成分，包括透明质酸、Ⅲ型前胶原肽或其代谢片段（包括 P-Ⅲ-P 或 PCIU）、Ⅳ型胶原或其代谢片段（包括 Ⅳ-C、Ⅳ-7S、Ⅳ-NC1）及层黏蛋白；②ECM 代谢相关酶及其抑制物，如基质金属蛋白酶组织抑制因子 – 1 等；③纤维化形成的细胞因子，如转化生长因子 – β_1 等。

（4）其他：如血清 AST 水平与 AST／ALT 比值、GGT 和碱性磷酸酶水平、总胆红素含量、AST／PLT 比值等，其中以 AST／ALT 比值、GGT、APRI 等数值升高意义尤为重要。

3. 诊断要点

（1）慢性肝病病史有慢性乙型病毒性肝炎、慢性丙型病毒性肝炎、血吸虫感染、酒精性肝病、非酒精性脂肪性肝病、药物性或中毒性肝病、胆汁淤积与自身免疫性肝病等疾病经过史。

（2）实验室检查血清肝纤维化标志物，以及 AST／ALT 比值、GGT 等异常升高。

（3）B 超检查发现肝表面不光滑，回声增密、增粗、增强且分布不均匀等。

（4）肝组织学检查可见纤维组织不同程度增生。

二、治疗原则

抗肝纤维化治疗的近期目标在于抑制肝纤维化进一步发展，远期目标在于逆转肝纤维化，改善患者的肝脏功能与结构，延缓肝硬化及其失代偿期的发生，改善生活质量，延长患者生存期。

广义抗肝纤维化治疗包括治疗原发病或去除病因、抗肝脏炎症、抑制胶原纤维形成与促进胶原降解等。其中，病因治疗是抗肝纤维化的首要对策，如有效抑制病毒复制、杀灭血吸虫、戒酒等，从而促进纤维化肝组织修复。

抗感染治疗是抗肝纤维化的重要手段，但病因与抗感染治疗不等于、也不能代替狭义的抗肝纤维化治疗，抑制肝脏细胞外基质生成与沉积，促进其降解是抗肝纤维化治疗的重要对策。需要强调的是，抗病毒治疗只能一定程度上控制病情，仍然不能阻止肝纤维化反复发病，甚至不能逆转肝纤维化，大量临床基础研究工作也已证实，中医中药在抗肝纤维化方面有明显优势。

药物治疗

1）扶正化瘀胶囊

功能：活血祛瘀，益精养肝。

适应证：用于肝纤维化属"瘀血阻络，肝肾不足"证者。

2）复方鳖甲软肝片

功能：软坚散结，化瘀解毒，益气养血。

适应证：慢性肝炎肝纤维化及早期肝硬化属瘀血阻络，气阴亏虚，热毒未尽证候者均可使用。

3）大黄䗪虫丸

功能：活血破瘀、通经消痞。

适应证：对肝炎肝纤维化、早期肝硬化、肝硬化门脉高压等症，均有治疗效果。

其他：重组人干扰素 α-2b，每次 300～500 IU 肌内注射，9 个月为 1 个疗程。前 3 个月每日 1 次，每次 1 支；后 6 个月隔日 1 次，每次 1 支。可用于肝纤维化辅助治疗。

第十节 肝硬化

肝硬化是各种慢性肝病发展的晚期阶段，病理上以肝脏内弥漫性纤维包绕、再生结节和假小叶形成为特征；临床上，起病隐匿，病程发展缓慢，晚期以肝功能减退和门静脉高压为主要表现，常出现多种并发症。

一、临床表现

起病隐匿，病程发展缓慢，可隐伏数年至 10 年以上。少数患者因急性肝损伤、肝细胞大量坏死，可在短期内发展为肝硬化。代偿期肝硬化的症状隐匿且无特异性，或表现有乏力、食欲减退、腹胀不适等。查体可见肝、脾大。肝功能检查正常或仅有转氨酶轻度异常。失代偿期肝硬化的临床表现明显，可出现多种并发症。

（一）症状

1. 全身症状：肝区隐痛、身体乏力，少数患者有不规则低热。

2. 消化道症状腹部饱胀、食欲缺乏、腹泻，部分患者有腹痛，肝硬化腹水时腹胀明显加重。

3. 出血倾向：可有牙龈、鼻腔出血，皮肤紫癜，女性月经过多等。

4. 内分泌紊乱：男性可有性功能减退、乳房发育，女性可发生闭经、不孕。肝硬化患者糖尿病发病率增加。

5. 门静脉高压：食管胃底静脉曲张致上消化道出血，表现为呕血及黑便；脾功能亢进可致粒细胞减少。

（二）体征

具体体征可见肝病病容、蜘蛛痣、肝掌、男性乳房发育、腹壁静脉曲张、腹水征阳性、双下肢水肿，部分患者可伴胸水以右侧多见。

早期肝脏可触及，晚期缩小；多数患者可触及肿大的脾脏。晚期患者消瘦、肌肉萎缩。

二、并发症

（一）腹水

腹水是肝硬化最突出的并发症之一。

（二）上消化道出血

食管胃底静脉曲张破裂出血为最常见并发症，多突然发生呕血和（或）黑便，常为大量出血，引起出血性休克。

（三）感染

自发性细菌性腹膜炎是肝硬化常见的一种严重并发症。临床表现为发热、腹痛、全腹压痛和反跳痛。

（四）肝性脑病

肝性脑病是肝硬化最严重的并发症，亦是最常见的死亡原因。

（五）肝肾综合征

肝肾综合征是指发生在严重肝病基础上的肾衰竭，但肾脏本身并无器质性损伤，故又称功能性肾衰竭。

三、实验室和其他检查

（一）血常规

可有轻重不等的贫血，有感染时白细胞计数升高，脾功能亢进时白细胞、红细胞和血小板计数减少，尤其血小板计数减少为肝硬化失代偿的显著标志之一。

（二）尿常规

一般正常，有黄疸时可出现尿胆原增加。

（三）粪常规

消化道出血时出现肉眼黑便，门脉高压性胃病引起慢性出血，粪隐血试验阳性。

（四）肝功能指标

代偿期大多正常或仅有轻度酶学异常，失代偿期发生普遍异常，且其异常程度往往与肝脏的储备功能减退程度相关。

1. 血清酶学：转氨酶升高与肝脏炎症、坏死相关。一般为轻至中度升高，以 ALT 升高较明显，肝细胞严重坏死时则 AST 升高更明显。GGT 及 ALP 也可有轻至中度升高。

2. 蛋白代谢：血清白蛋白下降、球蛋白升高，A/G 倒置，血清蛋白电泳显示以 γ 球蛋白增加为主。

3. 凝血酶原时间：不同程度延长，凝血酶原活动度不同程度降低。

4. 胆红素代谢：肝储备功能明显下降时出现总胆红素升高。

5. 肝纤维化血清学指标：肝纤维化四项指标，如Ⅲ型前胶原、Ⅳ型胶原、透明质酸、层粘连蛋白等，上述指标升高及其程度可反映肝纤维化存在及其程度，但要注意这些指标会受肝脏炎症、坏死等因素影响。

6. 甲胎蛋白：明显升高提示合并原发性肝细胞癌，但注意肝细胞严重坏死时甲胎蛋白亦可升高，往往伴有转氨酶明显升高，且随转氨酶下降而下降。

（五）影像学检查

1. X 线检查：食管静脉曲张时行食管钡餐 X 线检查显示食管或胃底静脉曲张。

2. 腹部 B 超检查：可提示肝硬化。①肝脏表面不光滑、肝叶比例失调（右叶萎缩、左叶及尾叶增大）；②肝实质回声不均匀、颗粒增粗；③脾大、门静脉扩张，或少量腹水。

3. CT 和 MRI：CT 对肝硬化的诊断价值与 B 超相似，但对肝硬化合并原发性肝癌的诊断价值高于 B 超，当 B 超筛查疑似合并肝癌时常需 CT 进一步检查，诊断仍有疑问者，可配合 MRI 检查，综合分析。

4. 肝硬度检测（Fibroscan）：Fibroscan 是一种新型肝纤维化检测仪器，通过测定肝脏瞬时弹性图谱来反映肝实质硬度，当肝组织出现病理改变时，可评估肝纤维化或肝硬化程度并进行定量分级,是一种无创、无痛、快速、简便、客观的定量检测方法,依据相关资料,肝硬度值正常上限为 6.1 kPa(相当于 F0 和 F1 期);F 值≥2 期 7.1~8.8 kPa(肝脏明显纤维化);F 值≥3 期 9.5~9.6 kPa(严重肝纤维化);F 值≥4 期 12.5~17.6 kPa(肝硬化期)。

(六)内镜检查

内镜检查可确定有无食管胃底静脉曲张,阳性率较钡餐 X 线检查为高,尚可了解静脉曲张程度。

(七)肝穿刺活组织检查

该检查具有确诊价值,尤其适用于代偿期肝硬化早期诊断、肝硬化结节与小肝癌鉴别及鉴别诊断有困难的其他情况者。

(八)腹水检查

新近出现腹水者、原有腹水迅速增加原因未明者及疑似合并自发性腹膜炎者应做腹腔穿刺,抽腹水做常规检查、腺苷脱氨酶测定、细菌培养及细胞学检查,腹水呈血性应高度怀疑癌变。

四、诊断

1. 慢性肝炎经过史,如病毒性肝炎、长期大量饮酒。

2. 肝功能减退和门静脉高压临床表现。

3. 肝功能指标有白蛋白下降、胆红素升高及凝血酶原时间延长、血小板减少等。

4. B 超或 CT 提示肝硬化及内镜发现食管胃底静脉曲张。

5. 肝活组织检查见假小叶形成是诊断本病的金标准。

6. 查体可表现为明显的肝掌和蜘蛛痣。

7. 症状表现为长期顽固性上腹部饱胀感。

五、治疗

现代医学尚缺乏有效治疗药物,关键在于早期诊断,控制病因,阻止病情进展;后期积极防治并发症;终末期肝硬化可考虑肝移植。

(一)一般治疗

1. 避免劳累、保证休息。

2. 饮食:以高热量、高蛋白(肝性脑病时饮食限制蛋白质)和维生素丰富且易消化的食物为原则。禁酒，忌用对肝有损害药物。食管静脉曲张者，避免进食粗糙、坚硬食物。

3. 支持疗法：病情重、进食少、营养状况差的患者，可通过静脉纠正水电解质平衡，适当补充营养，视情况输注白蛋白或血浆。

（二）抗肝硬化治疗

抗肝硬化治疗包括治疗原发病或去除致病因素、抗肝脏炎症、抑制胶原纤维化形成与促进胶原降解等。

1. 病因治疗是抗肝硬化的首要对策，如有效抑制肝炎病毒复制、杀灭血吸虫、戒酒等可减轻肝脏持续损伤，从而促进肝硬化组织修复（抗病毒治疗见前述）。

2. 长期慢性炎症反应是肝硬化形成的前提，抗感染保肝治疗是抗肝硬化的重要措施（治疗方法见前述）。

3. 病因与抗感染治疗不等于也不能代替针对 ECM 代谢与肝星状细胞活化的狭义抗肝硬化治疗，抑制肝脏 ECM 生成与沉积，促进其降解是抗肝硬化治疗的重要对策。

4. 中医中药在治疗肝硬化方面有明显疗效。

（三）并发症治疗

1. 腹水

（1）限制钠和水的摄入：钠摄入量限制在 60～90 mmol/d（相当于食盐 1.5～2 g/d）；水摄入量在 500～1000 mL/d。

（2）利尿药：临床常用的利尿药为螺内酯和呋塞米，前者为保钾利尿剂，后者为排钾利尿药。目前主张两药合用，既可加强疗效，又可减少不良反应。螺内酯一般用量为 40～80 mg/d，呋塞米 20～40 mg/d。过度利尿会导致水电解质紊乱，严重者诱发肝性脑病和肝肾综合征。

（3）维持血浆胶体渗透压：对低蛋白血症患者，每周定期输注白蛋白或血浆，可通过提高胶体渗透压促进腹水消退。

（4）难治性腹水的治疗：①穿刺放腹水、自身腹水浓缩回输；②输注白蛋白；③适量使用利尿药；④经颈静脉肝内门体分流术，是以血管介入方法在肝内门静脉分支与肝静脉分支间建立分流通道，该法能有效降低门静脉压，可用于治疗门静脉压增高明显的难治性腹水，但易诱发肝性脑病，故不宜作为治疗首选。

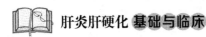

2. 上消化道出血

消化道急性大量出血，临床表现为呕血、黑粪、血便等，并伴有血容量减少引起的急性周围循环障碍，是临床常见急症，病情严重者可危及生命。

【临床表现】

（1）呕血与黑粪：是上消化道出血的特征性表现。

（2）失血性周围循环衰竭：急性大量失血由于循环血容量迅速减少而导致周围循环衰竭。一般表现为头昏、心慌、乏力，突然起立发生晕厥、肢体冷感、心率加快、血压偏低等。严重者呈休克状态。

【治疗】

（1）一般急救措施：患者应卧位休息，保持呼吸道通畅，避免呕血时血液吸入引起窒息，持续低流量吸氧。活动性出血期间保持禁食。心电监护，严密监测患者生命体征，如心率、血压、呼吸、尿量及神志变化；观察呕血与黑粪情况；定期复查血红蛋白浓度、红细胞计数、血细胞比容与血尿素氮；必要时行中心静脉压测定。

（2）积极补充血容量：立即查血型和配血，尽快建立有效的静脉输液通道，尽快补充血容量。在配血过程中，可先输平衡液或葡萄糖盐水。

尽快输血以改善失血性周围循环衰竭，一般输浓缩红细胞，严重活动性大出血考虑输全血。下列情况为紧急输血指征：①体位性晕厥、血压明显下降、心率加快；②失血性休克；③血红蛋白低于 70 g/L 或血细胞比容低于 25%。输血量视患者周围循环动力学及贫血改善而定，尿量是有价值的参考指标。

（3）止血措施：具体包括以下方法。①药物止血：a. 垂体后叶素，静脉推注或点滴给药，每次 5 ~ 10 U，一日极量为 20 U。因可导致血压升高及尿量减少，故禁用于高血压和心力衰竭、心绞痛患者。b. 生长抑素，施他宁（14 肽天然生长抑素，Somatostatin），每次 3 mg 入 500 mL 葡萄糖液静脉缓慢维持点滴。奥曲肽（8 肽的生长抑素拟似物，Octreotide），每次 0.3 mg 入 500 mL 葡萄糖液静脉缓慢维持点滴；②三腔二囊管治疗：由于患者痛苦大、并发症多（如吸入性肺炎、窒息、食管炎、食管黏膜坏死、心律失常等），易导致再出血风险。加之近年药物治疗和内镜治疗进步，目前已不推荐使用；③内镜直视下注射硬化剂或组织黏合剂，或皮圈套扎治疗，是目前治疗食管胃底静脉曲张破裂出血的重要手段；④经颈静脉肝内门体静脉分流术，常用于大量出血且应用上述方法治疗无效时，但手术并发症多、死亡率高。

3. 肝性脑病

肝性脑病即肝昏迷，是由严重肝病引起的以代谢紊乱为基础、中枢神经系统功能失调的综合征，其主要临床表现是意识障碍、行为失常和昏迷。

【临床表现】

临床上主要表现为中枢神经功能紊乱，如性格改变、智力下降、行为失常、意识障碍等，以及运动和反射异常，如扑翼样震颤、肌阵挛、反射亢进和病理反射等。肝性脑病的临床过程分为 4 期。

一期（前驱期）：焦虑、欣快激动、淡漠、睡眠倒错、健忘等轻度精神异常，可有扑翼样震颤。

二期（昏迷前期）：嗜睡、行为异常、言语不清、定向力障碍。有腱反射亢进、肌张力增高、踝阵挛及巴宾斯基征阳性等神经体征，有扑翼样震颤。

三期（昏睡期）：昏睡但可唤醒，各种神经体征持续或加重，有扑翼样震颤，肌张力高，腱反射亢进，锥体束征常阳性。

四期（昏迷期）：昏迷，不能唤醒，扑翼样震颤无法引出。

【治疗】

（1）持续心电监护，持续低流量吸氧。

（2）药物治疗：主要有以下几种药物。①乳果糖：可用于各期肝性脑病及轻微肝性脑病的治疗，其剂量为每日 30～60 g，分 3 次口服；②瑞甘－注射用门冬氨酸鸟氨酸：每次 2.5～5 g 入 250～500 mL 液体中静脉滴注；③复方氨基酸注射液（肝安 15AA、3AA）：每次 250 mL 静脉点滴；④复方甘露醇注射液：每次 250 mL 静脉点滴（必要时）；⑤中药保留灌肠。

（3）去除诱因：避免高蛋白饮食；慎用镇静药及损伤肝功能的药物；纠正电解质和酸碱平衡紊乱；预防和控制感染；防治便秘。

4. 肝肾综合征

积极防治诱发因素，如感染、上消化道出血、水电解质紊乱、大剂量利尿药等，避免使用肾毒性药物，是预防肝肾综合征发生的重要措施。改善微循环，适当增加肾血流量，中药保留灌肠可起到一定的治疗作用。

5. 自发性腹膜炎

根据药敏培养结果选用相应的抗感染治疗药物。

第三章 肝炎肝硬化中医辨证论治

第一节 中医学对肝炎肝硬化的认识

肝炎肝硬化系以肝脏为主要受侵袭脏器的疾病。其一般症状为全身乏力、胃脘胀满、纳呆、恶心厌油腻、大便溏稀或燥结、小便淡黄或深黄色、身目黄染、右胁胀痛、肝脾肿大等，根据其临床所见，一般分为黄疸型和无黄疸型。

中医无肝炎肝硬化概念。一般认为黄疸型肝炎属于"黄疸"范畴；而无黄疸型肝炎颇似中医的"胁痛""肝郁"；而肝硬化则多以"积聚""鼓胀"论述。

一、黄疸

《素问·平人气象论》篇说："溺黄赤安卧者，黄疸……目黄者曰黄疸"；又《灵枢·论疾诊尺》篇说："身痛面色微黄，齿垢黄，爪甲上黄，黄疸也"。早就指出黄疸是以身黄、目黄、小便黄为主症。至汉代张仲景，不仅将黄疸分为黄疸、谷疸、酒疸、女劳疸和黑疸，以及虚劳发黄和瘀血发黄等，而且对黄疸病的病因病机有更为翔实的阐述，还首次将黄疸的性质区别为阳明湿热发黄（阳黄）和太阴寒湿发黄（阴黄）。后世医家如《诸病源候论·急黄候》中提出的"热毒所加，卒然发黄，心满气喘，命在顷刻，故云急黄"；张景岳《景岳全书·黄疸》对阳黄、阴黄的脉因证治的论述翔实；沈金鳌《沈氏尊生书·黄疸》"天行疫疠，以致发黄者，俗称瘟黄，杀人最急"，又指出了黄疸的传染性及严重性。

以上医家对于黄疸病，从其病名的确立、临床种类的划分及其脉因证治的详实论述，几乎囊括了现代医家所谓"黄疸型肝炎"的全部具体内容。

黄疸的病因有内外两个方面，外因多由感受外邪、饮食不节所致；内因多与内伤不足、脾胃虚寒有关，内外二因又相互关联。黄疸病的病因关键是

"湿"，正如《金匮要略·黄疸病》指出："黄家所得，从湿得之"。由于湿阻中焦，脾胃升降功能失常，影响肝胆的疏泄，以致胆液不循常道，渗入血液，溢入肌肤，而发生黄疸。阳黄多因湿热蕴蒸，胆汁外溢肌肤而发黄；如湿热夹毒，热毒炽盛，迫使胆汁外溢肌肤而迅速发黄者，谓之急黄；阴黄多因寒湿阻遏，脾阳不振，胆汁外溢所致。而由积聚日久不消，瘀血阻滞胆道，胆汁外溢而产生黄疸，中医称为"瘀血发黄"。

（一）病因病机

1. 感受外邪

外感湿热疫毒，从表入里，郁而不达，内阻中焦，脾胃运化失常，湿热熏蒸于肝胆，不能泄越，以致肝失疏泄，胆汁外溢，侵溢肌肤，下流膀胱，使身目小便俱黄。若湿热挟湿邪疫毒伤人者，其病势尤为暴急，具有传染性，表现热毒炽盛，伤及营血的严重现象，称曰急黄。如《诸病源候论·急黄候》指出："脾胃有热，谷气郁蒸，因为热毒所加，故卒然发黄，心满气喘，命在顷刻，故云急黄也。"

2. 饮食所伤

饥饱失常，或嗜酒过度，皆能损伤脾胃，以致运化功能失职，湿浊内生，郁而化热，熏蒸肝胆，胆汁不循常道，浸淫肌肤而发黄。如《金匮要略·黄疸病》说："谷气不消，胃中苦浊，浊气下流，小便不通……身体尽黄，名曰谷疸。"宋代《圣济总录·黄疸门》说："大率多因酒食过度，水谷相并，积于脾胃，复为风湿所搏，热气郁蒸，所以发为黄疸。"以上说明饮食不节，嗜酒过度，均可发生黄疸。

3. 脾胃虚弱

素体脾胃阳虚，或病后脾阳受伤，湿从寒化，寒湿阻滞中焦，胆液被阻，溢于肌肤而发黄。如《类证治裁·黄疸》篇说："阴黄系脾脏寒湿不运，与胆液浸淫，外渍肌肉，则发而为黄。"说明寒湿内盛亦可导致黄疸。

4. 积聚日久不消

瘀血阻滞胆道，胆汁外溢而产生黄疸。如《张氏医通·杂门》指出："有瘀血发黄，大便必黑，腹胁有块或胀，脉沉或弦，大便不利，脉稍实而不甚弱者，桃核承气汤，下尽黑物则退。"

总之，黄疸的发生，主要是湿邪为患。从脏腑来看，不外脾胃肝胆，且往往由脾胃涉及肝胆。脾主运化而恶湿，如饮食不节，嗜酒肥甘，或外感湿热之邪，均可导致脾胃功能受损，脾失健运，湿邪壅阻中焦，则脾胃升降失常，脾气不升，则肝气郁结不能疏泄，胃气不降，则胆汁的输送排泄失常，湿邪郁遏，导致胆汁浸入血液，溢于肌肤，因而发黄。阳黄和阴黄的不同点在于：阳黄之人，阳盛热重，平素胃火偏旺，湿从热化而致湿热为患。由于湿和热常有所偏盛，故阳黄在病机上有湿重于热和热重于湿之别。火热急盛谓之毒，如热毒壅盛，邪入营血，内陷心包，多为急黄；阴黄之人，阴盛寒重，平素脾阳不足，湿从寒化而致寒湿为患。同时阳黄日久，或用寒凉之药过度，损伤脾阳，湿从寒化，亦可转为阴黄。此外，常有因砂石、虫体阻滞胆道而导致胆汁外溢发黄者，病一开始即见肝胆症状，其表现也常以热证为主，属于阳黄范围。

（二）辨证论治

黄疸的证候，一般是以两目先黄，继则遍及全身，或黄如橘色而明，或如烟熏而暗。由于病机有湿热与寒湿之异，因而其病机变化及所出现的兼证，也就各有不同。

黄疸的辨证，应以阴阳为纲。阳黄以湿热为主，阴黄以寒湿为主。治疗大法，主要为化湿邪利小便。化湿可以退黄，属于湿热的清热化湿，必要时还当同时通利腑气，以使湿热下泻，属于寒湿的温中化湿。利小便主要是通过淡渗利湿，以达到湿祛黄退的目的。正如《金匮要略·黄疸病》说："诸病黄家，但利其小便。"至于急黄热毒炽盛，邪入心营，又当以清热解毒，凉营开窍为法。

黄疸病应早发现，早治疗。《金匮要略·黄疸病》提出："黄疸之病，当以十八日为期，治之十日以上瘥，反剧为难治。"这说明黄疸病经过妥善治疗，一般在短期内，黄疸即可消退。如果正不胜邪，病情反而加剧者，则较为难治。

二、胁痛

胁痛是以一侧或两侧胁肋疼痛为主要表现的病症，早在内经已明确指出其属于肝胆病变。如《灵枢·五邪》篇说："邪在肝，则两胁中痛"；《素问·藏气法时论》篇："肝病者，两胁下痛引少腹"；《素问·缪刺论》篇也说"邪客于足少阳之络，令人胁痛不得息"。关于胁痛的病因，《内经》认为有寒、热、瘀等方面。如《素问·举痛论》篇说："寒气客于厥阴之脉，故胁肋与少腹相引痛"；《素问·刺热》篇："肝热病者……胁满痛"，以及《灵枢·五邪》篇："邪在肝，则两胁中痛……恶血在内"。后世张景岳从临床实际出发，将其病因分为外感与内伤两大类，并提出以内伤者为多见，从而将胁痛的病因归纳为郁结伤肝、肝火内郁、痰饮停伏、外伤血瘀以及肝肾亏损等。

（一）病因病机

1. 肝气郁结

情志抑郁，或暴怒伤肝，肝失条达，疏泄不利，气阻络痹，而致胁痛。如《金匮翼·胁痛统论·肝郁胁痛》说："肝郁胁痛者，悲哀恼怒，郁伤肝气。"

2. 瘀血停着

气郁日久，血流不畅，瘀血停积，胁络痹阻，出现胁痛；或强力负重，胁络受伤，瘀血停留，阻塞胁络，致使胁痛。即《临证指南医案·胁痛》："久病在络，气血皆窒。"《类证治裁·胁痛》："血瘀者，跌仆闪挫，恶血停留，按之痛甚"之谓。

3. 肝胆湿热

外湿内侵，或饮食所伤，脾失健运，痰湿中阻，气郁化热，肝胆失其疏泄条达，导致胁痛。如《张氏医通·胁痛》说："饮食劳动之伤，皆足以致痰凝气聚……然必因脾气衰而致。"

4. 肝阴不足

久病或劳欲过度，精血亏损，肝阴不足，血虚不能养肝，使络脉失养，亦能导致胁痛。如《景岳全书·胁痛》说："凡房劳过度，肾虚羸弱之人，多有胸胁间隐隐作痛，此肝肾精虚。"《金匮翼·胁痛统论·肝虚胁痛》也说："肝虚者，肝阴虚也。阴虚则脉细急，肝之脉贯膈布胁肋，阴虚血燥则经脉失养而痛。"

综上所述，胁痛的病变主要在肝胆，其病因病机，除气滞血瘀，直伤肝胆外，同时和脾胃、肾有关。在病证方面，有虚有实，而以实证多见。实证以气滞、血瘀、湿热为主，三者又以气滞为先。虚证多属阴虚亏损，肝失所养。此外，实证日久，化热伤阴，肝肾阴虚，亦可出现虚实并见。

（二）辨证论治

胁痛之辨证，当以气血为主。大抵胀痛多属气郁，且疼痛呈游走无定；刺痛多属血瘀，而痛有定所；隐痛多属阴虚，其痛绵绵。《景岳全书·胁痛》篇说："但查其有形无形，可知之矣。盖血积有形而不移，或坚硬而拒按，气痛流行而无迹，或倏聚而倏散。"即明确指出了从痛的不同情况来分辨属气属血。至于湿热之胁痛，多以疼痛剧烈，而伴有口苦苔黄。

三、积聚

积聚是腹内结块，或痛或胀的病证。积和聚有不同的病情和病机：积是有形，固定不移，痛有定处，病属血分，乃为脏病；聚是无形，聚散无常，痛无定处，病属气分，乃为腑病。《金匮要略·五脏风寒积聚病脉证并治》："积者，脏病也，终不移；聚者，腑病也，发作有时，辗转痛移，可为治。"一般说，聚病较轻，为时尚暂，故易治；积病较重，为时较久，积而成块，故难治。

（一）病因病机

积聚的发生，多因情志郁结，饮食所伤，寒邪外袭以及病后体虚，或黄疸、疟疾等经久不愈，以致肝脾受损，脏腑失和，气机阻滞，瘀血内停，或兼痰湿凝滞，而成积聚。《景岳全书·积聚》篇说："积聚之病，凡饮食、血气、风寒之属皆能致之。"聚证以气机阻滞为主，积证以瘀血凝滞为主。但气滞日久，可致血瘀而成有形之积，有形之血瘀，亦必阻滞气机，故积聚在病机上有区别，亦有一定联系。积聚日久，均可导致正虚，一般初病多实，久病多虚。

1. 情志失调

情志抑郁，肝气不舒，脏腑失和，气机阻滞，脉络受阻，血行不畅，气滞血瘀，日积月累而成。如《金匮要略·积聚统论》篇说："凡忧思郁怒，久不得解者，多成此疾。"

2. 饮食所伤

酒食不节，饥饱失宜，损伤脾胃，脾失健运，不能输布水谷之精微，湿浊凝聚成痰，痰阻气机，血行不畅，脉络壅塞，痰浊与气血搏，乃成本病。亦有因饮食不调，因食遇气，食气交阻，气机不畅，而成聚证者。《景岳全书·痢疾·论积垢》说："饮食之滞，留蓄于中，或结聚成块，或胀满鞕痛，不化不行，有所阻隔者，乃为之积。"以上说明饮食所伤可成积聚。

3. 感受寒湿

寒湿侵袭，脾阳不运，湿痰内聚，阻滞气机，气血瘀滞，积块乃成。如《灵枢·百病始生》篇说："积之始生，得寒乃生。"亦有风寒侵袭，复因饮食所伤，脾失健运，湿浊不化，凝聚成痰，风寒痰湿诸邪与气血互结，壅塞脉络，渐成本病。如《景岳全书·积聚》说："不知饮食之滞，非寒未必成积，而风寒之邪非食未必成形，故必以食遇寒，以寒遇实，或表邪未清，过于饮食，邪食相搏，而积斯成矣。"

亦有外感寒邪，复因情志内伤，气因寒遏，脉络不畅，阴血凝聚而成积。如《灵枢·百病始生》篇说："卒然外中于寒，若内伤于忧怒，则气上逆，气上逆则六俞不通，温气不行，凝血蕴裹而不散，津液涩渗，著而不去，而积皆成矣。"以上二者说明，内外合邪，皆可成积。

4. 他病转移

黄疸病后，或黄疸经久不退，湿邪留恋，阻滞气血；或久疟不愈，湿痰凝滞，脉络痹阻；或感染血吸虫，虫阻脉道，肝脾气血不畅，血脉受阻。以上因素均可导致积聚。

本病的病因虽有多端，但其病机，主要是气滞而导致血瘀内结。至于湿热、风寒、痰浊均是促成气滞血瘀的间接因素。同时本病的形成与正气强弱密切相关。正如《素问·脉经别论篇》说："勇者气行则已，怯者则著而为病也。"本病的病机演变亦与正气有关，一般初病多实，久则多虚实夹杂，后期则正虚邪实。若血瘀内结，气机不得宣畅，或正虚邪实，气虚血瘀更甚，则积块增大更快。脾胃运化日衰，影响精血化生，正气愈虚，积块留着则不易消。若肝脾统藏失职，或瘀热灼伤血络，可致出血；若湿热蕴结中焦，可出现黄疸；如水湿泛滥，亦可出现腹满肢肿等证。

（二）辨证论治

积聚之证，按其病情和病机的不同，分别为积为聚；但就临床所见，每有先因气滞成聚，日久则血瘀成积，由于在病机上不能绝对划分，故前人每以积聚并称。为了临症便于掌握，所以分别叙述。治疗上，《医宗必读·积聚》曾提出分初、中、末三个阶段的治疗原则很有现实意义。认为"初者，病邪初起，正气尚强，邪气尚浅，则任受攻；中者，受病渐久，邪气较深，正气较弱，任受且攻且补；末者，病魔经久，邪气侵凌，正气消残，则任受补。"所以临床应根据病史长短，邪正盛衰，伴有症状，辨明虚实的主次。若气滞血阻者，予以理气活血；血瘀为主者，予以活血化瘀散结；正虚瘀结者，应采用补正去瘀之法。若病久正气大虚者，则又当补益气血，培本为主。由于气聚可导致血瘀成积，积久正衰较甚，聚赘正衰较浅，所以在气聚阶段应予及时治疗，以免聚而成积，终属难治。

积聚日久，损伤气血，故在治疗上要始终注意保护正气，攻伐之药，用之不宜过度，邪衰应扶正达邪，以免伤正。正如《素问·六元正纪大论篇》

说："大积大聚，其可犯也，衰起大半而止。"

四、鼓胀

鼓胀，是根据腹部膨胀如鼓而命名。以腹胀大，皮色苍黄，脉络暴露为特征。《灵枢·水胀》篇载："鼓胀何如？岐伯曰：腹胀，身皆大，大与肤胀等也。色苍黄，腹筋起，此其候也。"

隋代巢元方《诸病源候论·水蛊候》说："此由水毒气结聚于内，令腹渐大，动摇有声……名水蛊也。"明代李中梓《医宗必读·水肿胀满》说："在病名有鼓胀与蛊胀之殊。鼓胀者，中空无物，腹皮绷急，多属于气也。蛊胀者，中实有物，腹形充大，非虫即血也。"明代张景岳《景岳全书·气分诸胀论治》篇说："单腹胀者，名为鼓胀，以外虽坚满，而中空无物，其象如鼓，故名鼓胀。又或以血气结聚，不可解散，其毒如蛊，亦名蛊胀。且肢体无恙，胀惟在腹，故又名为单腹胀。"

总之，本病的病因主要由于：酒食不节、情志所伤、血吸虫感染，及其他疾病转变等。其病机，由于肝、脾、肾三脏受病，气、血、水瘀积腹内，以致腹部日渐胀大，而成鼓胀。

本病的分类，前人据病因病机有"气鼓""血鼓""水鼓""虫鼓"之称，但气、血、水三者，每互相牵连为患，仅有主次之分，而非单独为病。正如清代何梦谣《医碥·肿胀》篇分析："气水血三者，病常相因，有先病气滞而后血结者；有病血结而后气滞者；有先病水肿而血随败者；有先病血结而水随蓄者。"本病的病因与正邪关系，比较复杂，病机多为本虚标实，虚实互见，故治疗宜谨据病机，攻补兼施为基本原则。

（一）病因病机

1. 酒食不节

嗜酒过度，饮食不节，损伤脾胃。脾虚则运化失职，酒湿浊气蕴聚中焦，清浊相混，壅阻气机，肝失条达，气血郁滞，脾虚愈甚，进而波及于肾，开阖不利，水浊渐积渐多，终至水不得泄，遂成鼓胀。

2. 情志所伤

情志怫郁，气机失于调畅，以致肝气郁结，久则气滞血瘀。肝失疏泄，横逆而乘脾胃，运化失常，水湿停留，进而壅塞气机，水湿气血停瘀蕴结，日久不化，逐渐及肾，开阖不利，三脏俱病，而成鼓胀。

3. 血吸虫感染

血吸虫感染后，未及时治疗，晚期内伤肝脾，脉络瘀塞，气机不畅，升降失常，清浊相混，气、血、水停瘀腹中，而成鼓胀。

4. 黄疸、积聚等病，迁延日久，而成鼓胀

黄疸本由湿邪或寒湿停聚中焦，久则肝脾俱伤，气血凝滞，脉络瘀阻，升降失常，终至肝、脾、肾三脏俱病而成鼓胀。积聚由于气郁与痰瘀凝结，久则气血壅滞更甚，脾失健运，肾失开阖，逐渐形成鼓胀。

鼓胀的病因，虽分上述四个方面，但形成本病的病机，首先在于肝脾的功能彼此失调，肝气郁遏日久，势必木郁克土，即《金匮·脏腑经络先后病脉证》："见肝之病，知肝传脾。"在病证上可出现气滞湿阻，脾失健运，湿浊不化，阻滞气机，既可化热而出现湿热蕴结的病证，又可由于患者素体阳虚或久病，湿从寒化而出现寒湿困脾的病证。肝脾俱病，肝气郁滞，血气凝聚，隧道壅塞，可见肝脾血瘀证。脾之运化失职，清阳不升，水谷之精微不能输布以奉养他脏，浊阴不降，水湿不能传输以排泄体外，病延日久，肝脾日虚，进而累及肾脏亦虚。肾阳虚，无以温养脾土，使脾阳愈虚而成脾肾阳虚证。肾阴虚，肝木失其滋荣，或素体阴虚，亦可出现肝肾阴虚证。以上病证即成为临床辨证论治的依据。鼓胀因肝、脾、肾功能相互失调，终至气滞、血瘀、水停腹中，正如喻嘉言《医门法律·胀病论》说："胀病亦不外水裹、气结、血瘀。"由于肝、脾、肾功能彼此失调，脏腑虚者愈虚，气、血、水壅结腹中，水湿不化，实者愈实，故本虚标实，虚实交错，为本病的主要病机特点。

（二）辨证论治

本病在辨证方面，根据病程和正邪关系，一般发病初期多肝脾失调，气滞湿阻。根据病机，分清气滞、血瘀、湿热和寒湿的偏盛，分别采用理气祛湿，行气活血，健脾利水等法，必要时亦可暂时用峻剂逐水。病程日久，或素体虚弱，病机可出现脾肾阳虚或肝肾阴虚，治宜健脾温肾和滋养肝肾。本病的病机由于本虚标实，虚实夹杂，故治疗需注意攻补兼施，补虚不忘实，泄实不忘虚。

第二节 急性病毒性肝炎中医辨证论治

临床实践证明，中医药治疗肝炎肝硬化有着明显优势和确切疗效。特别

在急性肝炎、重型肝炎、肝纤维化（肝硬化）、调节机体免疫、减轻与消除证状等治疗方面优势突出。

一、急性肝炎的辨证论治

急性肝炎如急性病毒性肝炎，辨证大致可分湿重、热重、湿热并重证型。由于其湿热郁结，邪无出路，故治疗上多以清利湿热、疏泄肝胆。临床上一般以连翘、郁金、茵陈作为基本方。热重于湿者，加银花、大青叶、板蓝根、大黄等清热解毒、通泄肠胃；湿重于热者，加藿香、佩兰、苍术、厚朴、半夏、陈皮等以芳香化湿；有表证者亦当行解表之剂。具体的辨证论治，主要体现在以下五个方面。

（一）清利湿热

用于急性肝炎初起，湿热俱盛。临床表现为发热，头痛，巩膜皮肤黄染明显，身体困倦，肢节酸痛，纳呆，厌油腻，恶心、呕吐，胃脘胀满不适，大便溏，尿色黄赤，舌红苔黄厚腻，脉缓。肝肿大，肝功能指标明显异常。可选用甘露消毒丹随证加减。

藿香 15 g，佩兰 15 g，白蔻仁 12 g，茵陈 30 g，滑石 30 g，木通 9 g，黄芩 12 g，连翘 12 g，石菖蒲 15 g，川贝母 12 g，薄荷 9 g，射干 12 g。

本方芳化利湿、清热解毒。临床上一般是将上方去射干、川贝、薄荷，加山栀、茯苓。

（二）祛湿清热

适用于湿邪偏重，热毒较轻的患者。肝炎黄色不甚鲜明，头重，身倦，脘痞，纳呆，恶心，尿少色黄，舌红苔白厚腻，脉缓。肝功能明显异常，肝肿大者，可以藿朴夏苓汤加连翘、茵陈、郁金。

藿香 15 g，厚朴 15 g，半夏 9 g，云苓 30 g，杏仁 12 g，白蔻仁 15 g，薏米 30 g，猪苓 12 g，泽泻 12 g，豆豉 15 g，茵陈 30 g，连翘 12 g，郁金 15 g。

本方芳化祛湿，兼以清热。适于湿重于热者。

（三）解毒利湿

用于热邪疫毒偏重。皮肤色黄鲜明润泽，发热，口渴，小便黄少，烦躁，腹满，肝区胀痛，大便秘结，舌苔黄厚而干，脉数有力。可用茵陈蒿汤加清热解毒之品。

茵陈 30 g，栀子 12 g，生大黄 9 g，银花 30 g，连翘 12 g，大青叶 30 g，

板蓝根 30 g。

本证的辨证要点在发热、烦躁、腹满便秘。

（四）解毒疏郁

适用于湿热蕴结，肝气郁滞。起病急，病程快，黄疸较重、鲜明如橘者。兼见发热，恶心，呕吐，纳差，厌油腻，肝区胀痛，脘痞腹胀，舌红苔薄白，脉弦。可将四逆散、茵陈蒿汤及金铃子散三方和合治之。

茵陈 30 g，栀子 12 g，生大黄 3 g，柴胡 12 g，白芍 30 g，枳实 15 g，炙甘草 12 g，延胡索 12 g，川楝子 12 g。

本证的辨证要点是胁肋胀痛、脘痞厌油腻、黄疸较重。

（五）解表透邪

急性黄疸型肝炎兼有表证。恶寒身倦，食纳减少，恶心厌油，小便短赤，大便稀软，巩膜黄染，舌苔薄白微黄而腻，脉浮数。选用麻黄连翘赤小豆汤加味。

麻黄 10 g，连翘 12 g，桑白皮 15 g，赤小豆 30 g，杏仁 10 g，生甘草 12 g，大枣 12 g，生姜 3 片，茵陈 30 g，郁金 15 g，半夏 9 g，山栀 9 g。

本证的辨证要点在于兼有表证，恶寒身困或肢体酸痛沉重，或兼发热头重。

病例：张某，女，20 岁。身热，尿黄 2 天住院。发病开始即觉低热，体温 38 ℃，无恶寒，全身疲乏无力，恶心厌油，不思饮食，小便黄赤。查体：巩膜微有黄染，肝右肋下 2 cm，剑突下 3 cm，有叩触痛，脾不大。化验：总胆红素 120 μmol/L，谷丙转氨酶 1250 U/L。诊断为病毒性肝炎急性黄疸型。现症：身热目黄，有汗不解，口苦口黏，恶心纳呆，渴喜饮水，脉弦滑，舌苔黄腻。证属阳黄，湿热熏蒸。拟以芳化清利之法，用甘露消毒丹加减。藿香 15 g，白蔻仁 15 g，茵陈 30 g，滑石 30 g，木通 9 g，连翘 12 g，黄芩 12 g，山栀 12 g，云苓 15 g。水煎服，每日一剂。2 天后体温正常，唯目黄不退，尿色黄赤。此湿热仍重，继服上方共 11 剂，巩膜黄染已退，尿色转清，复查总胆红素 23 μmol/L，谷丙转氨酶 32 U/L，纳食增加，肝区不痛。继服上方以祛余邪。两周后，黄疸指数及转氨酶均转正常而出院。

二、中医治疗急性肝炎的临证体会

急性肝炎无论有无黄疸，都应以祛邪为急务。临证治疗要注意以下几个问题。

一是祛邪勿迟。要及早诊治，抓紧时机，趁正气未虚，及早驱邪外出，如此则病易愈。反之，若拖延时日，正气为邪毒所伤，湿邪疫毒胶结不解，邪实正虚，则疾病缠绵难愈。这可作为急性肝炎治疗的一个总则。因此，急性肝炎开始时，总以祛邪外出为要，而且越早越好。开始兼有表证，可兼以解表，选用麻黄连翘赤小豆汤加减，使湿热之邪得以汗解；湿热疫毒胶结于气分之时，应促使邪毒从二便而解，故应保持大小便通畅，通利二便为治疗急性肝炎最为常用的方法。其总的精神不外是使邪有出路，故用药要果敢果断，开始时用药要早、要快、剂量无妨大一些。

二是补勿过早。湿热之邪为患，易见全身困倦无力等"假虚"之象，此时过早使用补剂，往往会使毒邪复炽，湿热之邪更加胶结难解。

三是治疗要彻底。急性肝炎治疗一段时间之后，临床症状很快就能得到控制，患者自觉症状消失，表面上好像已恢复了正常状态，此时，患者往往会中止治疗。但此时仍有湿热疫毒残留，如不彻底消除，而患者本身的正气又不足以消除这些余毒时，余毒会长期潜伏体内为患，往往会演变成慢性肝炎。因此，急性病毒性肝炎在临床症状消失，甚至在肝功能检查恢复正常之后，仍要坚持一段时间治疗，以防病情复发或演变成慢性肝炎。曾治一王姓患者，黄疸指数由原来的 398 μmol/L 降至 54 μmol/L，谷丙转氨酶亦恢复到 68 U/L，临床症状基本消失，此时患者以经济困难为由要求中止治疗，一周后病情急剧加重，黄疸指数复升到 120 μmol/L，谷丙转氨酶升到 540 U/L，不得已又二度住院治疗。前后迁延治疗 3 月余，总算保住性命，痊愈出院。当然，此时期的治疗就不是单纯祛邪，而应扶正与祛邪两者兼顾，祛邪仍以清利湿热为主，扶正则以健脾、柔肝为宜。

四是及时对症治疗。急性肝炎发病初期，应迅速改善消化道症状，特别是恶心、呕吐。这是控制病情进展的重要一环。如见舌苔黄厚腻或黄浊，脉象弦滑，每与前述基本方中加鸡内金、麦芽以醒胃，每获良效。

五是关于大黄的运用。在急性肝炎的中医治疗中，一般文献认为大黄仅用于热重便结的病例，对湿重便溏者则不相宜。但大黄有攻积导滞、泻火凉血、活血祛瘀、利胆退黄之功，对湿重热重之病例，用之咸宜。用药方法上，可仿《伤寒论》大黄泻心汤法，以大黄研粗末置杯中，酒浸以没为度，待浸透后弃酒留药，以药汁趁热如沏茶样浸泡大黄约 20 min 后服，此法长于清热而无大泻。中医用大黄一般腹泻即止，其实使用该药可连续服用数十剂直至痊愈而无不良反应，仅在初服数日内有泻下二三次，以后则无大泻，仅诉便溏或大便通畅而已，湿热也随之而解。近代医家张锡纯论："大黄力虽猛，然有病者则病当之，恒有多用不妨者"，故连续使用该药不仅能利胆退黄，且能活血祛瘀，改善肝瘀血，促使转氨酶恢复正常，对肝功能恢复起重要作用。在重症肝炎中，大黄用量每日可达 20 g 以上，尚可用大黄 30～60 g 浓煎至 100 mL 保留灌肠，对促使肠道积滞排除、防止血氨升高确有良效，可以防止肝昏迷的出现。

三、暴发性肝炎和亚急性肝坏死的辨证论治

暴发性肝炎和亚急性肝坏死即病毒性肝炎的急重型和亚急重型。均是以较大面积肝细胞坏死为病理特征的重型肝炎，甚者肝组织在几日内即坏死殆尽。病情危重，进展较速，死亡率高，与中医的"急黄""瘟黄"相似。主要表现：①消化道症状严重，恶心、呕吐、难以进食；②黄疸迅速加深；③精神神经症状突出，烦躁不宁，谵妄狂躁，意识障碍，嗜睡，最后转入昏迷或半昏迷，抽搐震颤；④化验，肝功能显著异常，黄疸指数急剧升高，血氨高，凝血酶原活动度低下；⑤查体，肝脏缩小伴明显肝臭，腹胀痛拒按，或快速出现腹水征；⑥舌质红绛，舌苔黄燥，脉滑数或弦数。

需要指出的是，亚急性肝坏死多有因急性黄疸型肝炎未经及时治疗、迁延时日，黄疸未见减退反逐渐加深、消化道症状（如恶心、呕吐、纳呆、腹胀、大便溏泄等）加重，小便黄赤短少，预后也多凶险，此即《金匮要略》："黄疸之病，当以十八日为期，治之十日以上，反剧为难治。"

在辨证治疗上，二者一般以"阳黄""阴黄"分之。

（一）"阳黄"

1. 病机：湿热毒邪炽盛，脾胃郁热。

2. 证候特点：黄疸色泽鲜明，身热口渴，小便短赤，大便干燥，腹胀拒按，烦躁不宁，或吐血衄血，舌质红绛，舌苔黄燥，脉滑数。若热毒炽盛耗伤阴液，则可出现震颤抽搐，舌绛少苔或无苔，脉弦大虚数或细数。

3. 治则：清热解毒，通涤肠胃。

4. 方药：可拟茵陈蒿汤合大黄黄连泻心汤，再加银花、蒲公英、板蓝根等清热解毒药为基础方加减。

茵陈 30 g，山栀 12 g，生大黄 12 g，黄连 9 g，黄芩 12 g，银花 30 g，蒲公英 30 g，板蓝根 30 g。

5. 化裁

气营两燔，热入心包而嗜睡昏迷者，宜清心开窍。用安宫牛黄丸或径用大承气汤攻下（生大黄 20 g，芒硝 15 g，枳实 12 g，厚朴 12 g）。曾会诊一例男性患者，重型肝炎昏睡不醒，用大承气汤重用大黄 20 g，排出黑色黏液便数枚转苏醒。亦有用大黄加食醋外用灌肠，并内服安宫牛黄丸减少氨的吸收，促使有毒物质的排出。

热炽伤阴，肝风内动而震颤抽搐者，宜凉血熄风。拟羚角钩藤汤（羚羊角、桑叶、川贝、生地、钩藤、菊花、白芍、生甘草、鲜竹茹、茯神）合犀角地黄汤（犀角、生地、赤芍、丹皮）为基础方化裁治疗。

血热妄行而吐衄便血，宜直泻心火，用大黄黄连泻心汤（生大黄、黄连、黄芩）；或犀角地黄汤清热凉血。

需要指出的是，暴发型肝炎死亡率极高，若病至昏迷不醒，狂躁抽搐，或呕吐鲜血，则多属不治。

病例：莫某，女，20 岁，1999 年 4 月 14 日入院。患者纳差，恶心，呕吐 4 天，伴高热恶寒，体温 39.2 ℃，小便如"浓茶"样。肝功能：总胆红素 220 μmol/L，谷丙转氨酶 1540 U/L，HBsAg（－）。查体：巩膜及全身皮肤出现黄染，神志不清，呈昏迷状，烦躁不安。诊断为急性重型病毒性肝炎（病原未定型）；并肝性脑病 II 期。病情危重，要求结合中医治疗。辨证为急黄重证，属疫毒炽盛，内陷心营。治则：清热解毒，通窍除湿，拟以茵陈蒿汤合大黄黄连泻心汤加减：茵陈 30 g，栀子 12 g，生大黄 12 g，黄连 9 g，黄芩 12 g，银花 30 g，蒲公英 30 g，板蓝根 30 g。水煎服，每日 1 剂。另口服安宫牛黄丸 3 g，顿服。

服上方后，大便每日 3~4 次，为黏液样便，小便量增多，神志转清醒。嘱再服 3 剂，并加服安宫牛黄丸。服至第 5 天后，神志已完全清醒，皮肤巩膜黄染变浅，症状好转。将上方大黄减至 3 g，去黄连黄芩加炙甘草 9 g，大枣 12 g，再服 5 剂。服完后，诸症明显好转，黄染消退。由于中西医结合二法并进，病情迅速转危为安，住院 15 天后：巩膜及皮肤黄染明显变浅，胃纳正常，舌红苔白微黄而厚，脉弦细数。复查总胆红素 69 μmol/L，谷丙转氨酶 113 U/L。再拟以清热解毒，凉血养阴善后。

茵陈 30 g，生大黄 3 g，栀子 9 g，银花 30 g，元参 15 g，麦冬 30 g，生地 30 g，水煎服。

上方共服约 30 剂，患者症状消除，肝功能基本正常。

（二）"阴黄"

1. 病机：脾肾虚寒，气血衰败。即《景岳全书》所说"凡病黄疸而绝无阳证阳脉者，便是阴黄"；"阴黄证，则全非湿热，而总由血气之败"。

2. 证候特点：黄疸色泽晦暗，精神萎靡，极度乏力，言语低微，口干不欲饮，大便溏稀，小便短少，腹鼓胀不纳或有腹水，脉沉数无力或弦大中空，舌质淡，舌体胖大，苔白或灰腻少津。

3. 治则：温补脾肾，化湿利胆。

4. 方药：可以茵陈四逆汤合四君子汤为基本方化裁。

茵陈30 g，熟附片12 g，干姜9 g，炙甘草12 g，人参12 g，白术15 g，云苓30 g，大枣30 g。

5. 化裁

若胃满腹胀者可加枳实、厚朴、半夏行气散结；呃逆连绵不止加丁香、柿蒂、竹茹、代赭石、旋覆花降逆止呃；腹水水肿加猪苓、茯苓、泽泻、车前子、大腹皮淡渗利水；皮下瘀斑，口唇暗淡，舌质暗淡或紫暗者，加桃仁、红花、赤芍、丹参、当归活血化瘀。

病例：陈某，男，38岁，2001年9月28日住院。患者于一周前发热，体温38.2 ℃，恶心厌油腻，呕吐一次。经当地某医院拟以胃肠型感冒治疗，病情加重，并出现身目黄染而转来就诊。现：身倦，极度乏力，脘痞腹胀，恶心纳呆，偶呕吐为少量胃内容物，时有呃逆，小便如"浓茶"样，大便稀溏日2～3次。查体：精神不振，面色萎黄，皮肤黄色晦暗，巩膜深度黄染，肝掌明显，腹膨隆拒按，腹水征（±）。化验：总胆红素280 μmol/L，谷丙转氨酶960 U/L，谷草转氨酶640 U/L，白蛋白28 g/L，凝血酶原活动度55%，B超为急性肝损伤并少量腹水，病毒为"大三阳"。诊断为慢性重型病毒性肝炎（乙型）。用西药对症治疗后，病情并未得到控制，呕吐频繁，腹水征明显，嗜睡并一度出现休克，黄疸指数升高至310 μmol/L，谷丙转氨酶324 U/L，有"酶胆分离"表现。遂要求结合中医治疗。查其手足厥冷，舌体胖嫩，质淡水滑，边有齿痕，舌苔白而厚腻，脉沉细无力。辨证属脾肾阳虚，湿从寒化，寒湿内聚，阻滞三焦，气机运化失职，肝之疏泄失常，胆汁外溢，为"阴黄"之证。拟温补脾肾，化湿利水法。方以茵陈四逆汤合五苓散加藿香佩兰。

茵陈30 g，熟附片9 g，干姜12 g，炙甘草12 g，桂枝15 g，白术12 g，茯苓30 g，泽泻12 g，猪苓12 g，藿香15 g，佩兰15 g，水煎服。

上方服 6 剂后，病情明显好转，呃逆、呕吐均止，腹软，腹水减轻，知饥欲食，大便一日一次，小便增多，精神大为好转。黄疸退至 180 μmol/L，脉沉细弱，舌质淡苔白微腻。继续以上方再服 6 剂。

胃纳消化均见好转，腹平软，腹水征（±），二便畅利，精神较好。肝功能检查：黄疸指数 88 μmol/L，白蛋白 33 g/L，谷丙转氨酶 120 U/L。仍按上方加减，温补脾胃为主，兼和胃祛湿。

茵陈 30 g，熟附片 6 g，干姜 9 g，炙甘草 12 g，桂枝 12 g，白术 12 g，云苓 30 g，薏仁 30 g，大枣 12 g，党参 15 g，黄芪 15 g，焦三仙各 12 g，水煎服。

按上方加减服 2 月余，症状消失，肝功能化验正常，痊愈出院。

总之，亚急性肝坏死之"阳黄"证是湿热毒邪过盛，如不及时采用苦寒攻泻、清热利胆，则易伤其正气，故宜祛邪为主，以免贻误病机；"阴黄"证是脾肾虚寒，血气衰败所致，宜用温补脾肾、化湿利胆为法。在实践中应注意到阳黄与阴黄是正邪交争、是可以相互转化的，往往是正不胜邪，气血亏损而转化为"阴黄"证。所以，辨证时必须注意顾护脾肾以固本，达到正气复、邪气退，方可化险为夷。

第三节　慢性病毒性肝炎中医辨证论治

一、慢性病毒性肝炎的病机特点

慢性病毒细胞肝炎由于患病日久，正气已伤而邪留不去，故多为虚实夹杂，其病机特点是本虚标实。其虚主要表现为脾胃气虚、气血两虚、肝肾阴虚、脾肾阳虚；其实指湿热毒邪、气滞不畅、血络瘀阻。而湿热毒邪胶滞不化则是慢性病毒性肝炎贯穿始终的主要致病原因。慢性病毒性肝炎始终都是以湿热蕴结肝脾，进而导致一系列病理变化为主要病机特点。

二、慢性病毒性肝炎的治疗原则

扶正祛邪是慢性肝炎的治疗原则。扶正要以顾护脾胃为贯彻始终，兼柔肝滋肾；祛邪主要以清化或清利湿热为要务，结合疏肝解郁，活血通络。

三、慢性病毒性肝炎的辨证治疗

1. 湿热邪毒内蕴

湿热邪毒内蕴多见于慢性病毒性肝炎急性发作，湿热邪毒内蕴肝脾。患者巩膜、皮肤皆见黄色，状如柏皮，口干喜冷饮，腹胀胁痛，纳呆厌油，大便色灰干燥或黏腻不爽，小便色如浓茶，脉弦滑或弦数，舌红，苔黄腻。

治则：清热解毒化湿。

方药：可仿前述急性黄疸型肝炎，拟茵陈蒿汤加清热解毒药。

茵陈 30 g，栀子 12 g，生大黄 9 g，银花 30 g，板蓝根 30 g，连翘 12 g，大青叶 30 g。

加减：淤胆重者加郁金 15 g，香附 15 g，枳壳 12 g；脘痞纳呆者加半夏 9 g，鸡内金 30 g，焦三仙各 15 g。

病例：张某，男，32 岁，1998 年 9 月 12 日初诊。一周前出现食欲不振，恶心厌油腻，口苦黏腻，脘痞腹胀，肝区不适，四肢乏力，精神疲倦，巩膜及全身皮肤色黄晦滞，大便黏腻不爽，小便黄赤短少，舌红苔黄厚腻，脉弦滑数。患者三年前查出为"大三阳"，此次发病查肝功能：总胆红素 88 μmol/L，谷丙转氨酶 1460 U/L，谷草转氨酶 680 U/L。诊断为慢性重型乙型病毒性肝炎。治以清热解毒、芳化醒脾。茵陈 30 g，栀子 12 g，生大黄 9 g，银花 30 g，连翘 12 g，大青叶 30 g，板蓝根 30 g，藿香 15 g，佩兰 15 g，半夏 9 g，枳实 12 g，厚朴 12 g。水煎服，每日一剂分两次服。

初服 6 剂后疗效显著。原方再进 10 剂，症状明显减轻，身体轻便，黄疸指数退至 32 μmol/L，谷丙转氨酶退至 320 U/L。原方减清热解毒药味，加重健脾化湿药：茵陈 30 g，山栀 9 g，郁金 15 g，生大黄 3 g，藿香 15 g，佩兰 15 g，半夏 9 g，薏仁 30 g，白术 30 g，砂仁 12 g，鸡内金 30 g，焦三仙各 15 g。

守上方前后共进 30 剂。临床体征及自觉症状痊愈。肝功能基本恢复正常。

2. 肝郁脾虚

肝郁脾虚证为慢性肝炎最常见病证。多见于慢性乙肝病情反复，肝功能指标不稳定患者。临床表现胁肋胀痛，烦躁易怒，太息嗳气，倦怠乏力，食少纳呆，腹胀便溏，舌淡苔薄白或微腻，脉沉弦或弦细。病机为肝气郁结，导致脾失运化。

治则：疏肝理气，健脾和胃。

方药：逍遥散或柴胡疏肝散加减。

当归 15 g，白芍 15 g，柴胡 12 g，茯苓 12 g，白术 12 g，炙甘草 12 g，郁金 15 g，香附 12 g，陈皮 12 g，半夏 9 g，枳壳 12 g。

加减：有黄疸可加茵陈 30 g，川军 1 g；纳呆恶心加鸡内金 30 g，焦三仙 15 g，竹茹 15 g，生姜 3 片；乏力明显加党参 15 g。

病例：于某，男，42 岁，工人。患者 6 年前在某医院诊断为慢性乙型肝炎，曾反复三次住院治疗。半年前又感右胁肋胀痛，倦怠乏力，复查肝功能：谷丙转氨酶 280 U/L，谷草转氨酶 320 U/L。经西药住院治疗效果不好，遂转请中医治疗。自述心烦易怒，善太息，胸闷腹胀，右胁肋胀痛，食少纳差，倦怠乏力，便溏。查体：精神郁闷，面色萎黄，舌质淡，苔薄，脉弦细。诊断为病毒性肝炎（乙型）慢性中度。治应疏肝解郁，健脾和胃：当归 15 g，白芍 15 g，柴胡 12 g，茯苓 12 g，白术 12 g，炙甘草 12 g，生姜 3 片，陈皮 12 g，半夏 9 g，香附 12 g，郁金 15 g，焦三仙各 15 g。

服药 10 剂后，患者胁痛明显减轻，知饥欲食，精神好转。守上方加减共服一个半月后诸症消失，肝功能正常。

3. 湿热留滞

湿热留滞证多见于患慢乙肝病程较久的患者。病情反反复复，肝功能特点以长期反复、较低水平不稳定。症见四肢倦怠乏力，胃纳不佳，肝区持续性不适，小便黄，大便正常或偏溏。舌质淡红，舌苔白或薄黄厚腻，脉濡数。

治则：清利湿热，芳香化浊。

方药：藿朴夏苓汤去杏仁豆豉加佩兰、虎杖、连翘。

藿香 15 g，佩兰 15 g，白蔻仁 12 g，厚朴 12 g，半夏 9 g，茯苓 30 g，薏仁 30 g，猪苓 9 g，泽泻 9 g，虎杖 15 g，连翘 12 g。

加减：纳食不香加焦三仙各 15 g，鸡内金 30 g；肝区痛者加元胡 12 g，川楝 12 g；黄疸持久不退者加茵陈 15 g，川军 1 g。

病例：何某，女，31 岁，2001 年 6 月 28 日门诊。慢性乙肝患者，近 3 年来肝功能反复多次表现异常。半月前出现食欲不振，恶心厌油腻，口苦黏腻，脘痞，肝区隐痛，四肢困倦，面色晦黄，巩膜轻度黄染，大便稀溏，小便黄。舌苔白黄而厚腻，脉濡数。肝功能检查：总胆红素 23 μmol/L，谷丙转氨酶 142 U/L，谷草转氨酶 204 U/L。诊断为慢性乙型肝炎轻度。治以芳香化浊，清利湿热。方以藿朴夏苓汤加减：藿香 15 g，佩兰 15 g，白蔻仁15 g，厚朴 12 g，半夏 9 g，茯苓 30 g，薏仁 30 g，猪苓 9 g，泽泻 9 g，虎杖15 g，连翘 12 g。

6 剂后症状改善明显。再服 30 剂，黄疸消失，复查乙肝"大三阳"出现血清转化，谷丙转氨酶降至 52 U/L。上方增加党参、山药、鸡内金、焦三仙等健脾消食药物进退，前后共治疗 50 余天，病告痊愈。

4. 气滞血瘀

由气滞而血瘀。患者烦躁易怒，两胁胀痛或刺痛，腹部痞块或乳房有硬结，面色晦暗，有肝掌或蜘蛛痣，或时有齿鼻衄血，舌有瘀点或瘀斑，舌苔腻，脉弦。

治则：理气活血。

方药：血府逐瘀汤加减（去牛膝、桔梗加香附、白芍）。

桃仁 12 g，红花 12 g，当归 15 g，川芎 9 g，赤芍 30 g，生地 30 g，柴胡 12 g，香附 12 g，白芍 30 g，炙甘草 12 g。

加减：腹部肿块（肝脾肿大）明显加穿山甲 10 g，鳖甲 10 g；牙齿或鼻出血者，加茜草 30 g，藕节 30 g 或三七粉 3 g 冲服，或加川军炭 3 g。

病例：陈某，男，48 岁，干部，1998 年 3 月 21 日门诊。

患者于 2 年前开始自觉右胁部胀痛，偶头晕不适，脘闷腹胀，纳少乏力，不能坚持工作。曾在某医院住院治疗三个月，诊断为早期肝硬化、脾功能亢进、门静脉高压症，后因治疗效果不明显而出院，遂转求中药治疗。自诉全身乏力，右胁部胀痛，脘闷腹胀，尤以食后腹胀加重、纳呆。查体：面色晦暗，形体消瘦，肝掌及蜘蛛痣明显，巩膜轻度黄染，舌边尖部有瘀斑，脉沉弦硬。B 超检查：肝脏较密微波，剑突下 3 cm，脾肋下 2.5 cm，体积4.0 cm×11.5 cm×14 cm。钡透：食道中下段静脉曲张。化验：总胆红素23.70 μmol/L，谷丙转氨酶 86 U/L，谷草转氨酶 124 U/L，碱性磷酸酶134 U/L，谷氨酰转肽酶 184 U/L，白蛋白 29 g/L，球蛋白 33.5 g/L。辨证为气滞血瘀，治宜疏肝理气，活血化瘀：当归 15 g，生地 30 g，桃仁 12 g，红花 12 g，川芎 9 g，赤芍 30 g，柴胡 12 g，枳壳 12 g，香附 12 g，白芍30 g，炙甘草 12 g。

守上方共服 30 剂后，胁痛腹满等症明显减轻，纳食见好转，尤以面色转红润及肝掌颜色变浅较为突出，患者十分高兴。守上方再加焦楂 30 g，神曲 30 g，鸡内金 30 g 共为散，每日 6 g，略煎顿服。一年后复查，食道静脉曲张减轻，脾大回缩，肝功能已三个月保持正常，尤以白蛋白升至 34 g/L 为明显。至今状态良好。

5. 肝肾阴虚

湿热内蕴，日久伤阴，胁痛隐隐，劳累则著，头昏耳鸣，两目干湿，五心烦热，失眠多梦，或龈血鼻衄，口干而苦，腰膝酸软无力，遗精或月经不调，舌红绛少苔，脉弦细数。

治则：滋养肝肾。

方药：二至丸合一贯煎加减。

沙参 30 g，麦冬 30 g，五味子 12 g，当归 15 g，枸杞 15 g，生地 15 g，川楝子 12 g，女贞子 15 g，旱莲草 15 g，香附 12 g。

加减：难以入寐者加炒枣仁 30 g，山萸肉 15 g；出血者加三七粉 3 g 冲服。

病例：何某，女，48 岁，1998 年 8 月 26 日就诊。自述去年 3 月曾因慢性乙肝住院治疗，出院后病情一直稳定。2 个月前乙肝发病，在住院期间，病情急剧变化，黄疸指数由入院时的 48 μmol/L 上升到 120 μmol/L，谷丙转氨酶则由 320 U/L 上升到 680 U/L。肝肋下 2 cm 可扪及，叩痛明显。症见：食欲不振，神疲乏力，心烦易怒，夜寐失眠，肝区灼热疼痛，手足心热，大便燥结，小便黄赤。舌红绛苔薄黄，脉弦细数。辨证属肝肾阴虚内热。治以一贯煎加味：沙参 30 g，麦冬 30 g，当归 15 g，生地 15 g，枸杞 15 g，五味子 12 g，川楝子 12 g，香附 12 g，女贞子 15 g，旱莲草 15 g，炒枣仁 30 g，山萸肉 15 克。

前后共服 36 剂，查肝功能正常。HBeAg 转阴，症状明显好转而出院。

6. 脾肾阳虚

倦怠神疲，面色晦暗，畏寒肢冷，腹胀便溏，小便不利，腰膝酸软，身目黄色晦暗，舌质淡嫩或胖嫩，舌苔白腻，脉细弱。

治则：温补脾肾。

方药：右归饮合理中汤加减。

熟地 30 g，山药 15 g，山萸肉 15 g，枸杞 15 g，杜仲 15 g，菟丝子 15 g，附子 9 g，当归 15 g，党参 30 g，白术 30 g，干姜 12 g，炙甘草 12 g。

病例：吴某，男，41 岁。患慢性肝炎病史 1 年。近 2 个月来乏力纳差，恶心呕吐，黄疸较深，并有腹水。肝功能：谷丙转氨酶 414 U/L，总胆红素 152 μmol/L，白蛋白 28 g/L。表现：身目皆黄，皮色晦暗，畏寒肢冷，腹胀满，大便稀溏，小便不利。舌质淡嫩，苔白腻，脉细弱。诊断为重度慢性乙型肝炎。辨证属脾肾阳虚，寒湿不化。拟以茵陈术附汤合五苓散加减：茵陈30 g，白术15 g，熟附片9 g，干姜12 g，桂枝12 g，茯苓30 g，泽泻12 g，猪苓12 g。

6剂后患者精神转佳，腹胀减轻，小便增多。黄疸89 μmol/L，谷丙转氨酶380 U/L。守上方加熟地15 g，山药15 g，山萸肉15 g前后共治疗4个月余，肝功能正常，腹水消失。

按：脾肾阳虚证候，临床多见慢性重度或慢性重型肝炎患者。其辨证治疗可与亚急性肝坏死中的虚寒证互参。

现将临证治疗慢性病毒性肝炎的常见八种方法总结于此，对指导治疗有很大帮助。

①清热解毒利湿法：常选用虎杖、茵陈、山栀、板蓝根、连翘、白花蛇舌草等；②利湿化浊法：常选茯苓、白术、薏仁、泽泻、猪苓、苍术、厚朴等；③芳香化浊法：常选藿香、佩兰、白蔻仁、半夏、陈皮、砂仁等；④舒肝解郁法：常选柴胡、香附、枳壳、郁金、佛手等；⑤活血化瘀法：选用丹参、赤芍、桃仁、红花、三七粉、大黄等；⑥益气健脾法：选用五味异功散、香砂六君子、健脾丸之类；⑦滋养肝肾法：如枸杞、熟地、白芍、沙参、麦冬、五味子、炒枣仁、女贞子、旱莲草等；⑧温阳化湿法：常选茵陈术附汤（茵陈、白术、附子、干姜、炙甘草）。

由于慢性肝炎病机错综复杂，上述八法不能单独使用，因依据病情数法合用；然数法之中，常以一法为主，兼以他法。这就必须依据临床细心辨证所得，随证立法，依法组方，处理好扶正与祛邪的关系，灵活处理，方可获效。

四、慢性病毒性肝炎的抗病毒治疗

1. 抗病毒治疗的用药原则

依据慢性乙肝的病机特点，慢性乙型肝炎的抗病毒治疗应从扶正与祛邪两方面着手，权衡其邪正虚实，或祛邪佐以扶正，或扶正佐以祛邪。

祛邪药多用清热解毒之品，如虎杖、连翘、大青叶、蒲公英、白花蛇舌草、金银花、半枝莲、板蓝根等。扶正则多从疏肝健脾入手，疏肝常用柴胡疏肝散、小柴胡汤、四逆散加减；健脾多以四君子汤（党参、白术、茯苓、炙甘草）加减。气虚者用黄芪、党参等品；阴虚者，常用二至丸、黄精、一贯煎之属；阳虚者，用二仙（仙灵脾、仙茅）、巴戟、苁蓉、菟丝子等；湿邪困脾者，常用不换金平胃散（平胃散加藿香、半夏）。一般的用药原则是，在扶正药物的基础上加二三味或四五味适合整个病情的祛邪药物；或在几味祛邪药物的基础上，佐以一二味适合证情的扶正之品。据临床所见，部分"大三阳"或乙型肝炎表面抗原阳性，通过治疗可实现其"血清转换"或使乙肝表面抗原阴转。若能坚持治疗半年或更长时间，部分是可以获愈的。

从所用药物来看，祛邪类药物多有抗乙型肝炎病毒作用；而扶正药物多有增强细胞和体液免疫、增强内皮细胞吞噬功能作用。其组方用药思路，既有中医辨证的特色，又具现代药理学基础。

2. 抗病毒治疗的误区

中药抗乙肝病毒，在实验研究方面，大多是体外实验，据报道有明显抗乙肝病毒的药物有大黄、黄檗、虎杖、黄连、石榴皮、贯众、地榆、穿心莲等；所以许多人认为中药有抗病毒作用者多属清热解毒之品，但经临床观察，其对乙肝病毒并无明显抑制作用。如果仅限于体外实验，不结合临床，不和人体脏腑机能状态相结合，可能收效不一定很大。

实践证明，在乙型肝炎急性期应用清热解毒药物治疗，虽然对抗病毒有一定的作用，但由于乙型肝炎经过急性期后，部分患者的乙肝病毒可以自行转阴或消失，所以在急性期很难评价这些药物的抗病毒效果；而在慢性期单用清热解毒药物并无明显效果。所以慢性乙型肝炎的抗病毒治疗，还是应从辨证论治入手，扶正祛邪，通过调整脏腑气血的功能达到抗病毒的目的。

病例：田某，女，33岁，1996年2月22日初诊。一年前初查出患乙型肝炎，久治不愈。近1个月来脘腹胀满，呃逆，胁肋不适，巩膜黄染，脉弦细，舌淡红，苔薄黄。化验：转氨酶498 U/L，总胆红素32 μmol/L，"大三阳"。辨证属肝气郁结、湿热留恋，拟柴胡疏肝散加清热解毒之品。柴胡12 g，香附12 g，枳壳12 g，白芍15 g，炙甘草12 g，郁金15 g，丹参30 g，连翘9 g，大青叶15 g，白花蛇舌草15 g，茵陈15 g。

1996年7月24日二诊：述近几个月来一直以上方加减治疗，5月8日化验，转氨酶降至正常，乙肝五项未有变化，遂自行停药。7月17日化验，转氨酶又增344 U/L。现症：劳累后精神不佳，纳差，胁肋不适，二便可，脉弦细，舌淡红，苔薄白。显示出肝郁脾虚、肝血已淤、余毒未清的征象。遂拟上方加健脾、养阴活血之品：

柴胡 12 g，香附 12 g，郁金 15 g，枸杞 15 g，白芍 15 g，炙甘草 12 g，党参 15 g，白术 12 g，云苓 12 g，三七粉 3 g，丹参 30 g，茵陈 15 g，白花蛇舌草 30 g。

1996 年 10 月 9 日三诊：经上方治疗 2 月余，前日做化验，肝功能正常，乙肝"大三阳"全部转阴，临床症状基本消失。嘱其注意饮食、劳倦，以免复发，并定期检查。1997 年春节来信：几次化验结果，乙肝五项均为阴性，肝功能正常。

五、肝功能指标异常的辨证论治

（一）退黄疸

1. 阳黄的辨证治疗

阳黄主要是湿热之邪蕴结脾胃，郁蒸肝胆而发黄。阳黄患者的辨证治疗关键在于辨清湿热偏重的不同，并依据其孰轻孰重而来立法、选方、用药。如何辨其湿热的偏重？经验是注意辨舌苔的白腻或黄腻；辨口渴思热饮和思冷饮；辨大便的稀溏与干结。一般舌苔白腻口渴思热饮者为湿偏重，舌苔黄腻口渴思冷饮者为热偏重；大便稀溏是湿偏重，相反大便干结乃至不通则是热偏重的表现。如果口渴思热饮，舌苔黄白相兼而厚腻者，则可出现在湿热偏重不明显的黄疸病例中。

湿重于热：黄疸较轻，伴有恶心，呕吐，腹胀满，倦怠少食，大便稀溏，舌苔白腻，脉濡数。治以茵陈平胃散，或藿朴夏苓汤加茵陈，可随症加减。

热重于湿：黄疸较重，发热，口干口渴，心烦，小便短赤，大便干燥，皮肤瘙痒，舌苔黄腻而干，脉滑数。治以茵陈蒿汤加味。

病例 1（湿重于热）：姜某，男，1998 年 4 月 28 日初诊，患黄疸型肝炎住院治疗。入院时：总胆红素 113 μmol/L、谷丙转氨酶 1230 U/L。经保肝、退黄治疗一周后，谷丙转氨酶降至 860 U/L，而黄疸则升至 148.2 μmol/L。转而请求中医配合治疗，予大剂清热利湿解毒药，7 天后黄疸复升至 196.8 μmol/L，谷丙转氨酶也升至 1120 U/L，且增脘腹胀闷，大便溏泄，胃呆厌食等症状。患者本人及其家属均较恐慌，遂邀会诊。观患者面目、四肢虽深黄较鲜明，而其舌苔白腻，口和不渴，大便溏稀，腹胀纳呆，恶心等都是湿邪偏胜的表现。况经西医退黄乃用"茵栀黄注射液"滴注，又经中药苦寒清利，两者均苦寒碍胃而致湿浊不化，故治疗后导致病情加重。此湿热留滞，脾运不健，湿浊偏重。拟以芳香化浊，健脾利湿为治。方用茵陈平胃散加味：茵陈 30 g，苍术 12 g，厚朴 12 g，陈皮 12 g，炙甘草 12 g，薏仁 30 g，藿香 15 g，佩兰 15 g，砂仁 12 g，半夏 9 g。并建议撤去西药如"茵栀黄注射液""苦参碱"等退黄药，而只保留其保肝降酶治疗。10 天后（6 月 14 日）患者面目黄染明显消退，腹胀减轻，纳食见好，大便成形。肝功能复查：总胆红素 154.3 μmol/L、谷丙转氨酶 540 U/L。继续以上方 10 剂。患者精神好转，苔腻稍退，黄疸指数已退至 88 μmol/L。改以健脾为主，化浊为辅，拟以茵陈六君子汤加减：茵陈 30 g，党参 15 g，白术 12 g，云苓 12 g，炙甘草 9 g，陈皮 12 g，半夏 9 g，薏仁 30 g，砂仁 12 g，鸡内金 30 g，郁金 15 g。1 个月后黄疸指数降至 23 μmol/L、谷丙转氨酶 66 U/L，其临床症状基本消失。遂要求携中药出院巩固治疗。至同年 9 月来告，病情痊愈。

病例 2（热重于湿）：张某，女，20 岁。身热、尿黄 2 天住院。患者 2 天前出现低热，体温 38.2 ℃，小便黄赤，化验检查发现总胆红素 76.95 μmol/L、谷丙转氨酶 1550 U/L。现症：肌肤黄染鲜明，身热，体温 38.2 ℃，全身疲乏无力，恶心厌油，心烦，口渴，小便短赤，大便二三日不解，皮肤瘙痒，舌红苔黄腻，脉弦数。查体：腹膨隆，轻微压痛，肝右肋下 1.5 cm 可触及，肝区叩痛明显。中医属阳黄，湿热熏蒸，热重于湿。拟以茵陈蒿汤加味：茵陈 30 g，山栀 12 g，大黄 9 g，连翘 9 g，银花 30 g，板蓝根 30 g，藿香 15 g，佩兰 15 g。三天后体温正常，大便得以通畅，腹胀减轻，肌肤黄色少退。继续口服上方 5 剂。总胆红素降至 92.4 μmol/L、谷丙转氨酶为 728 U/L。上方减苦寒之品，加化湿醒脾之味：茵陈 30 g，山栀 12 g，大黄 6 g，连翘 12 g，郁金 15 g，藿香 15 g，佩兰 15 g，鸡内金 30 g，焦三仙各 12 g。1 个月后黄疸指数及转氨酶均正常而出院。

2. 阴黄的辨证治疗

阴黄的病位在脾肾，病机是脾肾阳虚。如病变仅限于太阴脾土，则表现为发黄，脘腹胀满，食欲不振，大便稀溏，舌淡苔白腻，脉沉迟，或有小便不利。实际上是湿邪偏重的证候。治疗上可予茵陈理中汤或茵陈五苓散。如病变涉及太、少二阴，脾肾阳虚，则其除有上述表现外，还可出现精神萎靡，畏寒，肢冷，口和不渴，小便不利，舌淡水嫩，苔白腻，脉沉弱等症状。治疗上又当以茵陈四逆汤、茵陈术附汤等。

病例：何某，男，42 岁。因食欲不振，恶心呕吐，目黄身黄 7 天住院。查体：巩膜黄染，肝脏在右肋下 1 cm，无压痛及叩痛，脾未触及。化验结果：总胆红素 98.3 μmol/L，谷丙转氨酶 1475 U/L。初诊时因其舌淡苔白腻脉缓，诊为阳黄湿偏重，予茵陈胃苓汤加减。服 10 剂后症状不见缓解，除仍恶心呕吐外，黄疸急剧加深，总胆红素 406.1 μmol/L、谷丙转氨酶下降至 310 U/L，出现酶胆分离的危象。患者出现畏寒肢冷，虽时值炎夏，反以被裹身，饮水服药虽烫也不觉其热，精神萎靡，不愿讲话，并有头痛头昏，尿色如浓茶状，舌淡嫩润滑，舌苔白腻，脉沉弱。乃予茵陈四逆汤加人参，3 剂后症状明显好转，头痛头昏消失，不觉畏寒，说话增多，饮食增加，精神转佳。继续服茵陈四逆汤加减共治疗 2 个月，黄疸全消，肝功能正常而出院。

3. 活血凉血与退黄

慢性病毒性肝炎高胆红素血症患者几乎都有不同程度的血瘀见症，也即湿热蕴于血分；而血瘀又可加重病情，甚至是黄疸加深的主要原因。此外，在血瘀较重的高黄疸病例中，经常是瘀热互结，邪毒深伏，有明显的里热证。有的病例有严重的出血倾向，如鼻衄、齿衄、皮肤瘀斑等，此即《伤寒论》所谓"瘀热在里，身必发黄"。

黄疸既然是血脉受病，治黄疸必然要从治血入手，亦即在清热祛湿的基础上，加用活血凉血的药物。活血药常选丹参、赤芍、桃仁、红花、郁金、泽兰、益母草等；凉血则多用生地、丹皮、赤芍、白茅根、小蓟、藕节等。其中丹参活血养血而不伤正；益母草、桃仁、红花活血化瘀而性较温和而无破血之弊；郁金乃血中气药，治血而又疏理气机；泽兰"通肝脾之血"，活血而不伤血，同时又利湿退黄。凉血药中，白茅根凉血活血，又能利湿退黄、清热退烧；小蓟能凉血活血而又止血，且解热毒；藕节凉血活血化瘀，能止衄血；赤芍一味，既能活血又能凉血，用量可至 60 g，重用本品对瘀热互结，高黄疸症及淤胆型肝炎患者有明显退黄作用。

4. 化痰与退黄

黄疸日久，湿热郁阻，热灼湿黏，痰浊瘀滞，则黄疸胶固难化，不易消退。所谓化痰，也就是化痰散结，祛除胶结黏滞的湿热，痰滞得化则瘀热易清，黄疸必然易于消散。化痰法多与行气、活血、化瘀法配合使用。常用药物有杏仁、橘红、莱菔子、瓜蒌等。杏仁能利肺气以通调水道，配合橘红行气化痰、除痰湿；莱菔子化痰消食、行气除满。此外，山楂消食化痰；半夏燥湿化痰；焦白术健脾除湿化痰；郁金活血化痰理气；旋覆花清上焦之顽痰；尤以白矾一味，入血分清血中之顽痰，为降酶退黄之要药。

治痰之法用于治疗黄疸，是临床多年来的体会。通过实践充分证明，重视化痰可以加速利湿退黄，特别是对于长期黄疸不退的患者。根据临床体验，西医所谓高胆固醇血症，中医多从化痰论治。

（二）降转氨酶

1. 降酶须辨证论治

临床上降转氨酶，不辨别证候的寒热虚实、药物的温清补泄，一味地滥用某种药物降酶，是取不到好效果的。

转氨酶升高，中医辨证有实有虚。实证多属肝胆湿热，肝气郁结；虚证多由肝郁脾虚，肝肾阴亏。而以肝胆湿热和肝肾阴亏—实一虚证候为临床所多见。

肝胆湿热者，其舌苔多黄腻。治以清化肝胆湿热，以龙胆泻肝汤加减：龙胆草 12 g，柴胡 9 g，黄芩 9 g，山栀 9 g，茵陈 30 g，郁金 15 g，木通 9 g，半夏 9 g，陈皮 12 g，云苓 12 g 等。

热偏重者，龙胆草、茵陈、黄芩用量宜加重，或加板蓝根、大青叶、连翘、白花蛇舌草等；湿偏重者加薏仁、苍术、泽兰；大便干结者可加生大黄 9～12 g；夹有瘀血者加丹参、川芎、三七粉（冲服）。

肝肾阴亏者，多舌红少苔或无苔。治以滋补肝肾为主，拟一贯煎加味：沙参 30 g，麦冬 30 g，当归 15 g，生地 15 g，枸杞子 15 g，川楝子 12 g，五味子 15 g，山萸肉 30 g，炒枣仁 30 g。

阴虚火旺者加女贞子 15 g，旱莲草 15 g；胁痛不休加郁金 15 g，元胡 12 g，香附 12 g；血瘀者加丹参 30 g，桃仁 12 g，红花 12 g；阴虚而夹湿热者，其舌红苔黄腻，可加虎杖 15 g，茵陈 30 g，连翘 12 g；食欲不振者加鸡内金 30 g，炒麦芽 30 g。

肝气郁结证候，其胁肋胀痛，易怒，舌淡苔白，脉弦硬或弦滑，拟以柴胡疏肝散加减；而肝郁脾虚，表现脘痞胀闷，不思饮食，倦怠乏力，大便不实，舌淡苔白腻，脉弦者，则又当拟以疏肝健脾治疗，以逍遥散加减：柴胡 12 g，当归 15 g，白芍 15 g，党参 15 g，白术 12 g，云苓 12 g，炙甘草 9 g，陈皮 12 g，半夏 9 g。

纳差加鸡内金 30 g，麦芽 30 g，砂仁 12 g，脘腹胀闷加厚朴 12 g，枳壳 12 g；胁胀痛加郁金 15 g，川楝子 12 g，元胡 12 g；大便不实加山药 15 g。

病例 1（肝胆湿热）：许某，女，47 岁，1997 年 7 月 11 日初诊。

患者于 1998 年 3 月 3 日因患急性病毒性肝炎而在某医院住院治疗，

5月3日临床治愈出院。10 天前感肝区胀痛，1 天前并出现发热（38.5 ℃），伴烦躁，口苦，恶心，纳差，大便略干，小便黄赤，舌红，苔黄腻，脉弦略数。肝功能情况：谷丙转氨酶 348 U/L，总胆红素 21.2 μmol/L。血细胞分析：白细胞 $16.7 \times 10^9/L$。辨证属肝经湿热蕴毒。治以疏肝解毒，清利湿热。

柴胡 12 g，山栀 12 g，黄芩 12 g，龙胆草 12 g，板蓝根 30 g，连翘 12 g，茵陈 30 g，生大黄 3 g，云苓 12 g，半夏 9 g，泽泻 12 g。

服药 6 剂，发热已退，大便通畅。唯纳呆恶心较突出，上方去山栀、板蓝根、茵陈；加砂仁 9 g，藿香 15 g，佩兰 15 克。于 8 月 12 日临床症状消失，复查转氨酶正常。追访 1 个月，病未复发。

病例2（肝肾阴亏）：陈某，女，34 岁。1999 年 8 月始出现胃纳减少，食后腹胀，肝区隐痛尤以劳累后加重，易疲劳。查体：肝脏肋下 1.5 cm，脾大肋下 2 cm 可触及。肝功能：谷丙转氨酶长期波动在 175～270 U/L，白蛋白 32 g/L，球蛋白 37.5 g/L。西医拟慢性病毒性肝炎中度损伤，曾先后二次住院治疗，病情无明显好转。于 2003 年 1 月开始转中医治疗。

现症：神疲乏力，头晕目眩，肝区隐痛呈持续性，午后低热，不耐疲劳，阵发烘热感，口燥咽干，舌红绛、局部暗红、少苔，脉弦细数。辨证为肝肾阴虚，营阴耗伤，血行瘀阻。治宜养阴柔肝，活血通络。拟以一贯煎加味：沙参 30 g，麦冬 30 g，枸杞 15 g，生地 15 g，当归 15 g，川楝子 12 g，白芍 30 g，炒枣仁 30 g，山萸肉 15 g，丹参 30 g，桃仁 12 g，红花 12 g。

以上方加减，持续服用 80 余剂，每日 1 剂。至 3 月底复查肝功能：谷丙转氨酶 24 U/L、白蛋白 38 g/L、球蛋白 33.5 g/L。症状基本消失。观察 2 年，肝功能保持正常。

2. 单味药物降酶的思考

关于单味药物降酶，国内曾有许多介绍，如五味子、垂盆草、山豆根、虎杖、龙胆草、田基黄、鸡骨草、三七粉等。临床观察，有的有效，而许多情况下效果并不理想，其主要原因是没有掌握好辨证论治的原则。

关于单味中药降酶，也应根据药物性味的差异和功效主治的不同，针对性地选择符合其治疗适应证型的肝炎转氨酶升高患者。如五味子具有温补的作用，对于临床表现为气阴两虚的肝炎转氨酶升高患者疗效较理想，而证属湿热郁结者，使用五味子则非但无效，多服久服还会助其湿热而贻误病情，导致转氨酶升高。再如垂盆草，药味甘淡微酸而偏凉，有清热解毒作用，为江南民间治疗痈疮及毒蛇咬伤的常用药物，对肝炎转氨酶升高属湿热，尤其是热偏盛者有效。乌梅、炒枣仁等据报道也有降酶的作用，但两者均酸敛补肝，其降酶作用须适合于肝肾阴虚，而配合如"一贯煎"等滋养肝肾的药物才能有效果，如用于湿热郁蒸的证候，同样会加重病情。其他如山楂的降酶作用甚好，但多适用于肝胃不和、食滞痰郁的证候。三七、丹参也善降酶，只适用于肝炎夹有瘀血的患者，虚证用之，反有耗血之弊。

如上，对于肝炎患者转氨酶升高，临床见到的虽然是同一观测指标，但须通过辨证论治，区别其寒、热、虚、实的属性和阴阳的盛衰，然后视其不同证型，针对性地选方用药，决不能执一方一药而不变。

（三）改善蛋白质的代谢

慢性病毒性肝炎蛋白代谢失常，A/G 倒置，尤其是白蛋白下降，多为病变日久，正气损伤，且下降的程度与正气亏损的情况成正比。临床多见于脾胃气虚和肝肾阴虚二种证型。

脾胃气虚，正气不足者。症见面色萎黄，消瘦，少气懒言，倦怠乏力，食少腹胀，舌淡苔薄白，脉弦细者。用四君子汤加味：党参 30 g，白术 30 g，云苓 12 g，炙甘草 9 g，木香 12 g，砂仁 12 g，莲子 15 g，莱菔子 30 g，神曲 30 g，鸡内金 30 g，淮山药 15 g。若舌体胖嫩而有齿痕，舌苔滑润者，可加干姜 12 g，甚者加附子 6 g（取附子理中汤之意）。

肝肾阴亏者。多见胁肋隐痛，头昏目眩，咽干口燥，失眠多梦，舌红少苔，脉细数。用一贯煎合二至丸加白芍：沙参 15 g，麦冬 30 g，枸杞 15 g，生地 15 g，当归 15 g，川楝子 12 g，白芍 15 g，女贞子 15 g，旱莲草 15 g。

需要指出的是，慢性肝病蛋白比值失常，多见肝脾肿大或早期肝硬化表现，如肝掌、蜘蛛痣等。所以临床上每在上述二法中略加活血通络或清解余毒之品。活血药多选丹参 30 g，三七粉 3 g，牡蛎 30 g，鳖甲 30 g；清解余毒则选白花蛇舌草 30 g，连翘 9 g，郁金 15 g。

上述二法，健脾尤为重要一环。也应注意在应用调补方中（尤其对消化功能差者）需少佐理气消导之品，如陈皮、砂仁、焦三仙、鸡内金等，补中寓通，使补而不滞，滋而不腻。

通过健脾以充气血生化之源；补肝肾以培精血之本。多能使白蛋白升高，球蛋白降低，使 A/G 倒置得到调整。临床体会，只要坚持服药 1~3 个月，这种疏肝健脾、肝脾并治的方法，对于慢性肝炎蛋白倒置的疗效是确切的。其中黄芪、党参、白术、云苓、山药等健脾药物是纠正蛋白异常的主要药物。

诊察肝肾阴虚，舌象的变化具有重要诊断价值。临床上许多肝肾阴虚的患者，症状表现并不突出。由于医家审查不详，而误用香燥理气或化瘀软坚的药物，致阴亏愈亏，愈攻而肝功能愈坏。凡肝肾阴亏的患者，其舌多鲜红，或红绛，或舌边尖红赤，或舌面上有裂纹，即应在相应治疗中加滋补肝肾的药物。如舌红少苔或舌苔光剥，则肝肾阴亏，灼耗阴液，往往是病情较重的表现。而舌质红紫，则多表示阴亏夹有瘀血，应在一贯煎中加活血通络之品方切病情。临证如详细把握，则多数病例是可以好转的。

病例1（脾胃气虚）：王某，男，50岁，1993年3月12日初诊。患者慢性肝炎已十余年，曾先后6次住院治疗，肝功能越来越差。B超显示：早期肝硬化、脾大。遂要求转中医治疗。现症表现为倦怠乏力，脘痞少食，肝区不适，偶齿衄，舌淡嫩有齿痕，苔薄白。肝功能：总胆红素正常，谷丙转氨酶98 U/L、白蛋白28 g/L、球蛋白35 g/L。查体：肝掌、蜘蛛痣明显。诊为肝郁脾虚。拟疏肝健脾益气，兼活血通络。方拟柴芍四君子汤加味：柴胡12 g，白芍15 g，党参30 g，白术30 g，云苓12 g，炙甘草9 g，黄芪30 g，淮山药15 g，香附12 g，砂仁12 g，丹参30 g，鳖甲30 g，三七粉3 g冲服。

1个月后临床症状明显改善，白蛋白升至32 g/L。上方去柴胡加红花12 g，又继续服药40余天，其白蛋白升至38 g/L，球蛋白指数亦转为正常，面色转光滑有泽，蜘蛛痣和肝掌颜色明显变浅，临床症状基本消失。一年后随访，病情稳定。

病例2（肝肾阴亏）：1993年6月接治一慢性病毒性肝炎早期肝硬化患者，曾经几次住院治疗，病情不见好转而寻中医治疗。其面色呈肝病面容，面颊部有红丝，胸前、颈部及双上肢见多处蜘蛛痣，肝掌明显。刷牙时出血，烦热乏力，不耐疲劳，肝区隐痛，口苦腹胀，头昏，夜寐多梦，小便黄，舌红绛，边尖有瘀斑，苔薄黄而干，脉弦细数。肝功能检查：总胆红素54 μmol/L，谷丙转氨酶67 U/L、白蛋白28 g/L、球蛋白38 g/L。B超显示：早期肝硬化、脾大。血小板指数54×10^9/L。辨证属肝肾阴虚夹有瘀血湿热。拟一贯煎加味治疗：沙参30 g，麦冬30 g，枸杞15 g，生地30 g，当归15 g，川楝子12 g，白芍15 g，女贞子15 g，旱莲草15 g，丹参30 g，鳖甲30 g，三七粉3克（冲服）虎杖15 g，川军3 g。

服15剂后，肝功能情况略有改善：总胆红素降至32 μmol/L，谷丙转氨酶降至 54 U/L。牙齿出血次数明显减少。唯血小板和蛋白指数无甚改善。嘱其坚持治疗。上方去虎杖又服 30 余剂，白蛋白竟升至 32 g/L，血小板指数为 67×10^9/L，患者自我感觉体力增加，腹胀减轻，纳食见好，十分高兴。又坚持服上方 40 余剂，肝功能情况基本正常。白蛋白指数 36 g/L，球蛋白指数 35 g/L，血小板 67×10^9/L。症状基本消失。一年后随访，病情稳定。

六、病毒性肝炎的对症治疗

(一) 胁痛 (肝区疼痛)

肝居胁下，其经脉布于两胁，慢性肝炎胁痛，其病机大致有二：一是湿热郁结，气滞血瘀，其证属实；二是肝阴不足，脉络失养，其证属虚。

湿热郁结肝胆。多导致肝郁气滞、血行不畅，多为胀痛或刺痛，舌苔黄腻。选用柴胡疏肝散为主，加入既能清热解毒又能化瘀止痛的药物：柴胡 12 g，白芍 15 g，炙甘草 9 g，枳壳 12 g，香附 12 g，川芎 6 g，郁金 15 g，赤芍 30 g，丹参 30 g，虎杖 15 g，连翘 12 g。

肝阴不足之胁痛。肝区隐痛，悠悠不休，劳倦加重，伴有咽干心烦，舌红少苔。选用一贯煎加味：沙参 30 g，麦冬 30 g，当归 15 g，枸杞 15 g，生地 15 g，川楝子 12 g，元胡 12 g，郁金 15 g，白芍 30 g，炙甘草 9 g。

治疗胁痛，要注意正确运用疏肝理气药，如果滥用，则易耗伤肝肾之阴而加重病情。一般加香附、元胡、青皮、枳壳、柴胡等，只可暂用、少用，或适当配合柔养肝阴的药物使用。已经出现肝阴不足或肝肾阴虚的现象，尤当选用如佛手、玫瑰花、生麦芽、川楝子等疏肝不伤阴的药物。运用活血化瘀药物亦要注意，只宜缓攻，不可急散，更忌大剂和持续应用破血化瘀如三棱、莪术、山甲、土鳖虫等药物，否则病邪未解而正气已伤，必然加重病情。而须正邪兼顾，方能取效。

(二) 腹胀

慢性肝炎腹胀，病在肝脾，其证有实有虚。实证多为肝气郁结，肝木乘脾，肝脾不和；虚证多由肝郁脾虚，脾失运化。

肝气郁结，肝脾不和者，病的重心在肝。表现为脘腹胀闷，胁肋胀痛，恶心嗳气，急躁易怒，大便多成形，脉弦硬。治以柴胡疏肝散或逍遥散加减：柴胡 12 g，白芍 15 g，炙甘草 9 g，枳壳 12 g，香附 12 g，半夏 9 g，厚朴 12 g，川军 1 g。

肝郁脾虚，脾失运化者，病的重心在脾虚失运。腹胀不实，不欲饮食，大便溏稀，倦怠乏力，舌淡苔白腻，脉弱。治以益气健脾疏肝，拟六君子汤合四逆散加减：党参30 g，白术12 g，云苓12 g，炙甘草9 g，陈皮12 g，半夏9 g，柴胡12 g，香附12 g，枳实12 g，淮山药15 g，焦三仙各12 g，鸡内金30 g，脾运正常，腹胀自然会随之好转。

（三）呃逆

病毒性肝炎出现呃逆，每表示其病情加重或危重。多为连连作呃，持续不止，患者十分痛苦。西药多无有效方法，中医治疗也多套用"丁香柿蒂汤"或"旋复代赭汤"，由于不加辨证，而少有取效者。

临床体会：其属本虚标实者居多。实指肝气郁滞，浊气上逆；虚是脾胃气虚，肝肾不足，元气衰败。其可治与否，全在胃气的存亡，有胃气则生，无胃气则死。若患者虽呃逆频仍不断，但其声较响亮，尚有底气，精神尚好，欲食能进，舌上有苔者，多表示胃气尚在，病属可治。每宗《伤寒论》"哕而腹满，视其前后，知何部不利，利之即愈。"语训，注：前后即大小便之意，以小承气汤加味治疗，每取良效。临床表现为腹部胀满或膨隆，大便干结或数日不解，舌苔厚腻或黄腻者，可取小承气汤（大黄9 g，厚朴12 g，枳壳12 g）加木香9 g，槟榔9 g，半夏9 g，柿蒂30 g，炙甘草12 g，行气导滞，引上逆之气下行，每在1~2剂之内，即取良效。但须中病即止，免伤正气。

对于脾胃虚寒或脾肾阳虚患者，其呃声低微，畏寒肢冷，困倦乏力，或夹水气（腹水），而小便不利，其舌淡嫩水滑，舌苔白腻或厚腻者，只要精神尚好，纳食能进，多属正气虽虚，而胃气尚存，也每以小承气汤加附子理中汤（附子9 g，党参30 g，白术12 g，干姜12 g，炙甘草9克），或小承气汤加四逆汤（附子9 g，干姜12 g，炙甘草9 g）。有腹水者可再加桂枝12 g，云苓30 g，薏仁30 g，泽泻12 g，猪苓12 g以温阳化气利水。这样在温补阳气或温阳利水的基础上，再加小承气导滞下行，亦适合《伤寒论》的辨证思想，取效也非常好。

临证若呃逆患者出现面色黧黑或晦暗垢腻，精神极度疲倦，或神志时清时昧，或嗜睡不深唤之即醒，语声低微不欲言语，腹胀如鼓难以进食，小便不利或不通，舌光无苔或舌苔剥落者，均为正气虚竭，胃气衰败的死候。多属不治。

（四）食欲缺乏

病在脾胃，证分实虚。

实证多由湿热郁阻，肝气不舒，胃失和降。其特征是恶心纳呆，脘痞，舌红舌苔黄腻，脉弦滑。治当解毒化湿，疏肝和胃。拟以四逆散合小陷胸汤加减：柴胡12 g，白芍15 g，枳实12 g，炙甘草9 g，半夏9 g，栝楼30 g，黄连9 g，连翘12 g，砂仁12 g，鸡内金30 g，焦三仙各15 g。若食欲仍不开，应注意是热去湿存，湿邪困脾，应拟芳香化浊如藿朴夏苓汤，或理脾燥湿如平胃散之类，以防苦寒伤胃。

虚证的食欲缺乏，多为脾胃气虚，难以运化。表现为神疲、体倦、便溏、脉弱，舌淡苔薄白或微腻。可选用香砂六君子汤加味：党参30 g，白术12 g，云苓12 g，炙甘草9 g，半夏9 g，陈皮12 g，香附12 g，砂仁12 g，鸡内金30 g，焦三仙各15 g，淮山药15 g。若舌苔较腻者可去山药加藿香15 g，佩兰15 g。若肝炎患者晚期，腹大胀满，食欲全无，多为胃气衰败，预后不良。

（五）疲倦

慢性肝炎患者肢体乏力是常见症状之一，也应分实虚论治。实证多与湿热郁结，肝失疏泄，脾不健运有关。故表现为腹胀，尿黄，舌苔黄腻而四肢乏力，其实证不难辨认，以清利湿热为主，法遵前述。虚证多为肝肾阴亏而筋脉失养，或脾气虚弱不能荣养四肢，故表现为头昏，耳鸣，腰酸，肢软，食少，便溏，脉细弱者。亦可以前法而治以滋养肝肾或健脾益气。

七、慢性病毒性肝炎的临证体会

（一）慢性病毒性肝炎的病理机转

慢性病毒性肝炎大都因为急性期湿热未净，迁延不愈所致。湿热邪毒，困遏肝脾，肝失疏泄，脾失运化，早期多表现湿热气滞之证，临床出现口苦口黏，恶心呕吐，纳少厌油，脘腹痞闷，或有嗳气肠鸣，大便溏垢或秘结，胁肋作胀或胀痛，尿黄赤，舌质红，苔黄腻，脉弦滑等，部分患者由于湿热郁蒸的关系可有黄疸。湿热瘀滞，肝郁不达；湿邪伤脾，脾虚生湿，进一步还可出现肝郁脾虚湿困证，其倦怠乏力，食欲不振，面色油腻晦暗，舌苔薄腻，脉弦虚或弦细。病程经久，或未经适当休息和积极治疗，湿热两伤肝脾，脾虚则气血生化无原，肝虚则血失所养，则可形成肝脾两虚证，表现为神疲乏力，面色少华，纳谷不香，肝区不适或劳累后隐痛加重，头晕目眩，两目干涩，大便易溏，舌淡苔薄，脉弦细等。而脾虚湿困，脾阳虚弱，进一步可损及肾阳，出现如神疲嗜睡，四肢困乏，少食腹胀，肢冷畏寒，大便稀溏，舌质淡胖，苔滑，脉细弱等，是为脾肾两虚证候，也为临床所常见。病情较重者，也可出现腹水征。而肝郁日久的演变，一为肝瘀血滞，是肝络瘀阻，其证属实，特征是胁痛持续或有腹胀、面色黧黑，肝掌或蜘蛛痣，或肌肤残黄不退，舌色暗红或有瘀斑；一为肝郁日久化热，或湿热化燥灼伤阴液，而肝肾同源，是为肝肾阴亏证，临床可见头晕耳鸣，目涩口干，胁肋隐痛，夜寐多梦，尿黄便干，舌红苔黄，脉弦细数。

所以慢性病毒性肝炎的病理演化，可简单地归纳为湿热邪毒蕴结肝脾，肝失疏泄，脾失运化，肝郁脾虚，进一步导致气滞、血瘀，而病久肝肾阴亏，脾肾阳虚，也为慢性肝病的主要机转和临床表现。

（二）清热除湿是治疗慢性病毒性肝炎的关键

从辨证角度和临床实践来看，湿热毒邪是病毒性肝炎的特异性致病因素，而湿热蕴结的基本病理，可贯穿于本病之始终。如舌苔黄腻，口苦尿黄，腹胀纳差，大便溏而不爽等都是反复出现的湿热证候，还有身热不扬，面目发黄，以及浮肿、腹水等也不少见，即使是肝肾阴亏阶段，也应适当配合清热解毒药物，故清热除湿实为治疗本病的关键。尤其是慢性肝炎的活动期（急性期），不论有无黄疸，多属湿热邪毒内蕴，应以清热解毒药物为主，随证配伍理气化瘀，疗效较好。

具体治法上乃是以清化或透化湿热为重点，两者均要注意芳香化浊。茵陈、虎杖、蒲公英、山栀等清化湿热药物的应用要贯彻始终。薏米、白术、茯苓、扁豆等，以其健脾渗湿而不伤正气，常有卓效。故若蛋白倒置，可用四君子汤加当归、白芍之外，每再配以薏米、白术、大枣等，常可取得较好疗效。

临床上常选用银花、连翘、板蓝根、山栀、白花蛇草、蒲公英、虎杖、黄芩等清热解毒；云苓、猪苓、薏仁、泽泻、白术等淡渗利湿；藿香、佩兰、白蔻仁、石菖蒲、苍术、厚朴、半夏、陈皮等化湿醒脾。其中苦寒之品为清热燥湿的主要药物，对湿热邪有较强的针对性，但过用损伤脾胃又须注意。对于肝肾阴亏者，尤其要注意过用燥湿伤阴，辛香药宜少用。

（三）关于健脾

肝病最易传脾，在治肝病的同时，当先实脾以防止疾病的传变；脾为后天之本，补脾的目的在于使脾气充实，增强机体免疫力。所以在治疗本病的过程中，先后或同时采用补脾的整体疗法，可能是取得疗效的一个重要因素。

慢性病毒性肝炎虽然在临床上可有若干不同的症状与体征，可以分成为若干不同的证型，但恰有一个主要的共同点，就是所有慢性肝炎患者自始至终都有一系列脾虚的症状存在，如四肢无力，容易疲倦，腹胀，面色灰黄，大便不正常等。故慢性病毒性肝炎的形成不仅与患者急性期的受邪轻重、护理是否得当有关，更重要的是患者有潜在的脾虚因素存在。一旦受邪之后，由于脾弱而正气不强，抗病力不足，又未给予适当的补脾药物治疗，脾胃之气愈加不足，湿热毒邪久羁，而成为慢性肝炎。在临床上，对慢性肝炎病情反复、治疗效果不理想者，即考虑是否有脾虚因素存在而应加用补脾药物。所以说，慢性肝炎以强健脾胃为主。

补脾方剂，可选四君子汤、六君子汤或五味异攻散（四君子汤加陈皮）。但脾虚湿困，肝郁不达，而肝为血脏，所以组方每加当归、白芍以养血和血，而曰"归芍六君子"或"归芍异攻散"为妙。临证时，还可随证加减化裁。

（四）关于疏肝

慢性病毒性肝炎邪毒蕴结于肝，每易引起肝失疏泄，故疏肝解郁也为治疗肝病的主要治则。疏肝常用四逆散、柴胡疏肝散加减，特别是对于淤胆性肝炎，疏肝之法尤为常用。但肝为刚脏，体阴而用阳，宜柔而不宜伐，疏肝调气药每多辛香温燥，如用量过大，或使用过久，或配伍不当，往往耗伤阴血，促使病情恶化。所以选用药物时，对于气滞初起，病情较轻，症见精神怫郁，胸闷不畅，胃纳不香者，一般用陈皮、佛手、砂仁、郁金、玫瑰花、生麦芽等气味轻清、芳香疏气、理气而不伤阴的药物；若气滞较重，症见胸胁胀痛、气滞胃痛、气结腹痛及积滞癥块者，则用香附、青皮、柴胡、木香、枳壳、枳实等辛宣破结之药；凡气滞而兼阴血不足者，在疏肝解郁的前提下，必配伍柔肝养阴之品，以防耗伤阴血，如白芍、枸杞、沙参、麦冬等。

若肝郁日久，必至肝络瘀阻，其证胁痛持续，有时腹胀，肝大压痛明显，脉弦细，舌色暗红或有瘀斑，此属肝郁血瘀。治又当疏肝解郁，活血通络，若徒恃疏肝理气，反伤肝阴。

（五）关于补养肝阴

慢性肝炎常由湿热邪毒久羁致病。湿热郁久生热，热盛伤阴；或急性肝炎过用苦寒；或理气多用辛燥，也常导致伤阴，故慢性肝炎肝的阴血虚损证候也为常见。

慢性肝炎临床若见头晕耳鸣，目涩口干，胁肋隐痛，夜寝多梦，溺黄便干，舌红苔薄，脉细或数者，已示肝阴亏虚，当用柔肝之法。即使上述症状不显著，只要湿不重、苔不腻、大便不溏、无明显脾阳受遏者，均可辨证用之。如肝阴明显不足，采用柔养肝阴法多时无效、舌质仍干红有裂纹者，则示预后不佳。关于补养肝阴，以酸补肝是常用之法。此法是从《金匮要略》"夫肝之病，补用酸"中得到启发而使用的酸敛补肝之品，如炒枣仁、山萸肉、金樱子、五味子、枸杞子、首乌、熟地、女贞子、旱莲草、桑葚子、山楂、乌梅、菟丝子等。这类药物是治疗慢性肝炎的主要药物，能使肝虚症状减轻乃至消失，对肝功能球蛋白表现异常往往得到较快改善，疗效颇为满意。降转氨酶则用乌梅，量在 15 g 以上为好；常用补肝阴药物中如炒枣仁为主要，且用量要大，不应小于 30 g，一般可用至 45 g；其次为金樱子、女贞子、首乌。

肝主藏血，慢性肝病日久，耗伤肝血，所以养肝阴同时要和血。临床不少慢性肝炎患者有神疲，头晕，目眩等肝血虚的表现，可通过补肝养血得到改善，取法如"一贯煎"组方，常用当归、白芍、沙参、麦冬、阿胶、桑葚等。

"阴无骤补之法，非多服药不效。"只要辨证正确，养阴法可以守方稳进，不可操之过急，常可取得较好效果。

近年来有人报道，肝病阴虚型患者细胞免疫功能低下，而养阴法能使体内抗体存在时间延长。

（六）关于活血化瘀

久病入络，血络瘀阻是肝病发展的必然转化。故临床上除用补肝法外还须注意慢性肝炎与血瘀的关系，即使无明显血瘀证见，也可在补肝健脾方内酌加活血化瘀之品，而并非到上述血瘀证完全显露才去活血通络。常用活血药物如赤芍、丹参、桃仁、红花；而活血又软坚者如田七、鳖甲、穿山甲等。由于田七、鳖甲、赤芍三种药物攻邪不伤正，常为临床所选用。由于慢性肝炎体质较差，在使用活血化瘀药物时不宜攻伐太过，如三棱、莪术、土鳖等破气耗血药物不用或少用。

由于慢性病毒性肝炎虚实夹杂、病机复杂，临床上往往表现出肝功能反复异常，黄疸指数不高而久久难退，此时用西药治疗往往无甚好的办法，中医治疗在补肝健脾的基础上适当加用活血化瘀药物，对于退黄、降酶、改善 γ 球蛋白等常有出奇的效果。一般用"归芍六君子汤"或"一贯煎合五味异功散"加用上述活血药物适当加减，此法若长期服用，疗效满意，各别患者初期常有转氨酶轻度上升现象，但继续服用 2 个月后便可回降，且临床症状消失较快。笔者在临床上运用此法治疗慢性肝炎残黄久久不退、转氨酶反复难降或早期肝硬化者，许多患者不但肝功能转为正常后且能长期保持稳定，甚至连肝掌、蜘蛛痣及肝病面容等也改善明显。

临床体会，丹参是治疗慢性肝炎较理想药物，此药既可解肝郁，又能养血活血，且能消坚散瘀，一般可用至 30 g。

临证加减，若兼肝气郁结者，可配伍如香附、郁金、佛手、生麦芽等；兼瘀血较深者，可伍焦山楂，其化瘀消痰而不伤正气且能健胃消食，黄疸残留每用之取效；大黄既能活血化瘀，又能利胆退黄，笔者治疗慢性肝炎，每在不同组方中加入 1 g 大黄，取其既能化瘀退黄，也能下气健胃，可以常服久服而不伤正气，对于治疗慢性肝炎和早期肝硬化每取良效，正如张锡纯说："大黄能入血分，破一切瘀血；其气香故兼入气分，少用也能调气、治气郁作痛""大黄力虽猛，然有病则病当之，恒有多用不妨者"。

（七）疗效判断不可单凭生化指标

治疗慢性肝炎的效果，生化指标虽有重要参考价值，但患者的症状体征更具有实际意义。

许多病例，在服用中药后自觉症状虽有改善，但肝功能和黄疸指数恢复较慢，在这种情况下，医者必须审度全局，不可急于求成。判断用药是否对证，首先是以患者自觉症状是否好转作为检验，如果患者服药后感到舒适，症状并随之逐渐改善，就应视为有效，即使肝功能、黄疸指数恢复不够满意，也不要轻易改换方药。随着症状的好转，肝功能往往随之趋于正常。

（八）治疗慢性肝炎不可操之过急

治疗慢性病毒性肝炎尤不可操之过急，而应遵小剂缓进、慢慢调理之法，即如云："治久病又如理丝，急则愈坚其结，缓则可清其绪"，用平常之药，治愈久病重病。同时要注意患者精神、饮食、生活等的调摄，综合治疗，以缓求胜。

（九）慢性肝病治忌壅补

慢性肝炎病机多属肝郁脾虚、湿热留恋，治疗上应轻灵活泼地条达肝气、清利湿热为原则，用药切忌壅补。凡补益药，如滋阴补血或益气健脾等，多数滋腻壅滞，病邪较重时过早用补益，易滋湿助热，使湿热之邪缠绵胶滞、难以化解，导致腹胀气滞，内湿壅满。而应以滋而不腻、补而不滞的药物，或佐以疏利之品，才能恰中病情，收到好的效果。

（十）慢性肝病的生活调养

①须注意适当休息；做适当运动如散步等。活动过剧，每导致病情加重或复发。

②节制房事。房事不节可加重病情。

③预防感冒。乙肝恢复期，若患感冒者，经肝功能复查，绝大多数可见异常，故须预防。

④注意饮食。饮食疗法是中医治疗的一大特色，尤其对肝病更显示其优越性，适当调理好肝病的饮食，很有积极意义。

一般来说肝病饮食以清淡为宜，切忌辛辣燥热、油腻荤腥之味，多种水果及果汁、山药粥、莲子粥、薏米粥、大枣粥等都有一定的食疗作用；甲鱼既可滋阴又可软坚，但必须久炖 10 小时左右才可能达到治疗效果；过食高蛋白对患者并非有益；鸡肉应绝对禁止，临证有肝炎已愈因食鸡肉而症状复发者，据本草论述，鸡肉性热属木，而肝为风木之脏，食鸡肉易动肝风，故宜忌食；肝炎发病期不宜食海鲜，食之每易加重病情；其他如牛羊肉、狗肉、鹌鹑、鸽子等其性燥热，不宜食用；辣椒、胡椒适可而止；糯米、红薯、土豆等黏腻滞气，不宜多用。

第四节　肝炎肝硬化中医辨证论治

一、肝炎肝硬化的辨证论治

（一）肝硬化的病理特点及治疗原则

肝硬化属中医"臌胀""积聚"范畴。病变性质属本虚标实。本虚主要指肝脾肾三脏气血阴阳的不足，即脾虚失运、肝肾阴亏、脾肾阳虚而言；而湿热留滞，水气不化，气瘀血滞，即气血痰水留滞为患，是为标实。

所以说肝硬化的病理特点是肝、脾、肾三脏受病，气滞、血瘀、水蓄为患，其病变的根本即气虚血滞。

但在临床上，往往是痰湿与瘀血相结，或阴虚内热而气滞血瘀，或气血不足而血瘀水停，各证之间交互杂见，很难截然分开，但在因果关系上，务必记住本病是病程日久，因虚致实。所以在治疗上务必掌握以补虚为主、攻邪为辅、缓缓收功的原则。始终以疏肝理气、健脾和胃为要务，关键是保护脾胃功能，使脾胃健运、气血得以生化，则治疗有望，始有生机。

（二）肝硬化的辨证治疗

肝硬化的根本病变在于气虚血滞，临床常表现为面色黧黑，唇暗，腹壁静脉曲张，肌肤甲错，肝掌，蜘蛛痣，瘀斑，齿、鼻衄血等，舌暗红或有瘀斑。故其治疗应以活血化瘀为基本，临床常以二甲活血汤（炮山甲、鳖甲、丹参、赤芍、桃仁、红花）活血化瘀软坚；再根据以下肝脾肾三脏正气亏虚的不同，扶正化瘀，辨证施治。

1. 脾气虚弱

症见疲乏无力，声音低怯，面色萎黄，纳少运迟，腹胀便溏，舌淡体胖有齿印，脉弱。可用黄芪、党参、白术、云苓、山药、陈皮、半夏、砂仁、香附、焦三仙等。

2. 肝郁气滞

胁肋胀痛，胸闷腹胀，舌淡苔白，脉弦滑者。可选用柴胡、香附、郁金、川楝子、佛手、生麦芽、枳壳等。

3. 湿热留滞

症见黄疸，恶心纳呆，口苦，小便短赤，舌苔黄腻者，往往为肝硬化活动期出现肝功能显著异常者。可选用茵陈、山栀、大黄、黄檗、龙胆草、银花、板蓝根、连翘、大青叶、垂盆草、虎杖等。

4. 肝肾阴虚

症见头晕耳鸣，失眠多梦，胁肋隐痛，烦躁乏力，舌红少苔，脉细数。可选一贯煎为基本用药：沙参、麦冬、枸杞、生地、当归、白芍等。若阴虚血热，表现午后低热，咽干口燥，面部潮红，衄血瘀斑，舌质红绛，可选元参、茜草、小蓟、赤芍、女贞子、旱莲草、地骨皮等。

5. 脾肾阳虚

症见少食腹胀满，肢冷畏寒，大便溏稀，足跗肿胀，舌淡嫩质胖，苔滑。可选附子理中汤用药：附子、干姜、党参、白术、云苓、炙甘草、苁蓉、菟丝子、益智仁等。凡肝病阳痿者，不必壮阳，壮阳则相火动而伤肝阴。肝病必须禁欲，否则易加剧病情。

病例1：姚某，男，48岁，初诊日期1993年2月27日。患者慢乙肝病史10年余。1991年下半年开始出现双下肢轻度浮肿，复查肝功能：谷丙酶

198 U/L。9 月以后病情加重，肝区隐痛不休，食后腹胀明显，明显乏力感，小便黄赤，大便黏腻不爽，肝功能进一步恶化：谷丙酶 540 U/L，总胆红素 68 μmol/L，经住院保肝治疗，病情好转而于 12 月出院。1 个月后上述症状再度加重，且有低热，失眠；查体：面色晦暗，肝掌及蜘蛛痣明显，双下肢凹性水肿；肝功能：谷丙酶 320 U/L，黄疸 54 μmol/L，白蛋白 31.8 g/L，球蛋白 33.5 g/L；血分析：白细胞 3.82×10^9/L，血小板 67×10^9/L；B 超：结节性肝硬化，脾肿大，微量腹水；食道钡透：食道下端静脉曲张。住院 2 个月余，经保肝治疗，病情未见好转，坚持要求出院，请中医门诊诊治。烦热，失眠，耳鸣，舌暗红，苔腻微黄，脉细数小促。辨证属肝肾阴亏、气滞血瘀、兼有湿热。拟一贯煎合二甲活血汤化裁：沙参 30 g，麦冬 30 g，枸杞 15 g，生地 15 g，当归 15 g，白芍 15 g，鳖甲 30 g，炮山甲 12 g，丹参 30 g，赤芍 30 g，大黄 3 g，虎杖 15 g，薏仁 30 g，云苓 30 g。

上方略有加减，经服药治疗 2 个月，患者肝功能恢复正常。白蛋白升至 34.4 g/L，血小板也升至 74×10^9。B 超示腹水消失。面色转红润光华，精神好转，腹胀消失，知饥能食。嘱其控制饮食，注意休息，继续以上方坚持治疗。2 个月后来告，病情一直稳定。

病例 2：邹某，男，农民，1995 年 12 月 11 日初诊。症见：面色晦暗，体形消瘦，纳食尚可，双下肢浮肿，腹胀，腹壁静脉曲张，大便稀日 3 ~ 4 次，小便淡黄，口淡无味，舌暗淡，苔薄腻，脉弦。B 超显示：肝硬化，中度腹水，脾肿大。患者住院期间因经济困难不能坚持治疗，遂要求出院服中药。辨证为血瘀气滞、脾气虚弱。拟二甲活血汤合四君子汤化裁：丹参 30 g，赤芍 30 g，桃仁 12 g，红花 12 g，鳖甲 30 g，党参 30 g，白术 30 g，云苓 30 g，炙甘草 9 g，黄芪 30 g，鸡内金 30 g，焦三仙 15 g，薏仁 30 g，大腹皮 30 g。

服上方 15 剂后，腹胀减轻，按之柔软，下肢浮肿消退。但仍食后腹胀，大便稀，上方去大腹皮加山药 15 g。

1996 年 2 月 5 日。服上方 30 余剂，症状基本消失，纳食正常，面色光泽有华，精神好转。舌淡红，苔薄白，脉缓。守上方再服。至 1996 年 9 月 23 日再诊。自觉无任何症状，饮食及二便、睡眠均正常，面色光泽，肝功能稳定。

病例 3：刘某，男，49 岁，2002 年 4 月 4 日初诊。患者自 1993 年病毒性肝炎发病，曾因病情反复而多次住院治疗。2000 年 10 月以来肝功能持续异常达一年半之久，二次住院治疗而肝功能无明显改善，而转门诊治疗。腹胀加重2个月余，食后胀甚，纳少，便溏，气短乏力，神倦嗜睡，手足发凉，下肢浮肿。舌质淡嫩水滑，苔白腻，脉沉细无力。肝功能检查：谷丙酶350 U/L，黄疸32 μmol/L，白蛋白29.2 g/L，球蛋白34.5 g/L，血小板54×10^9。查体：腹膨隆，腹水征阳性，腹围95 cm，双下肢凹陷性水肿。B超：肝硬化并中度腹水，脾肿大。辨证：脾肾阳虚、气虚血滞。拟桂附理中汤加活血化瘀：桂枝12 g，熟附片9 g，党参30 g，白术30 g，云苓30 g，炙甘草9 g，泽泻12 g，猪苓12 g，茵陈30 g，丹参30 g，桃仁12 g，红花12 g。

上方服15剂后，尿量增加，每日出量在2000 mL左右，腹围缩小。再服原方20剂，腹部变软，纳食增加。上方去泽泻、猪苓；加鸡内金30 g，焦三仙15 g，黄芪30 g。1个月后B超示腹水消失，腹围减至86 cm，复查肝功能：黄疸24 μmol/L，谷丙酶67 U/L，白蛋白32.4 g/L，球蛋白32.1 g/L，血小板7754×10^9。嘱带上方回乡继续调治。至2003年8月治疗结束时，查白蛋白为34.5 g/L，球蛋白为31 g/L，肝功能正常，食欲好转，病情稳定。

早期肝硬化，许多患者无明显症状体征，中医无"证"可辨或辨证根据不足，但据实验室检查结果（如B超、肝穿刺、CT等）可确立其病变性质的实在，这类患者可采用西洋参30 g，滇三七30 g，鸡内金60 g研末混匀，分30包，每日开水送服1包，经临床反复应用，确有效果，亦可用于晚期肝硬化轻度腹水或腹水消退好转期。此方三味药有益气、祛瘀、消积作用，亦富"攻补兼施"之意。

（三）肝硬化并发症的辨证论治

1. 肝硬化腹水辨证治疗

（1）中满分消法

适用于胸闷，脘痞，胁痛，腹膨如鼓，二便不通，舌苔腻，脉弦滑者。多用于臌胀早期，证属气滞湿阻，形体尚实。常用枳实、厚朴、木香、槟榔、大腹皮、青皮、陈皮、云苓、泽泻、车前子等。

（2）化症利水法

适用于腹大坚满，青筋显露，胁下症块，触之有形或刺痛，面色晦暗，二便不通，渴不饮水，舌紫暗，脉涩者。证因肝脾血络瘀阻而致水气停蓄，即《金匮》"血不利则为水"，系通过化瘀软坚达到行水目的。常用丹参、赤芍、桃仁、红花、炮山甲、鳖甲、川军、土鳖虫等。

（3）清热消胀法

适用于腹大撑急，心烦口苦，小便黄赤，大便干结或溏垢，身目黄染，舌红，苔黄腻，脉弦滑数者。证系湿热瘀滞、气滞血瘀。所以清利湿热、化瘀消胀。常用茵陈、山栀、生大黄、枳实、厚朴、虎杖、泽兰、车前草、丹参、赤芍等。

（4）健脾泄肝法

适用于胸闷嗳气，两胁作痛，腹胀，纳谷不香，肢软无力，大便溏泄，舌苔薄白，脉弦细者。证属肝郁脾虚、气滞湿聚而肿满者。常用党参、白术、云苓、柴胡、白芍、木香、砂仁、陈皮、半夏等。

（5）滋阴行水法

形体消瘦，口唇干燥，五心烦热，龈血鼻衄，胁痛腹胀，便秘尿少，舌质红，苔光剥，脉弦细数者。证由肝肾阴虚、津液枯涸、血燥气滞、变生瘀结臌胀。常用沙参、麦冬、石斛、生地、白芍、丹皮、川楝子、泽泻、丹参等。

（6）温阳化水法

适用于面色晦暗无华，畏寒肢冷，肢面浮肿，大腹水肿，大便溏稀，小便涩少，舌质胖大，苔白滑，脉沉细者。证系脾肾阳虚、水气不化。常用桂枝、白术、云苓、炙甘草、附子、党参、黄芪等。

（7）益气调元法

由于气血两亏，元气不足，微量腹水长期不退而见面色萎黄黯黑，精神疲惫，两胁隐痛，纳谷不香。白蛋白低下，血小板减少，白细胞下降者。常用黄芪、党参、白术、五味子、丹参、紫河车等。

上述各法，如患者腹水较重而体质尚实，可结合攻下逐水，以缩短疗程。方法以大戟粉或甘遂粉 0.3～0.5 g 加行气利水之沉香粉、琥珀粉各 0.3 g，用红枣 10 个煎汤，早晨空腹送服，可以连服 3 天，或隔日服用可也。服后如见腹痛、呕吐、便泻，这是药物的正常反应，1～2 h 便可恢复；如腹泻不止，可吃糯米粥或红枣汤即可缓解。如出现胸水者，可配以泻肺利水之葶苈子、桑白皮之类，或用甘遂半夏汤（甘遂、半夏、芍药、甘草），均有助于消退胸水。如属肝肾阴虚证，由于阴虚火旺易于伤律动血，不宜攻逐，否则可引起大出血而危及生命。不论何证，均可佐以食饵疗法，用乌鱼或鲤鱼，去内脏加入大蒜几瓣，清水煮后喝汤，可有助于通利小便。更要注意应用逐水药应掌握"衰其大半而止",腹水消退六七成即止;腹水有所消退后,随即应用扶正药以固其本。

(8) 十枣汤的用法

十枣汤(大枣、芫花、甘遂、大戟)是消除腹水的较好方药。病者服药后,在 12 h 内可排稀便 4~6 次,未见有腹痛、暴泻或泻下不止现象。考虑到肝硬化腹水系标实本虚,故均以西洋参或当归补血汤(黄芪 30 g,当归 10 g)与十枣汤交替服用。即第 1 天服十枣汤,第二天服西洋参 6~10 g 或补血汤,持续至腹水消失。这样攻补兼施,既起到逐水作用,又不伤正气,能获得较满意疗效。如翁某,进院时腹围 105 cm,脐疝,小便滴沥,大便艰难,坐立困难。采用上法治疗 70 多天,腹水征消失,临床治愈出院,随访 3 年未复发,并能参加生产劳动。

十枣汤做汤剂对食道有刺激,常可产生麻、涩、恶心等不良反应;在饭后或半空腹服药,常引起胃部难受甚至呕吐。可原方 3 味药各等份研细末混匀,装入胶囊,每次取 3~5 g(药物量),以红枣煎汤吞送,并在早饭半小时前服,可无不良反应。《伤寒论》所谓"平旦服"是有道理的。

(9) 肝硬化腹水经验方

验方 1:海藻 40 g,二丑 30 g,木香 15 g,槟榔 15 g,厚朴 15 g,白术 30 g,党参 30 g,云苓 30 g,生姜 15 g。

适应证:肝硬化腹水见有腹部膨大,腹水,小便少,身体消瘦,面色黧黑,舌紫暗,苔白,脉弦细,肝功能明显异常者。

本方为攻补兼施之剂。海藻、二丑、木香、厚朴、椰片为行气逐水之药;人参、白术、云苓为益气健脾之品。适用于肝硬化腹水,以腹胀为主者,有一定疗效。

二丑(黑白丑)学名牵牛子,苦寒有毒,有泻下、逐水、消肿的作用,为治疗肝硬化腹水之有效药物;海藻为治疗腹水的有效药物,《本草纲目》记载治大腹水肿,有软坚散结之功,但用量宜大,一般以 50 g 为宜。

如肝硬化高度腹水,审其人形气尚实,体质尚健者,可于本方内加入甘遂 5~10 g,大戟 5 g,以峻逐水气,通利二便,消除腹水;有热者或可加生大黄 9 g,黄芩 9 g,黄连 9 g。

验方 2:根据患者体质、证情之不同,分别用下列重、轻、缓剂排水。

逐水重剂:甘遂 1 份、黑白丑、大黄、槟榔、木香、莱菔子各 3 份。一般用于腹水初发,形体尚实,腹水量大者。

逐水轻剂：黑白丑与小茴香之比为 8 : 1 比例为散。一般用于中、少量腹水，虚实并重者。利水缓剂：如车前草、泽泻、猪苓、茯苓等，一般用于体虚偏重者。

2. 肝性脑病的辨证治疗

肝性脑病（肝昏迷）的辨证治疗，一般分虚实两途。

实证多由湿热疫毒攻心，痰火内闭，扰乱神明。临床表现为神志不清，谵语躁动，肢体抽搐，角弓反张，气息粗大，便结尿赤，舌质红，苔黄糙或焦黑，脉弦大而数。多见于急性重型肝炎、亚急重型肝炎、慢性重型肝炎或慢性肝炎重度患者。治当平肝熄风，解毒化痰，凉血开窍，可用黄连解毒汤（黄连、黄芩、黄檗、山栀）合羚羊钩藤为基本方，其中羚羊粉宜 0.5 ~ 1 g 吞服，过少则药力不足。邪热偏盛，加服安宫牛黄丸（药店有售）一丸吞服；抽搐反张，选加紫雪丹（药店有售）熄风开窍；痰浊偏重，其特点是昏睡不醒，痰声辘辘，舌苔浊腻，唯加至宝丹（药店有售）豁痰开窍，兼能清心最为合适。对火毒内盛，面赤身热，热陷营血，神志昏迷，狂呼号叫者，可用犀角地黄汤（犀角 3 g，生地 15 g，赤芍 15 g，丹皮 9 g）加服安宫牛黄丸疗效甚好；或可加远志、菖蒲、胆星、半夏、陈皮等化痰开窍；其中犀角如用水牛角代替，虽有一定效果，但用量宜大，可用至 30 ~ 60 g，亦需先煎。笔者临床上对肝昏迷属实者，每仿《金匮要略》"痓为病，胸满，口噤，卧不着席，必齘齿，可与大承之汤"之法，而径用大承气汤急下实热（大黄、芒硝、枳实、厚朴），其中大黄用量可至 20 g，意在急下存阴，往往燥粪得下，病转清醒，每获卓效；亦可以大承气汤原方浓煎至 100 mL 保留灌肠，对促使肠道积滞排出，防止血氨升高亦有卓效，可以防止肝昏迷之出现。且后者在患者不能口服、水食难纳时，不失为一种更好地给药途径。

虚证为正虚邪陷所致，此因阴阳气血衰败，精神竭绝而神明不守，多见于慢性病毒性肝炎，或肝炎肝硬化迁延日久，正气虚衰的患者。病初可见精神疲惫，少气懒言，或午后潮热，消瘦颧红；继则神志恍惚，语无伦次；进而昏迷不醒，二便失禁。此证多属病情危重，预后极差，多为不治，权且救治，偶有一线生机。属气阴涸竭者，可与益气养阴，左清化痰热，药选西洋参、麦冬、五味子、天竺黄、川贝母之类；属阳气衰亡者，急回阳救逆，佐化痰醒窍，药如人参、附子、白术、茯苓、石菖蒲、远志、炙甘草等，并配合加服苏合香丸（药店有售）以开窍醒神。

肝炎昏迷者病情变化迅速，虚实错杂，急症以邪实为主，但须顾及气阴；久病虽属正衰，但痰浊常留恋为患。所以要权衡标本缓急，邪势急者先治标，邪势退者图其本；正气暴脱者宜扶正固脱之剂；正虚邪恋，亦当兼化痰浊。

（四）肝硬化经验用药体会

1. 软坚散结药物

天花粉：甘苦，微寒。有疏肝清热、消肿散结功效。肝硬化或肝癌患者，气滞血瘀夹有郁热，肝脾肿大，胁肋胀痛者，用之有效。多配伍鳖甲、浙贝母、生牡蛎、穿山甲等。

山慈姑：甘辛，微寒。清热解毒、消痈散结。多用于症瘕痞块和多种肿瘤，治疗肝硬化肝癌，软化肝脾、消症散结有明显效果。多于鳖甲、穿山甲、䗪虫、丹参等配伍。

芒硝：咸苦，寒。清热消肿、软坚下积。对治疗脂肪肝，肝硬化失代偿腹水不消、黄疸不退、便秘腹胀者有好的效果。多与莱菔子、枳壳、厚朴、大黄、泽泻等配伍。

2. 清热解毒利湿药物

半边莲：辛，平。既能清热解毒，又可利水消肿，肝硬化或重症肝炎并自发性腹膜炎，顽固性臌胀、腹水不消时应用。可与白花蛇舌草、车前草、白茅根、鱼腥草等配伍。

白花蛇舌草：微苦，甘，寒。既能清热解毒又兼利湿，治疗湿热黄疸效果最佳，可与茵陈、连翘、金钱草、板蓝根等；近年利用其清热解毒消肿的功效，广泛用于各种癌症的治疗。

半枝莲：辛苦，寒。清热解毒、凉血散瘀、利水消肿，多与白花蛇舌草相须为用，治疗癌症肿块、湿热黄疸、腹水不消。

虎杖：微苦，微寒。清热解毒，利湿退黄，散瘀止痛。最符合病毒性肝炎的郁热湿聚血滞的病机特点，退湿热黄疸多与茵陈、板蓝根、栀子配伍；散瘀消症配白花蛇舌草、半枝莲；抑制病毒可与连翘、金银花、板蓝根联合应用。

3. 活血化瘀药

肝硬化的病理实质即为气滞血瘀，所以活血化瘀在肝硬化的治疗过程中显得尤为重要，但临床上如何掌握化瘀药物的应用，使既能化瘀，又不致伤耗正气，也是必须讨论的问题。

（1）肝硬化常见的瘀血表现

胁痛（多为刺痛，痛有定处，经久不移）；肝脾肿大；肝掌、蜘蛛痣；面色晦暗或黧黑；舌质紫暗或有瘀斑；月经异常（闭经、痛经、经水不止）；低热；多梦、易怒、怔忡等精神症状。

（2）活血化瘀药物的选择

行气活血：如郁金、香附、元胡、川芎等；活血化瘀：如丹参、生山楂、赤芍、桃仁、红花、益母草、三七粉等；活血破血：如大黄、水蛭、虻虫、土鳖虫、地龙等；破瘀化症：乳香、没药、三棱、莪术、穿山甲、血竭等。

（3）常用活血药物介绍

生山楂：有活血化瘀、降脂、降酶、消食等作用，凡血瘀而又饮食不消，转氨酶和血脂高时，可用。

丹参：活血养血而不伤正气。临床配用凉血活血药治疗淤胆型肝炎高胆红素血症；配葛根治疗残留黄疸，有效。

大黄：入血分，破一切瘀血；少用亦能调气，治气郁作痛；破症瘕积聚而治肝脾肿大；开心下热痰而治癫狂昏迷；降肠胃湿热以通燥结。是活血化瘀的首选药物，故其在肝炎应用很广。例如，退黄，古代医家用于治黄疸的百余方中，有三分之一方中有大黄；孙思邈的《千金要方》中16个治黄疸方中，有一半处方中有大黄。可见大黄为退黄疸的主要药物。治疗急性重型肝炎、肝昏迷、急性黄疸型肝炎、淤胆型肝炎常用承气汤化裁治之，效果明显。

赤芍：既能凉血又能活血，并能降血脂、降血糖。临床重用（30 g以上）对淤胆型肝炎瘀热互结者有明显退黄作用。

三七粉：善化瘀血，又能止血，为治衄血要药。临床应用证明有降酶、提高白蛋白、降球蛋白等作用。

丹皮：有清热凉血作用。与其他凉血活血药物如赤芍、郁金等配伍，治疗瘀热互结发黄有显效。

三棱、莪术：二药性较猛烈，能治心腹和胁下疼痛及一切气滞血瘀之证，尤其是与鳖甲、穿山甲为伍治疗肝脾肿大、肝硬化。但用量宜小，且不宜久服。当归：活血养血，滋阴退热。尤长于肝肾阴亏夹有瘀血的证候，常配一贯煎应用。

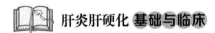

（4）应用活血化瘀药物应注意的事项

活血化瘀防止伤阴：肝体阴而用阳。在活血化瘀时应注意勿伤肝阴，应与养阴柔肝药物并用，如熟地、枸杞、旱莲草、白芍等。

与止血药物合用：慢性肝炎肝硬化患者常有食道静脉及门脉高压病变，过多活血药可导致出血，此外肝硬化常有齿衄、鼻衄等。此时一定要配合三七、茜草、小蓟、生地、赤芍、白茅根等才好。

（五）治疗肝硬化的几点思考

1. 治疗肝硬化要坚持疏肝理气、健脾和胃，保证消化吸收功能正常

因为对肝硬化导致肝区隐痛、腹胀气滞、食后饱胀等一系列消化道症状，治疗应疏肝理气，使肝气正常疏泄，脾胃才能正常收纳运化，疏肝理气与健脾和胃并行，才能达到较好治疗效果。临床上只要用药得当，持之以恒，缓慢图功，是可以取得较好疗效的。

2. 软坚散结必须在脾胃功能健运的情况下运用

肝硬化多数脾肿大，都必须软坚破积，但前提是脾胃功能正常，使肝有所养，才能渐消渐散，关键是保护脾胃功能，使患者能食能化，病有生机，治疗有望。用攻积破积药以渐消渐散为宜，用药以柔中有刚为是，切忌峻猛攻伐，三棱、莪术小量轻用；桃仁、土鳖虫、水蛭、虻虫以不用少用；总之以攻伐勿过是为上策。应攻补结合，宜缓不宜急，因为凡攻瘀破积药物，均对肝脏有程度不同的损害，如果反复用，大量用，非但不利于病，反而有伤肝脏。

3. 肝硬化的补益问题

肝硬化慎用温补。一般地说肝硬化是本虚标实，气血水瘀，只能用清补，不能用温补，忌用黄芪、人参等温补之味。因肝病容易化火伤阴，补气药每多助火。如清润药沙参、天花粉、石斛；养阴药如生地、女贞子、旱莲草、白芍、太子参、丹参、山药等，掌握滋而不腻、滋阴而不助湿，总之以滋养肝阴为主。

食补在肝硬化的治疗中有积极意义。如食用甲鱼，既可软坚散结，又可补充蛋白，间断地食用很有益处，但必须久炖 10 个小时左右才能达到治疗效果。泥鳅炖汤亦为良好的佐食之品，这种有"水中人参"之称的食物，既可补脾，又可利水，集药物与食物于一体的补品，比之用药补为好。此外，如山药粥、莲子粥、薏米粥等药用食补，于病都有治疗意义。

4. 关于利尿

对肝硬化腹水采用利尿方法，这是临床中西医都用的常法。但中西医利尿都有伤阴之弊。西药利尿，连续用 3～5 天即停止，间隔使用利水效果更好，不宜长期运用；中药可酌情用疏肝理气、化气利水，也可用补脾利水，有时亦可泄下利水，但不宜大剂攻伐利水，要因势利导，在气化则水化的理论指导下适当运用利水药。尤其注意不能中西药物同时利水，否则易出现舌红无苔的伤阴现象，务必慎重。中药利水，不能轻易应用甘遂、芫花、大戟之类峻猛逐水药。总之，以轻可去实为好。

5. 肝硬化的预后

肝硬化患者多为肝阴不足，肝郁化火。可以在临床上密切观察舌苔和脉象。如舌红润偏淡，苔轻浮为佳；若深红或红而发亮，为肝郁化火，胃阴不足（同时也表示肾阴不足），是预后不良的征兆，如有舌苔尚好；若舌红无苔，病情十分严重，预后不良。脉象作为判断肝硬化的预后，也是重要指征。临床肝硬化病脉宜缓软不宜弦硬，尤以缓而柔软为佳；反之，如脉弦大搏指，寸关尺三部弦硬，为胃气不足，大有伤阴之势，无论其病情如何，预后都不良；尤其是晚期肝硬化，脉见弦数而硬，定为死候。对肝硬化患者的面色应严格观察。一般地说，肝病面色多黧滞，但不能黧至失泽，若面色晦暗或深暗，所谓"面色黧黑"，且无光泽，为病情重笃，预后多不良。

二、肝炎肝硬化临床常用经验方

（一）肝硬化方 I

症状：疲乏无力、声音低弱、面色萎黄、纳少运迟、腹胀便溏、面色晦暗、肝掌、蜘蛛痣、时有牙龈出血、舌暗红或有瘀斑、脉涩。

病机：脾气虚弱、气滞血瘀。诊断：肝炎肝硬化（鼓胀）。治则：健脾益气、活血化瘀。

方药：鳖甲 30 g，丹参 30 g，赤芍 30 g，砂仁 15 g，桃仁 12 g，红花 12 g，鸡内金 30 g，党参 30 g，白术 30 g，云苓 15 g，焦三仙各 15 g，三七粉 3 g。

（二）肝硬化方 II

症状：少食腹胀、肝区隐痛、头晕耳鸣、失眠多梦、烦躁低热、腰膝酸软、肌肤甲错、舌红绛少苔或有瘀斑、脉细数。

病机：肝肾阴虚、气滞血瘀。诊断：肝炎肝硬化（鼓胀）。治则：滋养肝肾、活血化瘀。

方药：鳖甲 30 g，丹参 30 g，赤芍 30 g，桃仁 12 g，红花 12 g，生地 30 g，枸杞 15 g，麦冬 30 g，沙参 30 g，虎杖 15 g，焦三仙各 15 g，三七粉 3 g。

（三）慢性肝炎方 I

症状：形体消瘦、肝区隐痛、头晕耳鸣、失眠多梦、五心烦热、疲乏无力、腰膝酸软、舌红绛少苔、脉细涩。病机：肝肾阴虚、夹有湿热。诊断：慢性乙型肝炎（胁痛）。治则：滋养肝肾、兼清湿热。

方药：熟地 30 g，白芍 30 g，枸杞 15 g，麦冬 30 g，女贞子 15 g，旱莲草 15 g，五味子 12 g，云苓 30 g，炒枣仁 30 g，山萸肉 30 g，浮小麦 30 g，虎杖 15 g。

（四）慢性肝炎方 II

症状：胁肋胀痛、烦躁易怒、腹胀纳差、疲乏无力、嗳气便溏、舌淡苔白腻、脉弦滑。

病机：肝气郁结、脾虚失运。诊断：慢性乙型肝炎（胁痛）。

治则：疏肝健脾。

方药：柴胡 15 g，香附 12 g，枳实 12 g，炙甘草 12 g，党参 30 g，白术 30 g，云苓 15 g，焦三仙各 15 g，鸡内金 30 g，半夏 9 g，莱菔子 30 g，连翘 12 g。

（五）退黄疸方 I

症状：四肢倦怠乏力、胃纳不佳、肝区持续隐痛、小便黄赤、大便黏腻不爽、舌红苔白微黄厚腻、脉濡数。病机：湿热留滞、脾虚不运。

诊断：肝炎（黄疸）。

治则：清利湿热、芳香化湿。

方药：藿香 15 g，佩兰 15 g，白蔻仁 15 g，苍术 15 g，茯苓 15 g，半夏 9 g，薏米 30 g，厚朴 12 g，黄芩 12 g，连翘 12 g，虎杖 15 g，茵陈 30 g。

（六）退黄疸方 II

症状：皮肤巩膜深度黄染、口干喜冷饮、腹胀胁痛、纳呆厌油或呕吐、身体极度乏力、大便黏腻不爽、小便黄赤、脉弦滑。

病机：湿热内蕴、邪毒炽盛。

诊断：急性黄疸性肝炎（黄疸）。

治则：清热、解毒、化湿。

方药：茵陈 30 g，栀子 12 g，生大黄 9 g，银花 30 g，连翘 12 g，大青叶 30 g，板蓝根 30 g。

（七）退黄疸方Ⅲ

症状：胁肋胀痛、烦躁易怒、恶心纳呆、身目黄染明显、大便黏腻不爽、小便色黄、脉弦滑。

病机：湿热不化、肝气郁滞。

诊断：急性淤胆性肝炎（黄疸）。

治则：疏肝解郁、清利湿热。

方药：柴胡 15 g，白芍 30 g，枳实 12 g，炙甘草 12 g，赤芍 30 g，郁金 15 g，元胡 12 g，川楝 12 g，茵陈 30 g，栀子 12 g，生大黄 3 g。

（八）慢性重型肝炎方

症状：腹胀如鼓、恶心纳呆、神疲倦怠、畏寒肢冷、面色晦暗、小便不利、大便稀溏、舌质淡嫩、舌苔白腻、脉细弱。

病机：脾肾阳虚、水气不化。诊断：慢性重型肝炎（鼓胀）。治则：温补脾肾、运化水湿。

方药：附片 9 g，桂枝 15 g，干姜 12 g，大枣 30 g，炙甘草 15 g，西洋参 15 g，茯苓 30 g，薏苡仁 30 g，泽泻 30 g，茵陈 30 g，枳实 15 g。

（九）肝病养生药膳常用饮片（颗粒冲击，真空包装）

1. 健胃消食饮

症状：食欲不振、腹胀、嗳气。

病机：脾虚气滞。

诊断：急、慢性肝炎、肝硬化。

方药：陈皮 3 g，山楂 9 g，麦芽 9 g，莱菔子 12 g。

2. 保肝安神饮

症状：肝区隐痛、失眠健忘。

病机：阴虚火旺。

诊断：慢性肝炎、肝硬化。

方药：炙甘草 15 g，炒枣仁 30 g，五味子 15 g，乌梅 30 g。

3. 养肝明目饮

症状：双目干涩、头晕耳鸣、视物昏花。

病机：血虚目失所养。

诊断：慢性肝炎。

方药：菊花 15 g，枸杞 15 g，决明子 15 g。

4. 补肾养肝饮

症状：肝区隐痛、头晕耳鸣、腰膝酸软、失眠烦躁。

病机：肝肾阴虚。

诊断：慢性肝炎、肝硬化。

方药：熟地 15 g，白芍 15 g，山萸肉 15 g，大枣 12 g。

5. 益气健脾饮

症状：食后腹胀、面色萎黄、乏力便溏。

病机：脾虚气弱。

诊断：慢性肝炎、肝硬化。

方药：黄芪 15 g，白术 15 g，山药 15 g，薏苡仁 15 g。

第五节　脂肪肝辨证论治

一、脂肪肝的病机特点

脂肪肝属中医"胁痛""积聚""痞证"范畴。根据其临床表现，国家标准定名为"肝癖"。本病成因，外因多为进食膏粱厚味或者嗜酒无度，生湿酿痰；内因则由肝失疏泄，脾失健运，肾失气化，水湿不能化为精微，聚而为湿为痰，痰阻肝络，滞留于肝而形成本病。总之，脂肪肝早期多表现为单纯性脂肪肝，除痰湿阻滞、瘀血阻络的基本病因病机外，多伴有肝郁脾虚；脂肪肝后期多表现为脂肪肝性肝炎，在痰湿阻滞、瘀血阻络的基础上，往往出现湿郁化热、肝肾不足。

二、脂肪肝的辨证治疗

1. 痰湿内侵，肝络受阻

多因患者嗜酒无度或嗜食肥甘厚味致湿热内蕴、聚湿生痰，血液黏稠，血脂过高，痰湿瘀滞而致脂肪肝。临床常见泛恶厌食或呕吐痰涎，口苦口干，脘胁胀痛，乏力肢倦，或眩晕恶心，有时伴有黄疸等，舌红，苔黄厚腻，脉滑数。

治则：清热化痰利湿通络。

方药：茵陈蒿汤、二陈汤加虎杖、蒲公英、泽泻、莱菔子、郁金、胆南星等。

2. 肝气郁结，疏泄失调

多因肝病日久，或性情抑郁，或生性暴怒，或压抑不舒等，而致情志抑郁，肝气失于疏泄，气机滞阻不畅，致肝脏对各种代谢发生紊乱，特别肝脏对脂肪吸收、转化、合成、代谢等发生障碍，形成脂肪肝。临床常见胸闷不舒，脘胁胀痛，烦躁易怒，舌红苔薄腻，脉弦。

治则：疏肝理气。

方药：柴胡疏肝散、加味逍遥散加减化裁，临床根据患者具体情况及症状加郁金、青皮、姜黄、女贞子、旱莲草、决明子等。

3. 脾气虚弱，运化失司

多因患者素体虚弱，脾虚气弱，运化失司，则水谷不能化为精微，升降失宜。临床常见患者形体丰盛，而肥胖人多痰、多湿、多气虚。食少腹胀，肢倦乏力，大便稀溏，舌体胖大、边有齿印，苔薄白或腻，脉弦细。此型多见于肥胖人脂肪肝。

治则：补气健脾法。

方药：香砂六君汤加减化裁临证常加苍术、葛根、黄芪、荷叶、瓜蒌、橘红等。

4. 肝肾阴虚，肝阴失养

多因患者为阴虚之体，或久病阴虚。丹溪云："阳常有余，阴常不足"，肝体阴而用阳，赖肾水以滋养，或高龄肾精亏耗，水不滋木，肝肾阴虚致成此疾。临床常见肝区灼痛，五心烦热，烦躁易怒，口干便秘，腰膝酸软，舌红少苔，脉细弦。本型多见于糖尿病性脂肪肝。

治则：养阴柔肝法。

方药：一贯煎化裁临症应加何首乌、白芍、决明子、冬青子、旱莲草、丹参等。

5. 肝血不足，血虚络滞

多因患者平素摄入食物及营养不足或消耗过多等原因，营血亏损，脏腑百脉失养，日久出现血虚致瘀诸证。临床常见面白无华，头昏乏力，心悸多梦，肝区隐痛，舌淡白边有瘀点，脉细或细涩。此型多见于营养不良性脂肪肝。

治则：养血通络。

方药：归脾汤加减化裁。临床可加枸杞、三七、川芎、丹参、鸡血藤、

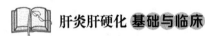

何首乌等。

6. 脾肾阳虚，肝失温煦

高龄患者肾气亏虚，加之病久"穷必及肾"，下元亏损，肾阳虚衰则不能温煦。临床常见形寒肢冷，夜尿频繁，小便清长，腰膝酸软，阳痿早泄等，舌淡、脉细弱。此型多见于高龄及病久体虚的脂肪肝患者。

治则：温阳益肾。

方药：金匮肾气丸、右归丸等加减化裁。临床可酌加仙灵脾、仙茅、肉苁蓉、巴戟天、菟丝子等。

7. 气滞血瘀，肝络瘀阻

《证治准绳》云："饮食起居，一失其宜，皆能使瘀滞不行，故百病皆由瘀血者多。"现代中医学认为，其病邪主要为"瘀浊"。临床可见面色黧黑，肝区刺痛，烦躁易怒，失眠多梦等。舌质紫暗或有瘀点、瘀斑，脉细或涩或弦。治疗可通过化瘀通络以改善肝脏微循环，有利脂质疏泄转运，除瘀浊以利气血畅行。此型可见于各种证型的脂肪肝患者。

治则：化瘀通络。

方药：复元活血汤、血府逐瘀汤加减化裁。临床可加丹参、水蛭、三七、姜黄、生山楂、生蒲黄等。

关于脂肪肝的治疗，应在辨病和辨证相结合的基础上进行治疗，降低肝脂含量是脂肪肝治疗的一个重要原则。但是，在降低肝脂含量过程中，由于绝大多数降血脂西药对脂肪肝患者有危害，因此应慎用。临床观察显示中医药治疗脂肪肝，能显著降低血脂，改善肝功能，修复肝损伤，减轻肝纤维化等，从而达到祛邪而不伤正、扶正而不留邪之目的，充分显示了中医药在治疗脂肪肝中的优势，值得临床进一步研究探讨。

病例1：王某，男，47岁，2002年3月24日初诊。自述：肝区隐痛不适伴神疲乏力一年余，长期饮酒史，易自汗出，大便稀溏；形体肥胖，肝区叩痛明显；舌体胖大、质淡，舌苔白厚，脉弦细。B超检查：重度脂肪肝声像。实验室检查：乙肝病毒标志物阴性；总胆固醇6.97（正常值3.10～5.70 mmol/L）；三酰甘油4.16 mmol/L（正常值<1.6 mmol/L）；谷丙转氨酶56 U/L（正常值<40 U/L）；谷氨酰转肽酶120 U/L（正常值<50 U/L）。中医诊断为"肝癖"，证属痰湿蕴结，肝络不和；治以化痰渗湿，疏肝活络。方药：半夏10 g，陈皮15 g，瓜蒌30 g，竹茹30 g，泽泻15 g，薏米30 g，茯苓30 g，香附15 g，丹参30 g，郁金15 g，焦山楂30 g，芒硝10 g

后下。水煎服，每日 1 剂。上方加减治疗 3 个月，B 超检查示：轻度脂肪肝声像；三酰甘油指标恢复到正常值；肝功能指标恢复正常。

　　病例 2：李某，男，51 岁，2003 年 10 月 19 日初诊。自述：肝区胀痛，烦躁口苦，纳差，大便黏腻不爽，乏力 6 个月，频于宾客应酬，有高血压病史；望诊形体偏胖、舌质红绛，舌苔黄厚而腻；切诊脉弦滑数。B 超示：重度脂肪肝。实验室检查：乙肝二对半阴性；谷丙转氨酶：89 U/L；谷草转氨酶：120 U/L；谷氨酰转肽酶：90 U/L，三酰甘油：4.4 mmol/L（＜正常值：1.6 mmol/L）。中医诊断为"肝癖"，证属阴虚肝亢，痰热蕴结；治以养阴平肝，清热化痰。方药：生地 30 g，白芍 30 g，麦冬 30 g，草决明 30 g，山栀 12 g，连翘 12 g，半夏 10 g，瓜蒌 30 g，郁金 15 g，焦山楂 30 g，泽泻 15 g，芒硝 10 g（后下）。水煎服，每日 1 剂。上方加减治疗 6 个月，B 超检查示：轻度脂肪肝声像；三酰甘油、肝功能均恢复正常。

第四章　肝炎肝硬化饮食与生活调养

一、肝炎肝硬化饮食调养

肝病患者的饮食基本上要求达到平衡饮食，蛋白质、维生素摄入充足，摄入适当能量、脂肪、糖类（碳水化合物），禁止刺激性食物，禁酒。

肝炎患者摄入所有食物都应新鲜、卫生，保证少吃多餐，每日4~5餐，不宜过饱。

肝炎急性期患者常有厌食、食欲缺乏、脂肪吸收障碍等症状，此时不能强迫其进食。食物供给宜遵循量少、质精、清淡、易消化原则，尽可能照顾患者口味，护理中可进流食、半流食，逐渐过渡到普软食；如恶心、呕吐症状严重，可限制饮食，以减轻胃肠道负担，也可采用静脉营养加以补充，以满足患者需要。如果食欲好，则不必严格控制饮食，适当吃营养价值较高的食物。如果黄疸较深，则应戒油腻，禁辛辣。

一般来说，患者每天总进水量控制在1500 mL左右。临床上以尿量多少来调整进水量。对于食盐给肝腹水患者造成的影响，一般认为普通腹水患者每天进食盐量只能相当于健康人的1/4（约2 g氯化钠），严重的腹水患者则要禁盐。

腹水患者常常表现为血清白蛋白较低，因此，适当地提高患者食物中蛋白质含量是十分必要的。可以根据病情，多服赤小豆活鱼汤、甲鱼汤、牛肉糜等高蛋白质食物。如有肝性昏迷先兆患者，应严格控制蛋白质进量，以免诱发肝昏迷。

具体说，肝病患者有哪些饮食禁忌呢？

（1）肝病患者宜多吃蔬菜、水果，多饮酸奶。新鲜蔬菜和水果含有丰富的葡萄糖、果糖和维生素，这些糖可提高肝脏的解毒能力，也是人体能量的来源；维生素可增强肝脏修复、更新、解毒、止血能力。酸奶在营养价值方面可与牛奶相媲美，更重要的是，它含有丰富的乳酸杆菌。肝病尤其是肝硬化患者常伴有肠道菌群紊乱、失调，食用酸奶不仅可增加营养，还可调整肠道菌群，可谓一举两得。

（2）肝病患者不宜吃含脂肪过多的食物，少吃油炸食物和肥肉。患者不宜多吃甜食。因为糖容易发酵，加重胃肠胀气，易转化为脂肪，加速肝脏对脂肪的贮存，导致脂肪肝的发生。各种腌制食物，由于其盐分太高，肝病患者吃多了易影响水、钠代谢，对肝硬化患者则应严加禁忌。肝病患者要忌酒。肝病患者常因食欲不好而使蛋白质、维生素摄入不足，由于饮酒阻碍氨基酸、叶酸、维生素 B_6、维生素 B_{12} 的吸收，加上肝细胞本身已有损伤，各种酶活性降低，更影响肝脏对酒精的解毒能力，加重肝脏负担，因此，肝病患者应忌酒。

二、肝病患者生活调养

1. 注意休息

中医认为"人动则血行诸经，人静则血归于肝脏"，感染肝炎病毒后，特别是在急性期，医生往往要求患者尽量卧床休息，这与肝脏的生理功能有密切关系。因为肝有贮藏和调节血量的生理功能，肝调节血量指肝具有随着人体生理状况改变调节各部分血量的分配作用。

人体各部分所需要的血量，随其不同的生理状况而改变，当人体处于休息或睡眠时，集体的血液需要量相对减少，部分血液便藏之入肝；当人体处于活动状态时，血液需要量增加，肝脏就排出其储存的血液以供机体需要。由此不难看出，得到充分的休息，肝所藏血量增多，从而减轻肝脏的功能血损，可有助于肝功能恢复。

因此，休息对于肝脏病患者的预后有非常重要的作用，但在恢复期时也要注意劳逸结合，起居有节。因为长期卧床，不但使患者的精神负担加重，也不利于机体的正常代谢，甚至会导致脂肪肝等并发症，从而影响以后的正常工作和生活。

2. 保持乐观情绪

中医认为肝属木，主疏泄，喜条达，恶抑郁，情志失常与肝病发生及病情加重具有密切关系。

慢性肝病患者常见情志失调，一般包括以下几种情况。①恐惧感：因为慢性乙型肝炎或丙型肝炎都属于慢性病，目前没有特效药物，有可能进展到肝硬化，因此患者往往会产生强烈的恐惧感；②忧虑感：主要由于慢性疾病长期反复，只是患者及其家属经济负担加重或不胜任工作，又担心会传染家人、朋友等；③孤独感：慢性肝病是一种传染病，很多患者由于担心传染给别人，不敢与其他人进行正常交往，日久天长很容易会感到孤独无助；④急躁易怒：部分肝病患者容易性情急躁，动辄发怒，即中医所说肝火旺。

上述这些不良情绪对肝病患者非常不利，"暴怒伤肝""忧思伤脾"同样是这个道理。

那么，慢性肝病患者应如何调畅情志，保持乐观情绪呢？总结起来，建议患者主要应该做到以下几点。①充分认识到不良情绪对肝病会造成很大的危害；②应科学地认识肝病，减少不必要的心理负担，比如对"乙型肝炎传染性"的认识，应了解一般日常生活接触不会感染他人；③要学会疏导不良情绪，必要时可找心理医生求助，多交天性乐观的朋友，遇到不顺心的事情多与朋友交流倾诉，培养多方面的兴趣爱好，多参加集体活动；④从实际出发合理安排自己的生活和工作。慢性肝病患者如果体质较差，不宜从事重体力劳动，也不宜饮酒、熬夜；患者应该有良好的心态，不与其他健康人攀比，也不必过于自卑，亦不要过于争强好胜，否则会得不偿失。

《黄帝内经》说"恬淡虚无，真气从之；精神内守，病安从来？"其宗旨就是提醒人们要保持平和心态，防止疾病发生。中医学把人体各种情志变化归纳为"喜、怒、忧、思、悲、恐、惊"七情。正常情况下，"七情"只是人们对外界各种刺激所产生的情感反应，一般不具有病因的意义，只有当某种情绪变化过激、过频或持续不解，导致肝腑气机失调，才成为致病之因。与肝病密切相关的情志变化主要是怒，针对肝病的生理病理特点，在情志调摄方面应首戒愤怒。肝为刚脏，喜条达而恶抑郁，暴怒伤肝，使木失调达，肝气横逆，气机阻滞，功能失常，表现为胸胁闷痛、腹胀、纳呆、倦怠乏力、大便不调等症。

在我国，肝炎发病率高、病程长、治疗困难，尤其是慢性肝炎和肝硬化，许多患者感到顾虑和恐惧，害怕周围的人不谅解，担心以后的工作、经济、生活等问题，害怕肝炎向肝硬化、肝癌转化而丧失劳动能力，因而情绪低落、寝食不安，致使诱发或加重肝炎临床症状，形成恶性循环。所以，肝病患者一定要保持心情舒畅，树立开朗乐观的态度和战胜疾病的信心，这样才有利于提高机体的抗病能力，促使自己早日康复。

3. 适量运动

开展适合时令的户外活动，如散步、踏青、打球、打太极拳等，既能使人体气血通畅，促使吐故纳新，强身健体，又可怡情养肝，达到护肝保健的目的。

第五章 肝炎肝硬化防治指南

第一节 慢性乙型肝炎防治指南（2019年版）

中华医学会感染病学分会，中华医学会肝病学分会

为了实现世界卫生组织提出的"2030年消除病毒性肝炎作为重大公共卫生威胁"的目标，中华医学会感染病学分会和肝病学分会于2019年组织国内有关专家，以国内外慢性乙型肝炎病毒感染的基础和临床研究进展为依据，结合现阶段我国的实际情况，更新形成了《慢性乙型肝炎防治指南（2019年版）》，为慢性乙型肝炎的预防、诊断和治疗提供重要依据。

本指南旨在帮助临床医师在CHB预防、诊断和治疗中做出合理决策，但并非强制性标准，也不可能包括或解决CHB诊治中的所有问题。因此，临床医师在面对某一患者时，应在充分了解有关本病的最佳临床证据、认真考虑患者病情及其意愿的基础上，根据自己的专业知识、临床经验和可利用的医疗资源，制定全面合理的诊疗方案。基于相关研究进展和知识更新，现对本指南进行更新和完善。

本指南中的证据等级分为A、B和C三个级别，推荐等级分为1和2两个级别，见表5-1（根据GRADE分级修订）。

表5-1 推荐意见的证据等级和推荐等级

级别	详细说明
证据等级	
高质量（A）	进一步研究不大可能改变对该评估结果的信心
中等质量（B）	进一步研究有可能对该评估结果的信心产生重要影响
低质量（C）	进一步研究很有可能影响该评估结果，且该评估结果很可能改变

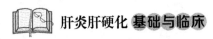

续表

级别	详细说明
推荐等级	
强推荐（1）	充分考虑到证据的质量、患者可能的预后及预防、诊断和治疗效果，有较高的成本效益比
弱推荐（2）	证据价值参差不齐，推荐意见存在不确定性，或推荐的意见可能会有较差的成本效益比等，更倾向于较低等级的推荐

一、术语

（1）慢性 HBV 感染：HBsAg 和（或）HBV-DNA 阳性 6 个月以上。

（2）CHB：由 HBV 持续感染引起的肝脏慢性炎症性疾病。

（3）HBV 再激活（HBV reactivation）：HBsAg 阳性/抗 – HBc 阳性，或 HBsAg 阴性/抗 – HBc 阳性患者接受免疫抑制治疗或化学治疗时，HBV-DNA 较基线升高 ≥2 lgIU/mL，或基线 HBV-DNA 阴性者转为阳性，或 HBsAg 由阴性转为阳性。

（4）HBeAg 阴转（HBeAg clearance）：既往 HBeAg 阳性的患者 HBeAg 消失。

（5）HBeAg 血清学转换（HBeAg seroconversion）：既往 HBeAg 阳性的患者 HBeAg 消失，抗 – HBe 出现。

（6）乙型肝炎康复（Resolved hepatitis B）：曾有急性或 CHB 病史，现为 HBsAg 持续阴性、抗 – HBs 阳性或阴性、抗 – HBc 阳性、HBV-DNA 低于最低检测下限、ALT 在正常范围。

（7）病毒学突破（Virologic breakthrough）：核苷（酸）类似物（Nucleoside/nucleotide analogues，NAs）治疗依从性良好的患者，在未更改治疗的情况下，HBV-DNA 水平比治疗中最低值升高 >1 lgIU/mL，或转阴性后又转为阳性，并在 1 个月后以相同试剂重复检测确证，可有或无 ALT 升高。

（8）病毒学复发（Virologic relapse）：获得病毒学应答的患者停药后，间隔 1 个月 2 次检测 HBV-DNA 均 >2 × 10^3 IU/mL。

（9）耐药（Drug resistance）：在抗病毒治疗过程中，检测到与 HBV 耐药相关的基因突变，称为基因型耐药（Genotypic resistance）。体外实验显示，抗病毒药物敏感性降低，并与基因耐药相关，称为表型耐药（Pheno-typic resistance）。针对 1 种抗病毒药物出现的耐药突变对另外 1 种或几种抗病毒药物也出现耐药，称为交叉耐药（Cross resistance）。至少对 2 种不同类别的 NAs 耐药，称为多重耐药（Multidrug resistance）。

二、流行病学和预防

1. 流行病学

HBV 感染呈世界性流行，但不同地区 HBV 感染的流行强度差异很大。据 WHO 报道，全球约有 2.57 亿慢性 HBV 感染者，非洲地区和西太平洋地区占 68%。全球每年约有 88.7 万人死于 HBV 感染，其中肝硬化和原发性肝细胞癌（Hepatocellular carcinoma）的死亡率分别占 30% 和 45%。东南亚和西太平洋地区一般人群的 HBsAg 流行率分别为 2%（3900 万例）和 6.2%（1.15 亿例）。亚洲 HBV 地方性流行程度各不相同，多数亚洲地区为中至高流行区，少数为低流行区。

2014 年，中国疾病预防控制中心对全国 1～29 岁人群乙型肝炎血清流行病学调查结果显示，1～4 岁、5～14 岁和 15～29 岁人群 HBsAg 流行率分别为 0.32%、0.94% 和 4.38%，与 1992 年比较，分别下降了 96.7%、91.2% 和 55.1%。据估计，目前我国一般人群 HBsAg 流行率为 5%～6%，慢性 HBV 感染者约 7000 万例，其中 CHB 患者 2000 万～3000 万例。

HBV 经母婴、血液（包括皮肤和黏膜微小创伤）和性接触传播。在我国以母婴传播为主，占 30%～50%，多发生在围生期，通过 HBV 阳性母亲的血液和体液传播。母亲的 HBV-DNA 水平与新生儿感染 HBV 风险密切相关：HBeAg 阳性、HBV-DNA 高水平母亲的新生儿更易发生母婴传播。成人主要经血液和性接触传播。有注射毒品史、应用免疫抑制剂治疗的患者，既往有输血史、接受血液透析的患者，HCV 感染者、HIV 感染者、HBsAg 阳性者的家庭成员、有接触血液或体液职业危险的卫生保健人员和公共安全工作人员、囚犯，以及未接种乙型肝炎疫苗的糖尿病患者等均有较高的 HBV 感染风险。由于对献血员实施严格的 HBsAg 和 HBV-DNA 筛查，采取安全注射措施，经输血或血液制品传播已较少发生。HBV 也可经破损的皮肤或黏膜传播，如修足、文身、扎耳环孔、医务人员工作中的意外暴露、共用剃须刀和牙具等。与 HBV 感染者发生无防护的性接触，特别是有多个性伴侣者、男男同性恋者，其感染 HBV 的危险性高。

HBV 不经呼吸道和消化道传播，因此，日常学习、工作或生活接触，如在同一办公室工作（包括共用计算机等）、握手、拥抱、同住一宿舍、同一餐厅用餐和共用厕所等无血液暴露的接触，不会传染 HBV。流行病学和实验研究未发现 HBV 能经吸血昆虫（蚊和臭虫等）传播。

2. 预防

（1）保护易感人群：接种乙型肝炎疫苗是预防 HBV 感染最有效的方法。乙型肝炎疫苗的接种对象主要是新生儿，其次为婴幼儿，15 岁以下未免疫人群和高危人群。

乙型肝炎疫苗全程需接种 3 针，按照 0、1、6 个月的程序，即接种第 1 针疫苗后，在 1 个月和 6 个月时注射第 2 针和第 3 针。接种乙型肝炎疫苗越早越好。新生儿接种部位为上臂外侧三角肌或大腿前外侧中部肌内注射；儿童和成人为上臂三角肌中部肌内注射。患重症疾病的新生儿，如极低出生体质量儿、严重出生缺陷、重度窒息、呼吸窘迫综合征等，应在生命体征平稳后，尽早接种第 1 针乙型肝炎疫苗。

新生儿乙型肝炎疫苗的接种剂量：①重组酵母乙型肝炎疫苗每针次 10 μg，不论母亲 HBsAg 阳性与否；②重组中国仓鼠卵巢（Chinese hamster ovary，CHO）细胞乙型肝炎疫苗，每针次 10 μg 或 20 μg，HBsAg 阴性母亲的新生儿接种 10 μg；HBsAg 阳性母亲的新生儿接种 20 μg。

对成人建议接种 3 针 20 μg 重组酵母乙型肝炎疫苗或 20 μg 重组 CHO 细胞乙型肝炎疫苗。对免疫功能低下或无应答者，应增加疫苗的接种剂量（如 60 μg）和针次；对 0、1、6 个月程序无应答者可再接种 1 针 60 μg 或 3 针 20 μg 乙型肝炎疫苗，并于第 2 次接种乙型肝炎疫苗后 1~2 个月时检测血清抗 – HBs，如仍无应答，可再接种 1 针 60 μg 重组酵母乙型肝炎疫苗。接种乙型肝炎疫苗后有抗体应答者的保护效果一般至少可持续 30 年。因此，一般人群不需要进行抗 – HBs 监测或加强免疫，但对高危人群或免疫功能低下者等可监测抗 – HBs，如抗 – HBs < 10 mIU/mL，可再次接种 1 针乙型肝炎疫苗。

未感染过 HBV 的妇女在妊娠期间接种乙型肝炎疫苗是安全的；除按常规程序接种外，加速疫苗接种程序（0、1、2 个月程序）已被证明是可行和有效的。

意外暴露者是指其皮肤或黏膜接触 HBsAg 阳性或 HBsAg 不详患者的血液或体液，或被其污染的针头刺伤者。

（2）管理传染源：对首次确定的 HBsAg 阳性者，如符合传染病报告标准的，应按规定向当地 CDC 报告，并建议对其家庭成员进行血清 HBsAg、抗 – HBs 和抗 – HBc 检测，对易感者接种乙型肝炎疫苗。

HBV 感染者的传染性高低主要取决于血液中 HBV-DNA 水平，与血清丙氨酸氨基转移酶、天门冬氨酸氨基转移酶和胆红素水平无关。建议在不涉及入托、入学、入职的健康体格检查和医疗活动中，积极检测 HBV 感染标志物，以达到早期诊断、早期治疗、降低疾病危害的目的。对乙型肝炎患者和携带者的随访见本指南"慢性 HBV 感染者的监测和随访管理"部分。慢性 HBV 感染者应避免与他人共用牙具、剃须刀、注射器及取血针等，禁止献血、捐献器官和捐献精子等，并定期接受医学随访。其家庭成员或性伴侣应尽早接种乙型肝炎疫苗。

（3）切断传播途径：大力推广安全注射（包括取血针和针灸针等针具），并严格遵循医院感染管理中的标准预防（Standard precaution）原则。服务行业所用的理发、刮脸、修脚、穿刺和文身等器具应严格消毒。若性伴侣为 HBsAg 阳性者，应接种乙型肝炎疫苗或采用安全套；在性伴侣的健康状况不明时，应使用安全套，以预防 HBV 和其他血源性或性传播疾病。对 HBsAg 阳性的孕妇，应尽量避免羊膜腔穿刺，保证胎盘的完整性，减少新生儿暴露于母血的机会。

推荐意见 1：新生儿乙型肝炎疫苗预防：

（1）对于 HBsAg 阴性母亲的新生儿，在出生 12 小时内尽早接种 10 μg 重组酵母乙型肝炎疫苗，在 1 月龄和 6 月龄时分别接种第 2 针和第 3 针乙型肝炎疫苗（A1）。

（2）对于 HBsAg 阳性母亲的新生儿，在出生 12 小时内尽早注射 100 IU 乙型肝炎免疫球蛋白，同时在不同部位接种 10 μg 重组酵母乙型肝炎疫苗，并在 1 月龄和 6 月龄时分别接种第 2 针和第 3 针乙型肝炎疫苗。建议对 HBsAg 阳性母亲所生儿童，于接种第 3 针乙型肝炎疫苗后 1~2 个月时进行 HBsAg 和抗 – HBs 检测。若 HBsAg 阴性、抗 – HBs < 10 mIU/mL，可按 0、1、6 个月免疫程序再接种 3 针乙型肝炎疫苗；若 HBsAg 阳性，为免疫失败，应定期监测（A1）。

（3）对于 HBsAg 不详母亲所生早产儿、低体质量儿，在出生 12 小时内尽早接种第 1 针乙型肝炎疫苗和 HBIG；满 1 月龄后，再按 0、1、6 个月程序完成 3 针乙型肝炎疫苗免疫（A1）。

（4）新生儿在出生 12 小时内接种乙型肝炎疫苗和 HBIG 后，可接受 HBsAg 阳性母亲的哺乳（B1）。

推荐意见 2：对于未接种或未完成全程乙型肝炎疫苗免疫的儿童，应及时进行补种。第 1 针与第 2 针间隔时间应≥28 天，第 2 针与第 3 针间隔时间应≥60 天（A1）。

推荐意见 3：对于免疫功能低下或无应答的成人，应增加疫苗接种剂量（如 60 μg）和针次；对 3 针免疫程序无应答者，可再接种 1 针 60 μg 或 3 针 20 μg 乙型肝炎疫苗，并于第 2 次接种乙型肝炎疫苗后 1~2 个月时检测血清抗 – HBs，如仍无应答，可再接种 1 针 60 μg 重组酵母乙型肝炎疫苗（A1）。

推荐意见 4：意外暴露 HBV 者可按照以下方法处理

（1）在伤口周围轻轻挤压，排出伤口中的血液，再对伤口用 0.9% NaCl 溶液冲洗，然后用消毒液处理（A1）。

（2）应立即检测 HBV-DNA、HBsAg，3~6 个月后复查（A1）。

（3）如接种过乙型肝炎疫苗，且已知抗 – HBs 阳性（抗 – HBs ≥ 10 mIU/mL）者，可不进行处理。如未接种过乙型肝炎疫苗，或虽接种过乙型肝炎疫苗，但抗 – HBs < 10 mIU/mL 或抗 – HBs 水平不详者，应立即注射 HBIG 200~400 IU，同时在不同部位接种 1 针乙型肝炎疫苗（20 μg），于 1 个月和 6 个月后分别接种第 2 针和第 3 针乙型肝炎疫苗（20 μg）（A1）。

推荐意见 5：鼓励在不涉及入托、入学和入职的健康体格检查中或就医时，进行 HBsAg、抗 – HBc 和抗 – HBs 筛查；对高危人群、孕妇、接受抗肿瘤（化学治疗或放射治疗）或免疫抑制剂或直接抗 HCV 药物治疗者、HIV 感染者，筛查 HBsAg、抗 – HBc 和抗 – HBs，对均阴性者，建议接种乙型肝炎疫苗（B1）。

三、病原学

HBV 属嗜肝 DNA 病毒科（Hepadnaviridae），是有包膜的 DNA 病毒，基因组长约 3.2×10^3 bp，为部分双链环状 DNA。其基因组编码 HBsAg、HBcAg、HBeAg、病毒聚合酶和 HBx 蛋白。HBV 的抵抗力较强，但 65 ℃中 10 小时、煮沸 10 分钟或高压蒸汽均可灭活 HBV。环氧乙烷、戊二醛、过氧乙酸和碘伏对 HBV 也有较好的灭活效果。

HBV 通过肝细胞膜上的钠离子 – 牛磺胆酸 – 协同转运蛋白（Sodium taurocholate cotransporting polypeptide，NTCP）作为受体进入肝细胞。侵入肝细胞后，部分双链环状 HBV-DNA 在细胞核内以负链 DNA 为模板，延长正链以修补正链中的裂隙区，形成共价闭合环状 DNA（Covalently closed circular DNA，cccDNA）。cccDNA 半寿（衰）期较长，难以从体内彻底清除，对慢性感染起重要作用。HBV 可以整合入宿主基因。HBV 以 cccDNA 为模板，转录成几种不同长度的 mRNA。其中，3.5×10^3 bp 大小的前基因组 RNA（Pregenome RNA，pgRNA）可释放入外周血，血清 HBV-RNA 水平可反映肝组织内 cccDNA 的活性，并可能与患者病毒学应答和预后有关。HBV 至少有 9 个基因型（A 型至 I 型）。我国以 B 基因型和 C 基因型为主。B 型和 C 型 HBV 感染者的母婴传播发生率高于其他基因型，C 型与较早进展为肝细胞癌相关。HBV 基因型与疾病进展和干扰素 α 治疗应答有关。HBeAg 阳性患者对 IFNα 治疗的应答率，B 基因型高于 C 基因型，A 基因型高于 D 基因型。

四、自然史及发病机制

1. 自然史

HBV 感染的自然史主要取决于病毒和宿主相互作用，其中 HBV 感染时的年龄是影响慢性化的主要因素之一。新生儿及 1 岁以下婴幼儿的 HBV 感染慢性化风险为 90%，我国 HBV 感染者多为围生期或婴幼儿时期感染。HBV 母婴阻断在全球取得了巨大成功。我国对 HBsAg 阳性母亲的新生儿已全面推广联合免疫（乙型肝炎疫苗联合 HBIG）等措施，但仍有 5%~7% 新生儿发生母婴传播，其中 HBeAg 阳性孕妇中为 7%~11%，HBeAg 阴性孕妇中为 0~1%。

慢性 HBV 感染的自然史根据自然病程一般可划分为 4 期，即免疫耐受期（慢性 HBV 携带状态）、免疫清除期（HBeAg 阳性 CHB）、免疫控制期（非活动 HBsAg 携带状态）和再活动期（HBeAg 阴性 CHB），见表 5-2（详见"临床诊断"部分）。并非所有慢性 HBV 感染者都经过以上 4 期。青少年和成年时期感染 HBV，多无免疫耐受期，直接进入免疫清除期。

免疫清除期患者可出现自发性 HBeAg 血清学转换，年发生率为 2%~15%。年龄 <40 岁、ALT 升高、HBV A 基因型和 B 基因型者的发生率较高。HBeAg 血清学转换后，每年有 0.5%~1.0% 发生 HBsAg 清除。研究显示，HBsAg 消失 10 年后，约 14% 患者肝脏中仍可检测出 cccDNA。>50 岁，或已有肝硬化，或合并 HCV 或 HDV 感染者，即使 HBsAg 消失，仍有可能发生肝细胞癌，但发生率较低。

未经抗病毒治疗 CHB 患者的肝硬化年发生率为 2%～10%，危险因素包括宿主（年龄较大、男性、发生 HBeAg 血清学转换时 >40 岁、ALT 持续升高），病毒（HBV-DNA >2000 IU/mL），HBeAg 持续阳性，C 基因型，合并 HCV、HDV 或 HIV 感染，以及合并其他肝损伤因素（如嗜酒或肥胖等）。代偿期肝硬化进展为失代偿期的年发生率为 3%～5%，失代偿期肝硬化 5 年生存率为 14%～35%。非肝硬化 HBV 感染者的肝细胞癌年发生率为 0.5%～1.0%。肝硬化患者肝细胞癌年发生率为 3%～6%。肝硬化、合并糖尿病、直系亲属中有肝癌者、血清 HBsAg 高水平、接触黄曲霉毒素等均与肝癌高发相关。较低的 HBsAg 水平常反映宿主对 HBV 复制和感染具有较好的免疫控制能力。研究显示，即使 HBeAg 阴性、HBV-DNA 低水平，不论 B 基因型还是 C 基因型，HBsAg 水平较高（≥1000 IU/mL）者发生肝癌的风险仍较高。

表 5-2　慢性 HBV 感染自然病程分期

项目	免疫耐受期（慢性 HBV 携带状态）	免疫清除期（HBeAg 阳性 CHB）	免疫控制期（非活动性 HBsAg 携带状态）	再活动期（HBeAg 阴性 CHB）
HBV 血清学标志物				
HBsAg（IU/mL）	$>1 \times 10^4$	+	$<1 \times 10^3$	+
抗-HBs	-	-	-	-
HBeAg	+	+	-	+/-
抗-HBe	-	-	+	+/-
抗-HBc	+	+	+	+
HBV-DNA（IU/mL）	$>2 \times 10^7$	$>2 \times 10^4$	$<2 \times 10^3$	$\geqslant 2 \times 10^3$
ALT	正常	持续或反复升高	正常	持续或反复升高
肝脏病理学	无明显炎症坏死和纤维化	有明显炎症坏死和（或）纤维化	无或仅有轻度炎症可有不同程度的纤维化	有明显炎症坏死和（或）纤维化

2. 发病机制

慢性 HBV 感染的发病机制较为复杂，迄今尚未完全阐明。HBV 不直接杀伤肝细胞，病毒引起的免疫应答是导致肝细胞损伤及炎症坏死的主要机制，而炎症坏死持续存在或反复出现是慢性 HBV 感染者进展为肝硬化甚至肝癌的重要因素。

非特异性（固有）免疫应答在 HBV 感染初期发挥重要作用，它启动后续特异性（适应性）免疫应答。HBV 可依托自身 HBeAg、HBx 等多种蛋白质成分，干扰 Toll 样受体（Toll-like receptors，TLRs）、维甲酸诱导基因 I（Retinoic acid inducible gene-I，RIG-I）两种抗病毒信号转导途径，从而抑制非特异性免疫应答的强度。CHB 患者常表现为外周血中髓样树突状细胞（Myeloid dendritic cell，mDC）和浆样树突状细胞（Plasmacytoid dendritic cell，pDC）频数降低，且 mDC 成熟障碍，pDC 产生 IFNα 能力明显降低，从而导致机体直接清除病毒和诱生 HBV 特异性 T 细胞的能力下降，不利于病毒清除。

HBV 特异性免疫应答在清除 HBV 中起主要作用。主要组织相容性复合物（Major histocompatibility complex，MHC）I 类分子限制性的 CD8$^+$ 细胞毒性 T 淋巴细胞可诱导病毒感染肝细胞凋亡，也可通过分泌 IFNγ，以非细胞溶解机制抑制肝细胞内的 HBV 基因表达和复制。慢性感染时，HBV 特异性 T 细胞易凋亡，产生细胞因子和增殖能力均显著降低，功能耗竭，可能是导致 HBV 持续感染的机制之一。目前认为血清和肝组织中存在大量 HBsAg，而 HBsAg 特异性细胞毒性 T 淋巴细胞数量缺乏和（或）功能不足，是导致慢性 HBV 感染者发生免疫耐受的重要原因。

五、实验室检查

1. HBV 血清学检测

传统 HBV 血清学标志物包括 HBsAg、抗－HBs、HBeAg、抗－HBe、抗－HBc 和抗－HBc IgM。血清 HBsAg 可由 cccDNA 转录为 mRNA 翻译产生，也可由整合人宿主基因组的 HBV-DNA 序列转录翻译而来，HBsAg 阳性表示 HBV 感染。抗－HBs 为保护性抗体，阳性表示具备 HBV 免疫力，见于乙型肝炎康复期及接种乙型肝炎疫苗者；抗－HBc IgM 阳性多见于急性乙型肝炎，慢性 HBV 感染急性发作多表现为低水平阳性；抗－HBc 总抗体主要是抗－HBc IgG，只要感染过 HBV，不论病毒是否被清除，此抗体多为阳性。

近年来，HBsAg 定量检测已在临床中被广泛应用，其水平可反映疾病分期与疾病进展风险，也可用于指导重组人干扰素和聚乙二醇干扰素 α（Peginterferon α，PegIFN α）治疗。

2. HBV 病毒学检测

（1）HBV-DNA 定量：主要用于评估 HBV 感染者病毒复制水平，是抗病毒治疗适应证选择及疗效判断的重要指标。在抗病毒治疗过程中，获得持续病毒学应答可显著控制肝硬化进展和降低肝细胞癌发生风险。HBV-DNA 定量采用实时定量聚合酶链反应法，检测下限值因不同生产厂商的试剂而异。

（2）HBV 基因分型：目前可鉴定出至少 9 种（A 型至 I 型）HBV 基因型和 1 种未定基因型（J 型），一些基因型可分数种基因亚型。检测 HBV 基因型有助于预测干扰素疗效，判断疾病预后。

（3）耐药突变株检测：HBV 是一个高变异的病毒，在反转录复制过程中，因 RNA 聚合酶和反转录酶缺乏校正功能，可使病毒在复制过程中发生一个或多个核苷酸的变异。HBV 可以在慢性持续性感染过程中自然变异，也可因抗病毒药物治疗诱导病毒变异，均可导致对抗病毒药物敏感性下降。及时进行耐药突变株检测有助于临床医师判断耐药发生并尽早调整治疗方案。目前，临床常用的耐药检测方法包括反转录酶（Reverse transcriptase）区序列测定和线性探针反向杂交法（INNO-LIPA 试剂盒）。

3. HBV 新型标志物检测

（1）抗 – HBc 抗体定量：新型双抗原夹心法可定量检测血清抗 – HBc 水平。在自然史研究中，免疫清除期和再活动期患者抗 – HBc 定量水平显著高于免疫耐受期和低复制期。HBeAg 阳性 CHB 患者基线抗 – HBc 定量水平可预测 PegIFNα 和 NAs 的疗效。此外，抗 – HBc 定量水平和 ALT 水平呈明显正相关；尤其在 ALT 正常患者中，抗 – HBc 定量水平和肝脏组织学炎症坏死程度呈显著正相关。

（2）HBV-RNA 定量：与肝细胞内 cccDNA 转录活性有关，在评估 NAs 停药后复发风险方面值得深入研究。目前存在的局限性在于不同研究团队采用的检测方法不完全相同。

（3）乙型肝炎病毒核心相关抗原（HBcrAg）：是一种包含 HBcAg、HBeAg、p22cr 蛋白质的复合标志物，与肝细胞内 cccDNA 转录活性有关，在区分疾病分期、预测 PegIFNα 和 NAs 抗病毒疗效，以及停药后复发、预测肝细胞癌发生风险等方面均有相关研究。

4. 血清生物化学检测

（1）ALT 和 AST：可在一定程度上反映肝细胞损伤程度，特别是长期病毒抑制患者 ALT 升高，应进一步分析评估原因。

（2）总胆红素（TBIl）：与胆红素生成、摄取、代谢和排泄有关，升高的主要原因为肝细胞损伤、肝内外胆管阻塞、胆红素代谢异常和溶血。肝衰竭患者 TBIl 可 >171 mmol/L，或每天上升 >17.1 mmol/L。

（3）血清白蛋白：反映肝脏合成功能，肝硬化和肝衰竭患者可有血清白蛋白水平下降。白蛋白水平同时也受到营养状况等的影响。

（4）PT、PTA 及 INR：反映肝脏凝血因子合成功能，对判断疾病进展及预后有重要价值。

（5）血清 γ-GT：正常人血清中 γ-GT 主要来自肝脏，酒精性肝病、药物性肝病、胆管炎并肝内外胆汁淤积时可显著升高。

（6）血清碱性磷酸酶：缺乏肝脏特异性，胆汁淤积刺激 ALP 合成，其升高的肝源性需通过 γ-GT 或 ALP 同工酶水平升高加以确认。临床上常借助 ALP 的动态观察来判断病情发展、预后和疗效评估。

（7）甲胎蛋白及其异质体 L3：是诊断肝细胞癌的重要指标。应注意甲胎蛋白升高的幅度、动态变化，以及其与 ALT 和 AST 的消长关系，并结合临床表现和肝脏影像学检查结果进行综合分析。

（8）维生素 K 缺乏或拮抗剂 - Ⅱ诱导蛋白：又名脱 γ 羧基凝血酶原（DCP），是诊断肝癌的另一个重要指标，可与甲胎蛋白互为补充。

六、肝纤维化无创诊断技术

1. ALT 和血小板比率指数评分

APRI 是基于慢性 HCV 感染者数据研发的用于评估 HCV 相关肝纤维化程度的指标。计算公式：［AST/正常值上限（Upper limit of normal，ULN）× 100］/血小板计数（×10^9/L），成人 APRI≥2 提示存在肝硬化，APRI <1 则排除肝硬化。但近期研究提示，该指数用于评估 HBV 相关肝纤维化程度的准确性较低。

2. 肝纤维化 4 因子指数

FIB-4 是基于慢性 HCV 感染者数据研发的，用于评估 HCV 相关肝纤维化程度的指标。计算公式：年龄（岁）× AST（IU/L）/［血小板计数

（$\times 10^9$/L）$\times \sqrt{}$ ALT （IU/L）］，FIB-4 ≥ 3.25 诊断肝纤维化和肝脏炎症分级 Metavir 评分 ≥ F3，FIB-4 < 1.45 排除 Metavir 评分 ≥ F3。近期研究提示，慢性 HBV 感染者以 FIB-4 ≥ 3.25 诊断 Metavir 评分 ≥ F3 的特异度为 97%，> 30 岁人群中 FIB-4 ≤ 0.70 排除乙型肝炎肝硬化的阴性预测值高达 96%。

3. 其他指标

细胞外基质成分，如透明质酸、Ⅲ 型前胶原肽、Ⅳ 型胶原、层粘连蛋白等均可反映肝纤维化发生情况，但尚缺乏可供临床应用的统一诊断界值。γ - 谷氨酰转肽酶 - 血小板比值 ［γ Glutamyl transpeptidase to platelet ratio，GPR；γ-GT/ULN/血小板计数 （$\times 10^9$/L）$\times$ 100］、红细胞体积分布宽度 - 血小板比值 ［Red cell distribution width to platelet ratio，RPR；红细胞体积分布宽度 （%）/血小板计数 （$\times 10^9$/L）］ 均由常规检测指标组成，稳定的诊断界值仍待确定。血清高尔基体蛋白 73 （Golgi glycoprotein，GP73） 联合 AST 及 γ-GT 可反映中、重度肝脏炎症。血清壳多糖酶 3 样蛋白 1 （Chitinase 3-like 1，CH3L1 或 YKL-40） 可预测 ALT 正常或轻度升高患者的中、重度肝脏纤维化。

4. 肝脏硬度值测定

肝脏硬度值测定包括瞬时弹性成像 （Transient elastography，TE）、基于超声的声脉冲辐射力学 （Acoustic radiation force impulse，ARFI） 和磁共振弹性成像 （Magnetic resonance elastography，MRE）。ARFI 包括点剪切波弹性成像 （Point shear wave elastography，p-SWE） 和二维剪切波弹性成像 （2D shear wave elastography，2D-SWE） 2 种技术，ARFI、MRE 技术仍然处于临床研究阶段。

TE 已在美国、欧洲和亚太等地区与国家获得批准应用，能够比较准确地识别进展性肝纤维化及早期肝硬化，但测定值受肝脏炎症坏死、胆汁淤积和重度脂肪变等多种因素影响，TE 结果判读需结合患者 ALT 及胆红素水平等指标。TE 与其他血清学指标联合使用可提高诊断效能。我国多中心研究建议乙型肝炎肝硬化诊断界值为 21.3 kPa （特异度为 95%，阳性似然比为 8.5），进展期肝纤维化诊断界值为 12.4 kPa （特异度为 95%，阳性似然比为 11.8），显著肝纤维化诊断界值为 9.1 kPa （特异度为 95%，阳性似然比为 6.4）；肝硬化排除界值为 8.2 kPa （敏感度为 95%，阳性似然比为 0.07），进展期肝纤维化排除界值为 5.8 kPa （灵敏度为 95%，阳性似然比为 0.10）。TE 的临床应用指导参见《瞬时弹性成像技术诊断肝纤维化专家共识（2018 年更新版）》。

七、影像学诊断

影像学检查的主要目的是监测慢性 HBV 感染的临床疾病进展，包括了解有无肝硬化及门静脉高压征象，发现占位性病变并鉴别其性质，通过动态监测及时发现和诊断肝细胞癌。

1. 腹部超声检查

腹部超声检查无创、价廉、实时显像，便于反复进行，为最常用的肝脏影像学检查方法，可以观察肝脏和脾脏的大小、外形、实质回声，并能测定门静脉、脾静脉和肝静脉内径及血流情况，以及有无腹水及其严重程度，从而判断有无肝硬化及门静脉高压；能有效发现肝内占位性病变，对于监测和发现早期肝细胞癌至关重要。超声造影能更好地鉴别占位病变的性质。其局限性是图像质量和检查结果易受设备性能、患者胃肠道内气体和操作者技术水平等因素影响。

2. CT

CT 主要用于观察肝脏形态，了解有无肝硬化，发现占位性病变并鉴别其性质；动态增强多期 CT 扫描对于肝细胞癌的诊断具有较高的敏感度和特异度。

3. MRI

MRI 无放射性辐射，组织分辨率高，多方位、多序列成像，是非常有效的肝脏影像学检查。一般认为，动态增强多期 MRI 扫描及肝脏细胞特异性增强剂显像对鉴别良、恶性肝内占位性病变的能力优于增强 CT。

八、病理学诊断

慢性 HBV 感染者肝活组织检查的主要目的是评价肝脏炎症坏死及纤维化程度并排除其他肝脏疾病，从而为确定诊断、判断预后、启动治疗和监测疗效提供客观依据。

CHB 的主要病理学特点是肝脏汇管区及其周围不同程度的炎症坏死和纤维化。汇管区浸润的炎症细胞以淋巴细胞为主，也可有少数浆细胞和巨噬细胞；炎症细胞聚集常引起界板破坏而形成界面炎（旧称碎屑样坏死）。小叶内有肝细胞变性、坏死（包括点灶、桥接、融合性坏死）和凋亡，并可见磨玻璃样肝细胞及凋亡肝细胞形成的凋亡小体，且随炎症病变活动而愈加显著。慢性肝脏炎症坏死可引起细胞外基质特别是胶原的过度沉积即纤维化，表现为不同程度的汇管区纤维性扩大、纤维间隔形成，Masson 三色染色及网状纤维染色有助于判断肝纤维化程度及肝小叶结构。在弥漫性肝纤维化的基础上，一旦肝细胞结节性再生形成假小叶，即称为肝硬化。另外，免疫组织化学染色可检测肝组织内 HBsAg 和 HBcAg 的表达；核酸原位杂交法或 PCR 法可检测组织内 HBV-DNA 或 cccDNA。

对于慢性 HBV 感染的肝组织炎症坏死分级和纤维化分期，国际文献中常采用 Knodell、Scheuer，Metavir 或 Ishak 评分系统。Laennec 肝硬化分级根据再生结节大小和纤维间隔宽度，将肝硬化（Metavir 4）细分为 4A、4B 和 4C 三级。我国学者也提出了病毒性肝炎的组织病理学分级及分期标准。各种分级及分期系统比较见表 5-3 和表 5-4。

利用计算机图像分析可以测定肝组织胶原染色切片的胶原面积比（Collagen proportional area，CPA）。基于双光子二次谐波技术的纤维化定量技术（qFibrosis）可以在未经染色的肝组织切片中对胶原面积及其形态特征进行自动化定量分析，可重复性及准确性较高。最近我国学者在国际上首次提出了肝纤维化 P-I-R 分类，根据纤维间隔的宽度及形态，将 Ishak 3 期以上肝纤维化分为进展为主型（P）、中间型（I）和逆转为主型（R），有助于判断肝纤维化的变化趋势。

九、临床诊断

根据慢性 HBV 感染者的血清学、病毒学、生物化学、影像学、病理学和其他辅助检查结果，在临床上可分为以下几种诊断。

1. 慢性 HBV 携带状态

又称 HBeAg 阳性慢性 HBV 感染。本期患者处于免疫耐受期，患者年龄较轻，HBV-DNA 定量水平（通常 $>2 \times 10^7$ IU/mL）较高，血清 HBsAg（通常 $>1 \times 10^4$ IU/mL）较高、HBeAg 阳性，但血清 ALT 和 AST 持续正常（1 年内连续随访 3 次，每次至少间隔 3 个月），肝脏组织病理学检查无明显炎症坏死或纤维化。在未行组织病理学检查的情况下，应结合年龄、病毒水平、HBsAg 水平、肝纤维化无创检查和影像学检查等综合判定。

2. HBeAg 阳性 CHB

本期患者处于免疫清除期，其血清 HBsAg 阳性，HBeAg 阳性，HBV-DNA 定量水平（通常 $>2 \times 10^4$ IU/mL）较高，ALT 持续或反复异常或肝组织学检查有明显炎症坏死和（或）纤维化（$\geqslant$G2/S2）。

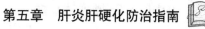

表5-3　不同肝炎症分级标准对照表

Knodell 评分系统			Scheuer 评分系统			王泰龄评分系统			Ishak 评分系统			
评分	汇管区炎症伴或不伴桥接坏死	小叶内变性及灶性坏死	评分	汇管区及汇管区周围活动度	小叶内活动度	评分	汇管区及周围	小叶内	汇管区炎症	汇管区周围及界面炎症	灶性坏死、凋亡或灶性炎症	融合性坏死
0	无	无	0	无或轻微	无	0	无炎症	无炎症	无	无	无	无
1	轻度PN	轻度（嗜酸小体、气球变和散在少量炎细胞浸润＜1/3汇管区）	1	仅汇管区炎症	有炎细胞浸润但无肝细胞损伤	1	汇管区炎症	变性及少数坏死灶	部分或有汇管区轻度炎症	轻中度（局部）部分或所有汇管区	局灶镜第10倍镜视野下＜1个或没有	无
3	中度PN（多数汇管区周围累及＜50%）	中度（炎症细胞增多在1/3~2/3小叶被累及1/3~2/3汇管区）	2	轻度PN	灶性坏死或见出现嗜酸小体	2	轻度PN	汇管区周围纤维化，纤维隔形成，小叶结构保留	部分或有汇管区中度炎症	轻中度（局部或所有汇管区）部分小叶内	第10倍镜视野下可见2~4个	3带坏死
3			3			3			所有汇管区中重度炎症	中度（炎症范围＜50%汇管区或界板周围）	大量小叶内每10倍镜视野下可见5~10个	3带坏死

185

续表

Knodell 评分系统			Scheuer 评分系统			王泰龄评分系统			Ishak 评分系统			
评分	汇管区炎症伴或不伴桥接坏死	小叶内变性或灶性坏死	汇管区炎症	评分	汇管区及汇管区周围活动度	小叶内活动度	评分	汇管区及周围	小叶内	评分	汇管区炎症	汇管区同固及界面炎症	灶性坏死凋亡或灶性炎症	融合性坏死
4	重度 PN（多数汇管区周围及小叶累及 > 2/3 汇管区）	重度（炎症细胞密集 > 2/3 小叶）	—	3	中度 PN	严重灶性肝细胞损伤	3	中度 PN	纤维隔伴小叶结构紊乱，无肝硬化	4	所有汇管区	重度（炎症范围 > 50% 汇管区或周围）	重度炎症 每 10 倍视野 > 10 个汇管板区或界面区（周围）	3 带坏死 + 偶见汇管区中央区坏死
5	中度 PN 并桥接坏死	—		4	重度 PN	出现融合坏死	4	重度 PN	早期肝硬化	5	—	—	—	3 带坏死 + 严重汇管中央区桥接坏死
10	重度 PN 并桥接坏死或多小叶坏死	—								6	—	—	—	全小叶或多小叶坏死小叶坏死

注：PN 为碎屑样坏死，"—"为无内容。

表 5-4　国内外肝纤维化分期标准对照表

Knodell 评分系统	Scheuer 评分系统	Metavir 评分系统	王泰龄评分系统	Ishak 评分系统
0分 无纤维化	0分 无纤维化	0分 无纤维化	0分 无纤维化	0分 无纤维化
1分 汇管区纤维性扩大	1分 汇管区纤维性扩大	1分 汇管区纤维性扩大，无间隔	1分 汇管区扩大、纤维化	1分 部分汇管区纤维性扩大，伴或不伴短纤维间隔
2分 —	2分 汇管区周围纤维化，汇管区-汇管区纤维间隔	2分 汇管区纤维扩大+少数间隔	2分 汇管区周围纤维化，纤维隔形成，小叶结构保留	2分 大部分汇管区纤维性扩大，伴或不伴短纤维间隔
3分 出现桥接，汇管区-汇管区或汇管区-中央静脉纤维间隔	3分 桥接纤维化，伴小叶结构紊乱，无肝硬化	3分 大量间隔，伴结构紊乱，无肝硬化	3分 纤维隔伴小叶结构紊乱，无肝硬化	3分 大部分汇管区纤维性扩大，偶见汇管区-汇管区纤维间隔
4分 肝硬化	4分 可能/肯定肝硬化	4分 肝硬化	4分 早期肝硬化	4分 大部分汇管区纤维性扩大，显著汇管区-汇管区或汇管区-中央静脉纤维间隔
				5分 显著纤维化，偶见结节（不完全分割性肝硬化）
				6分 肝硬化

注："—"为无内容。

3. 非活动性 HBsAg 携带状态

又称 HBeAg 阴性慢性 HBV 感染。本期患者处于免疫控制期，表现为血清 HBsAg 阳性、HBeAg 阴性、抗 – HBe 阳性，HBV-DNA < 2000 IU/mL，HBsAg < 1000 IU/mL，ALT 和 AST 持续正常（1 年内连续随访 3 次以上，每次至少间隔 3 个月），影像学检查无肝硬化征象，肝组织检查显示组织活动指数（Histological activity index，HAI）评分 <4 或根据其他半定量计分系统判定病变轻微。

4. HBeAg 阴性 CHB

此期为再活动期，其血清 HBsAg 阳性、HBeAg 持续阴性，多同时伴有抗 – HBe 阳性，HBV-DNA 定量水平通常 ≥2000 IU/mL，ALT 持续或反复异常，或肝组织学有明显炎症坏死和（或）纤维化（≥G2/S2）。

5. 隐匿性 HBV 感染

表现为血清 HBsAg 阴性，但血清和（或）肝组织中 HBV-DNA 阳性。在 OBI 患者中，80% 可有血清抗 – HBs、抗 – HBe 和（或）抗 – HBc 阳性，称为血清阳性 OBI；但有 1% ~ 20% 的 OBI 患者所有血清学指标均为阴性，故称为血清阴性 OBI。其发生机制尚未完全阐明，一种可能是显性（急性或慢性）HBV 感染后 HBsAg 消失，通常其血清或肝组织 HBV-DNA 水平很低，无明显肝组织损伤；另一种是 HBV S 区基因变异，导致 HBsAg 不能被现有商品化试剂盒检测到，其血清 HBV-DNA 水平通常较高，可能伴有明显肝脏组织病理学改变。此类患者可通过输血或器官移植将 HBV 传播给受者，其自身在免疫抑制状态下可发生 HBV 再激活。

6. 乙型肝炎肝硬化

乙型肝炎肝硬化的诊断应符合下列（1）和（2）（病理学诊断），或（1）和（3）（临床诊断）。

（1）目前 HBsAg 阳性，或 HBsAg 阴性、抗 – HBc 阳性且有明确的慢性 HBV 感染史（既往 HBsAg 阳性 >6 个月），并除外其他病因者。

（2）肝脏活组织检查病理学符合肝硬化表现者。

（3）符合以下 5 项中的 2 项及以上，并除外非肝硬化性门静脉高压者：①影像学检查显示肝硬化和（或）门静脉高压征象；②内镜检查显示食管胃底静脉曲张；③肝脏硬度值测定符合肝硬化；④血生物化学检查显示白蛋白水平降低（ <35 g/L）和（或）PT 延长（较对照延长 >3 s）；⑤血常规检查显示血小板计数 <100 × 10^9/L 等。

临床上常根据是否曾出现腹水、食管胃底静脉曲张破裂出血和肝性脑病等严重并发症，将肝硬化分为代偿期及失代偿期。①代偿期肝硬化：病理学或临床诊断为肝硬化，但从未出现腹水、食管胃底静脉曲张破裂出血或肝性脑病等严重并发症者，可诊断为代偿期肝硬化；其肝功能多为 Child-Pugh A 级。②失代偿期肝硬化：肝硬化患者一旦出现腹水、食管胃底曲张静脉破裂出血或肝性脑病等严重并发症者，即诊断为失代偿期肝硬化；其肝功能多属于 Child-Pugh B 级或 C 级。

近年，为更准确地预测肝硬化患者的疾病进展、死亡风险或治疗效果，有学者建议将肝硬化分为 5 期，其中 1、2 期为代偿期肝硬化，3 期至 5 期为失代偿期肝硬化。1 期为无静脉曲张，无腹水；2 期为有静脉曲张，无出血或腹水；3 期为有腹水，无出血，伴或不伴静脉曲张；4 期为有出血，伴或不伴腹水；5 期为出现脓毒症。

随着抗病毒药物的进步，许多失代偿期肝硬化患者经过治疗可以逆转为代偿期肝硬化。表现为肝细胞功能改善，如白蛋白水平较前升高，PT 较前缩短，不再出现腹水、肝性脑病等严重并发症，不需要肝移植也可长期存活。这些现象被称为肝硬化再代偿期（Re-compensation），但目前尚无准确定义和统一的诊断标准。

十、治疗目标

最大限度地长期抑制 HBV 复制，减轻肝细胞炎症坏死及肝脏纤维组织增生，延缓和减少肝功能衰竭、肝硬化失代偿、肝细胞癌和其他并发症的发生，改善患者生命质量，延长其生存时间。对于部分适合条件的患者，应追求临床治愈。

临床治愈（或功能性治愈）：停止治疗后仍保持 HBsAg 阴性（伴或不伴抗–HBs 出现）、HBV-DNA 检测不到、肝脏生物化学指标正常。但因患者肝细胞核内 cccDNA 未被清除，因此存在 HBV 再激活和发生肝细胞癌的风险。

十一、抗病毒治疗的适应证

依据血清 HBV-DNA、ALT 水平和肝脏疾病严重程度，同时需结合年龄、家族史和伴随疾病等因素，综合评估患者疾病进展风险，决定是否需要启动抗病毒治疗；动态评估比单次检测更有临床意义，见图 5-1。

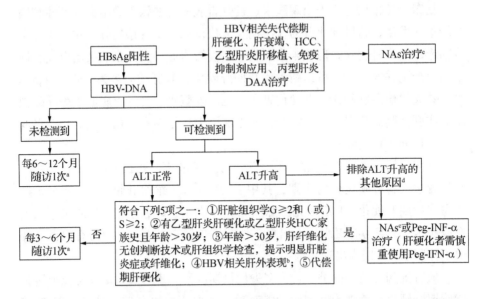

注：HBsAg 为乙型肝炎表面抗原；HBV 为乙型肝炎病毒；ALT 为丙氨酸转氨酶；HCC 为肝细胞癌；DAA 为直接抗病毒药物；NAs 为核苷（酸）类似物；Peg-IFN-α 为聚乙二醇干扰素－α。

a. 随访项目：病毒学检测、肝脏生物化学指标检测、甲胎蛋白、维生素 K 缺乏或拮抗剂诱导蛋白检测、腹部超声检查、肝脏硬度值检测。b. HBV 相关的肝外表现：肾小球肾炎、血管炎等。

c. HBV 相关失代偿期肝硬化患者 NAs 治疗期间的随访标准：每 3 个月 1 次，复查血常规、肝脏生物化学指标和肾功能、血氨、病毒学、甲胎蛋白、维生素 K 缺乏或拮抗剂诱导蛋白，行腹部超声检查；必要时行增强电子计算机断层显像或磁共振成像检查。d. ALT 升高的其他原因：其他病原体感染、药物或毒物服用史、酒精服用史、脂肪代谢紊乱、自身免疫紊乱、肝脏淤血或血管性疾病、遗传代谢性肝损伤、全身性系统性疾病等。e. NAs：恩替卡韦、富马酸替诺福韦酯、富马酸丙酚替诺福韦

图 5-1　慢性 HBV 感染抗病毒治疗适应证的选择流程

　　血清 HBV-DNA 阳性的慢性 HBV 感染者，若其 ALT 持续异常（＞ULN）且排除其他原因导致的 ALT 升高，均应考虑开始抗病毒治疗。导致 ALT 升高的其他原因包括：其他病原体感染、药物性肝损伤、酒精性肝炎、非酒精性脂肪性肝炎、自身免疫性肝病、全身系统性疾病累及肝脏等。同时，也应注意排除应用降酶药物后 ALT 的暂时性正常。

　　存在肝硬化的客观依据，不论 ALT 和 HBeAg 状态，只要可检测到 HBV-DNA，均建议进行积极的抗病毒治疗。对于失代偿期肝硬化者，若 HBV-DNA 检测不到但 HBsAg 阳性，建议行抗病毒治疗。

血清 HBV-DNA 阳性、ALT 正常患者，如有以下情形之一，则疾病进展风险较大，建议行抗病毒治疗：①肝组织学存在明显的肝脏炎症（≥G2）或纤维化（≥S2）；②ALT 持续正常（每 3 个月检查 1 次，持续 12 个月），但有肝硬化/肝癌家族史且年龄 >30 岁；③ALT 持续正常（每 3 个月检查 1 次，持续 12 个月），无肝硬化/肝癌家族史但年龄 >30 岁，建议行肝纤维化无创诊断技术检查或肝组织学检查，发现存在明显肝脏炎症或纤维化；④ALT 持续正常（每 3 个月检查 1 次，持续 12 个月），有 HBV 相关的肝外表现（肾小球肾炎、血管炎、结节性多动脉炎、周围神经病变等）。

推荐意见 6：血清 HBV-DNA 阳性、ALT 持续异常（>ULN）且排除其他原因所致者，建议行抗病毒治疗（B1）。

推荐意见 7：对于血清 HBV-DNA 阳性的代偿期乙型肝炎肝硬化患者和 HBsAg 阳性失代偿期乙型肝炎肝硬化患者，建议行抗病毒治疗（A1）。

推荐意见 8：血清 HBV-DNA 阳性、ALT 正常，有下列情况之一者建议抗病毒治疗。

（1）肝活组织穿刺检查提示显著炎症和（或）纤维化［G≥2 和（或）S≥2］（A1）。

（2）有乙型肝炎肝硬化或乙型肝炎肝癌家族史且年龄 >30 岁（B1）。

（3）ALT 持续正常、年龄 >30 岁者，建议行肝纤维化无创诊断技术检查或肝组织学检查，发现存在明显肝脏炎症或纤维化（A1）。

（4）HBV 相关肝外表现（如 HBV 相关性肾小球肾炎等）（B1）。

十二、NAs 治疗

1. NAs 药物的疗效和安全性

（1）恩替卡韦：大量研究数据显示，采用恩替卡韦治疗可强效抑制病毒复制，改善肝脏炎症，安全性较好，长期治疗可改善乙型肝炎肝硬化患者的组织学病变，显著降低肝硬化并发症和肝细胞癌的发生率，降低肝脏相关和全因死亡率。在初治 CHB 患者中，恩替卡韦治疗 5 年的累积耐药发生率为 1.2%；在拉米夫定（Lamivudine）耐药的 CHB 患者中，恩替卡韦治疗 5 年的累积耐药发生率升至 51%。

（2）富马酸替诺福韦酯：应用 TDF 治疗 CHB 患者的多中心临床研究结果显示，可强效抑制病毒复制，耐药发生率低。采用 TDF 治疗 8 年的研究数据显示，共有 41 例次病毒学突破，其中 29 例次（70%）的原因是依从性问题，59% 发生病毒学突破的患者继续 TDF 治疗仍然获得病毒学应答，进一步的核酸序列测定未发现 TDF 相关的耐药。TDF 长期治疗显著改善肝脏组织学，降低肝细胞癌发生率。

恩替卡韦耐药且血清中 HBV-DNA >60 IU/mL 的 90 例 CHB 患者，按照 1∶1 比例随机接受 TDF 单独或联合恩替卡韦治疗 48 周，TDF 单独或联合恩替卡韦治疗组的 HBV-DNA 阴转（< 15 IU/mL）率分别为 73% 和 71%，HBV-DNA 较基线分别下降 3.66 和 3.74 lgIU/mL，分别有 6 例和 3 例患者仍保持了基线的耐药，两组安全性良好。多项 TDF 治疗 NAs 经治患者的 48 ~ 168 周的研究显示，TDF 用于拉米夫定耐药、阿德福韦酯（Adefovir dipivoxil，ADV）耐药、恩替卡韦耐药或多药耐药患者的治疗，均可获得 70% ~ 98% 的病毒学应答，且随着治疗时间的延长，病毒学应答率逐渐升高。

（3）富马酸丙酚替诺福韦片：全球Ⅲ期临床试验中，581 例 HBeAg 阳性 CHB 患者（不包括失代偿期肝硬化）接受 TAF 治疗 48 周，64% 的患者 HBV-DNA < 29 IU/mL，ALT 复常率为 72%；10% 发生 HBeAg 血清学转换，HBsAg 消失率为 1%；继续治疗至 96 周，73% 的患者 HBV-DNA < 29 IU/mL，ALT 复常率为 75%；HBeAg 血清学转换率增至 18%，HBsAg 消失率为 1%。285 例 HBeAg 阴性 CHB 患者（不包括失代偿期肝硬化）接受 TAF 治疗 48 周，94% 的患者 HBV-DNA < 29 IU/mL，ALT 复常率为 83%，HBsAg 血清消失率为 0；继续治疗至 96 周，90% 患者 HBV-DNA < 29 IU/mL，ALT 复常率为 81%，HBsAg 血清消失率 < 1%。96 周治疗期间，头痛（12%）、恶心（6%）和疲劳（6%）是最常见的不良事件。TAF 治疗 96 周后髋关节、腰椎的骨密度下降值（ - 0.33%、 - 0.75%）低于 TDF（ - 2.51%、 - 2.57%），两者间差异有统计学意义（$P < 0.001$）；TAF 治疗后估算的肾小球滤过率（Estimated glomerular filtration rate，eGFR）下降的中位值也低于 TDF（ - 1.2 mg/dL 比 - 4.8 mg/dL，$P < 0.001$）。

（4）其他药物：替比夫定（Telbivudine）可改善 eGFR，但总体耐药率仍偏高。替比夫定在阻断母婴传播中具有良好的效果和安全性（详见"特殊人群抗病毒治疗推荐意见"部分）。

2. NAs 的选择

初治患者应首选强效低耐药药物（恩替卡韦、TDF、TAF）治疗。不建议 ADV 和拉米夫定用于 HBV 感染者的抗病毒治疗。

正在应用非首选药物治疗的患者，建议换用强效低耐药药物，以进一步降低耐药风险。应用 ADV 者，建议换用恩替卡韦、TDF 或 TAF；应用拉米夫定或替比夫定者，建议换用 TDF、TAF 或恩替卡韦；曾有拉米夫定或替比夫定耐药者，换用 TDF 或 TAF；曾有 ADV 耐药者换用恩替卡韦、TDF 或 TAF；联合 ADV 和拉米夫定/替比夫定治疗者，换用 TDF 或 TAF。

3. NAs 耐药的预防和处理

（1）初始治疗患者：强调选择强效低耐药药物，推荐恩替卡韦、TDF、TAF。

（2）治疗中：定期检测 HBV-DNA 定量，以便及时发现病毒学突破，并尽早给予挽救治疗（表 5-5）。对于 NAs 发生耐药者，改用 IFNα 类联合治疗的应答率较低。

表 5-5 核苷（酸）类似物耐药挽救治疗推荐

耐药种类	推荐药物
LAM 或 LdT 耐药	换用 TDF 或 TAF
ADV 耐药，之前未使用 LAM 或 LdT	换用 ETV、TDF 或 TAF
ADV 耐药，且对 LAM/LdT 耐药	换用 TDF 或 TAF
ETV 耐药	换用 TDF 或 TAF
ETV 和 ADV 耐药	ETV 联合 TDF，或 ETV 联合 TAF

注：LAM，拉米夫定；LdT，替比夫定；ADV，阿德福韦酯；ETV，恩替卡韦；TDF，富马酸替诺福韦酯；TAF，富马酸丙酚替诺福韦片

4. NAs 治疗的监测

（1）治疗前相关指标基线检测

①生物化学指标主要有 ALT、AST、胆红素、白蛋白等；②病毒学和血清学标志物主要有 HBV-DNA 定量和 HBsAg、HBeAg、抗–HBe；③根据病情需要，检测血常规、血清肌酐水平、血磷水平、肾小管功能等；④肝脏无创纤维化检测如肝脏硬度值测定；⑤当恩替卡韦和 TDF 用于肌酐清除率 < 50 mL/min 患者时均需调整剂量；TAF 用于肌酐清除率 < 15 mL/min 且未接受透析的患者时无推荐剂量；其余情况均无须调整剂量。

（2）密切关注患者治疗依从性问题：包括用药剂量、使用方法、是否有漏用药物或自行停药等情况，确保患者已经了解随意停药可能导致的风

险，提高患者依从性。

（3）少见或罕见不良反应的预防和处理：NAs 总体安全性和耐受性良好，但在临床应用中确有少见、罕见严重不良反应的发生，如肾功能不全（服用 TDF、ADV）、低磷性骨病（服用 TDF、ADV）、肌炎横纹肌溶解（服用替比夫定）、乳酸酸中毒等（服用恩替卡韦、替比夫定），应引起关注。建议治疗前仔细询问相关病史，以降低风险。对治疗中出现血肌酐、肌酸激酶或乳酸脱氢酶水平明显升高，并伴相应临床表现，如全身情况变差、肌痛、肌无力、骨痛等症状的患者，应密切观察，一旦确诊为肾功能不全、肌炎、横纹肌溶解、乳酸酸中毒等，应及时停药或改用其他药物，并给予积极的相应治疗干预。

（4）耐药监测及处理：随着强效低耐药药物的应用，NAs 长期治疗出现耐药发生率大幅降低。如果在治疗过程中出现 HBV-DNA 定量较治疗中最低值升高 >2 lgIU/mL，排除依从性问题后，需及时给予挽救治疗，并进行耐药检测。

十三、IFNα 治疗

我国已批准 PegIFNα 和 IFNα 用于治疗。

1. PegIFNα 治疗的方案及疗效

（1）PegIFNα 初始单药治疗：多项多中心、随机、对照临床试验显示，HBeAg 阳性 CHB 患者采用 PegIFNα-2a 或国产 PegIFNα-2b 治疗 48 周（每周 180 mg），停药随访 24 周，HBV-DNA < 2000 IU/mL 的发生率为 30%，HBeAg 血清学转换率为 30.75% ~ 36.3%（其中基线 ALT >2 × ULN 且治疗 12 周时 HBsAg < 1500 IU/mL 者可高达 68.4%），HBsAg 转换率为 2.3% ~ 3%，停药 3 年 HBsAg 清除率为 11%。PegIFNα-2a 治疗 HBeAg 阴性慢性 HBV 感染者（60% 为亚洲人）48 周，停药随访 24 周，HBV-DNA < 2000 IU/mL 的发生率为 43%，停药后随访 48 周时为 42%；HBsAg 消失率在停药随访 24 周、3 年、5 年时分别为 3%、8.7% 和 12%。

PegIFNα 治疗 24 周时，HBV-DNA 下降 < 2 lgIU/mL 且 HBsAg 定量 > 20000 IU/mL（HBeAg 阳性者）或下降 <1 lgIU/mL（HBeAg 阴性者），建议停用 PegIFNα 治疗，改为 NAs 治疗。

（2）PegIFNα 与 NAs 联合治疗：对 NAs 经治 CHB 患者中符合条件的优势人群联合 PegIFNα 可使部分患者获得临床治愈。治疗前 HBsAg 低水平

（<1500 IU/mL）及治疗中 HBsAg 快速下降（12 周或 24 周时 HBsAg<200 IU/mL 或下降>1 lgIU/mL）的患者，联合治疗后 HBsAg 阴转的发生率较高。但联合治疗的基线条件、最佳疗程和持久应答率等，尚需进一步研究。

（3）PegIFNα 进一步降低 HBV 相关肝癌的发生率

119 对单独应用 PegIFNα 或恩替卡韦治疗的 CHB 患者，随访 5 年发现，采用 PegIFNα 治疗的患者 5 年内均未发生肝细胞癌；而采用恩替卡韦治疗者在随访第 4、5 年时分别有 2 例、1 例发生肝细胞癌，与模型预测发生率间差异无统计学意义（P=0.36）。另一项包括 682 例采用 NAs、430 例应用 IFNα 单独或联合 NAs 治疗的回顾性研究显示，在中位随访时间 5.41 年时共 31 例发生肝细胞癌，接受 IFNα 治疗患者的 10 年累积肝细胞癌发生率明显低于 NAs 治疗患者（2.7% 比 8.0%，$P<0.001$）。PegIFNα 在降低 HBV 相关肝癌发生率方面的作用值得进一步深入研究。

2. PegIFNα 抗病毒疗效的预测因素

治疗前的预测因素：HBV-DNA$<2\times10^8$ IU/mL，ALT 高水平（2~10× ULN）或肝组织炎症坏死 G2 以上，A 或 B 基因型，基线低 HBsAg 水平（<25000 IU/mL），基线核心抗体定量检测（qAnti-HBc）定量高水平，基线信号转导及转录激活蛋白 4（Signal transducer and activator of transcription，STAT4）为 rs7574865，是提示 IFN 疗效较好的预测指标。PegIFNα 治疗 12 周时的 HBV-DNA 水平、HBsAg 定量及其动态变化，可用于预测 IFN 疗效。

3. PegIFNα 的不良反应及其处理

（1）流感样症候群：发热、头痛、肌痛和乏力等，可在睡前注射 IFNα 或用药时服用非甾体抗感染药。

（2）骨髓抑制：中性粒细胞计数≤0.75×10^9/L 和（或）血小板计数<50×10^9/L，应降低 IFN 剂量；1~2 周后复查，如恢复则增加至原量。中性粒细胞计数≤0.5×10^9/L 和（或）血小板计数<25×10^9/L，则应暂停使用 IFN。对中性粒细胞计数明显降低者，可试用粒细胞集落刺激因子（Granulocyte colony stimulating factor，G-CSF）或粒细胞巨噬细胞集落刺激因子（Granulocyte macrophage colony stimulating factor，GM-CSF）治疗。

（3）精神异常：抑郁、妄想、重度焦虑等。应及时停用 IFN，必要时会同精神心理方面的专科医师进一步诊治。

（4）自身免疫病：部分患者可出现自身抗体，仅少部分患者出现甲状腺疾病、糖尿病、血小板计数减少、银屑病、白斑病、类风湿关节炎和系统性红斑狼疮样综合征等，应请相关科室医师会诊共同诊治，严重者应停药。

（5）其他少见的不良反应：视网膜病变、间质性肺炎、听力下降、肾脏损伤、心血管并发症等，应停止干扰素治疗。

4. PegIFNα 治疗的禁忌证

（1）绝对禁忌证：妊娠或短期内有妊娠计划、精神病史（具有精神分裂症或严重抑郁症等病史）、未能控制的癫痫、失代偿期肝硬化、未控制的自身免疫病，严重感染、视网膜疾病、心力衰竭、慢性阻塞性肺病等基础疾病。

（2）相对禁忌证：甲状腺疾病，既往抑郁症史，未控制的糖尿病、高血压、心脏病。

推荐意见 9：HBeAg 阳性慢性感染者采用恩替卡韦、TDF 或 TAF 治疗。治疗 1 年若 HBV-DNA 低于检测下限、ALT 复常和 HBeAg 血清学转换后，再巩固治疗至少 3 年（每隔 6 个月复查 1 次）仍保持不变，可考虑停药，延长疗程可减少复发（A1）。

推荐意见 10：HBeAg 阳性 CHB 患者采用 PegIFNα 抗病毒治疗。治疗 24 周时，若 HBV-DNA 下降 <2 lgIU/mL 且 HBsAg 定量 >20000 IU/mL，建议停用 PegIFNα 治疗，改为 NAs 治疗（A1）。有效患者治疗疗程为 48 周，可以根据病情需要延长疗程，但不宜超过 96 周（B1）。

推荐意见 11：HBeAg 阴性慢性感染者采用恩替卡韦、TDF 或 TAF 治疗，建议 HBsAg 消失且 HBV-DNA 检测不到后停药随访（A1）。

推荐意见 12：HBeAg 阴性 CHB 患者采用 PegIFNα 抗病毒治疗。治疗 12 周时，若 HBV-DNA 下降 <2 lgIU/mL，或 HBsAg 定量下降 <1 lgIU/mL，建议停用 PegIFNα 治疗，改为 NAs 治疗（B1）。有效患者治疗疗程为 48 周，可以根据病情需要延长疗程，但不宜超过 96 周（B1）。

推荐意见 13：对于代偿期乙型肝炎肝硬化患者，推荐采用恩替卡韦、TDF 或 TAF 进行长期抗病毒治疗，或采用 PegIFNα 治疗，但需密切监测相关不良反应（A1）。

推荐意见 14：对于失代偿期乙型肝炎硬化患者，推荐采用恩替卡韦或 TDF 长期治疗，禁用 IFN 治疗（A1），若必要可以应用 TAF 治疗（C1）。

十四、其他治疗

抗 HBV 治疗可降低 HBV 相关并发症的发生率，降低 HBV 相关肝癌的发生率，提高患者生存率，是慢性 HBV 感染者最重要的治疗措施。此外还有抗感染、抗氧化、保肝、抗纤维化、调节免疫等治疗。

1. 抗感染、抗氧化、保肝治疗

HBV 感染后导致肝细胞炎症坏死是疾病进展的重要病理生理过程。甘草酸制剂、水飞蓟素制剂、多不饱和卵磷脂制剂和双环醇等具有抗感染、抗氧化和保护肝细胞等作用，有望减轻肝脏炎症损伤。对肝组织炎症明显或ALT 水平明显升高的患者，可以酌情使用，但不宜多种联合。

2. 抗纤维化治疗

多个抗纤维化中药方剂，如安络化纤丸、复方鳖甲软肝片、扶正化瘀片等，在动物实验和临床研究中均显示一定的抗纤维化作用，对明显纤维化或肝硬化患者可以酌情选用。但尚需多中心随机对照研究进一步明确其疗程及长期疗效等。

十五、慢性 HBV 感染者的监测和随访管理

1. 慢性 HBV 携带状态和非活动性 HBsAg 携带状态患者的管理

慢性 HBV 携带状态因处于免疫耐受期，患者肝内无炎症活动或仅有轻微炎症，且此期患者抗病毒治疗效果欠佳，所以目前不推荐进行抗病毒治疗。但需要强调，一部分免疫耐受期患者可能会进入免疫清除期而出现肝炎活动。因此，对于 HBV 携带状态应每 6 ~ 12 个月进行血常规、生物化学、病毒学、甲胎蛋白、腹部超声和肝纤维化无创诊断技术等检查，必要时行肝活组织检查，若符合抗病毒治疗指征，及时启动治疗。

非活动性 HBsAg 携带状态处于免疫控制期，但仍有发展成 HBeAg 阴性CHB 的可能，且长期随访仍有发生肝细胞癌的风险。因此，建议每 6 ~ 12个月进行血常规、生物化学、病毒学、甲胎蛋白、腹部超声和肝纤维化无创诊断技术等检查，必要时进行肝活组织检查，若符合抗病毒治疗指征，及时启动治疗。

2. 抗病毒治疗过程中的监测

抗病毒治疗过程中的定期监测是为了监测抗病毒治疗的疗效、用药依从性，以及耐药情况和不良反应。

（1）应用 PegIFNα 的患者：血常规检查（治疗第 1 个月每 1 ~ 2 周 1次，稳定后每月 1 次），肝脏生物化学检查（每月 1 次），甲状腺功能和血糖值检测（每 3 个月 1 次），HBV-DNA、HBsAg、HBeAg 和抗 – HBe 定量检

测（每3个月1次），肝脏硬度值测定（每6个月1次），腹部超声检查和甲胎蛋白检测等（无肝硬化者每6个月1次，肝硬化者每3个月1次），必要时做增强 CT 或增强 MRI 以早期发现肝细胞癌。

（2）NAs 类药物：血常规、肝脏生物化学指标、HBV-DNA 定量和 HBV 感染5项指标、肝脏硬测定等，每3~6个月检测1次；腹部超声检查和甲胎蛋白等（无肝硬化者每6个月1次，肝硬化者每3个月1次）；必要时做增强 CT 或增强 MRI 以早期发现肝细胞癌。采用 TDF 者，每6~12个月检测1次血磷水平、肾功能，有条件者可监测肾小管早期损伤指标。

3. 抗病毒治疗结束后的随访

治疗结束后对停药患者进行密切随访的目的：评估抗病毒治疗的长期疗效，监测疾病进展以及肝细胞癌的发生。因此，不论患者在抗病毒治疗过程中是否获得应答，在停药后前3个月内应每月检测1次肝脏生物化学指标、HBV 感染5项指标和 HBV-DNA 定量；之后每3个月检测1次，1年后每6个月检测1次。无肝硬化的患者需每6个月行1次腹部超声检查和甲胎蛋白检测等，肝硬化患者需每3个月检测1次，必要时做增强 CT 或增强 MRI 以早期发现肝细胞癌。

十六、特殊人群抗病毒治疗的推荐意见

1. 应答不佳患者

（1）CHB 患者：采用恩替卡韦、TDF 或 TAF 治疗48周，若 HBV-DNA > 2×10^3 IU/mL，排除依从性和检测误差后，可调整 NAs 治疗方案（采用恩替卡韦者换用 TDF 或 TAF，采用 TDF 或 TAF 者换用恩替卡韦，或两种药物联合使用）。也可以联合 PegIFNα 治疗。

（2）乙型肝炎肝硬化患者：采用恩替卡韦、TDF 或 TAF 治疗24周，若 HBV-DNA > 2×10^3 IU/mL，排除依从性和检测误差后，建议调整 NAs 治疗方案（采用恩替卡韦者可改用 TDF 或 TAF，采用 TDF 或 TAF 者可改用恩替卡韦），或两种药物联合使用（恩替卡韦联用 TDF 或 TAF）。

2. 应用化学治疗和免疫抑制剂治疗的患者

慢性 HBV 感染者接受肿瘤化学治疗或免疫抑制剂治疗有可能导致 HBV 再激活，重者可导致肝衰竭甚至死亡。20%~50% HBsAg 阳性、抗－HBc 阳性肿瘤患者，8%~18% HBsAg 阴性、抗－HBc 阳性肿瘤患者，在抗肿瘤治疗后发生 HBV 再激活。预防性抗病毒治疗可以明显降低乙型肝炎再激活发

生率。建议选用强效低耐药的恩替卡韦、TDF 或 TAF 治疗。

所有接受化学治疗或免疫抑制剂治疗的患者，起始治疗前应常规筛查 HBsAg、抗 – HBc。

HBsAg 阳性者应尽早在开始使用免疫抑制剂及化学治疗药物之前（通常为 1 周）或最迟与之同时应用 NAs 抗病毒治疗。

HBsAg 阴性、抗 – HBc 阳性患者，若 HBV-DNA 阳性，也需要进行预防性抗病毒治疗；如果 HBV-DNA 阴性，可每 1～3 个月监测 ALT 水平、HBV-DNA 和 HBsAg，一旦 HBV-DNA 或 HBsAg 转为阳性，应立即启动抗病毒治疗。

HBsAg 阴性、抗 – HBc 阳性者，若使用 B 细胞单克隆抗体或进行造血干细胞移植，HBV 再激活风险高，建议预防性使用抗病毒药物治疗。

应用化学治疗和免疫抑制剂的 CHB 或肝硬化患者，NAs 抗病毒的疗程、随访监测和停药原则与普通 CHB 或肝硬化患者相同。处于免疫耐受和免疫控制状态的慢性 HBV 感染患者，或 HBsAg 阴性、抗 HBc 阳性、需要采用 NAs 预防治疗的患者，在化学治疗和免疫抑制剂治疗结束后，应继续恩替卡韦、TDF 或 TAF 治疗 6～12 个月。对于应用 B 细胞单克隆抗体或进行造血干细胞移植患者，在免疫抑制治疗结束至少 18 个月后方可考虑停用 NAs。NAs 停用后可能会出现 HBV 复发，甚至病情恶化，应随访 12 个月，其间每 1～3 个月监测 HBV-DNA。

3. 妊娠相关情况的处理

育龄期及准备妊娠女性均应筛查 HBsAg，对于 HBsAg 阳性者需要检测 HBV-DNA。对于有抗病毒治疗适应证患者，可在妊娠前应用 PegIFNα 治疗，以期在妊娠前 6 个月完成治疗。在治疗期间应采取可靠的避孕措施。若不适合应用 PegIFNα 或治疗失败，可采用 TDF 抗病毒治疗。对于妊娠期间首次诊断 CHB 的患者，其治疗适应证同普通 CHB 患者，可使用 TDF 抗病毒治疗。妊娠前或妊娠期间开始服用抗病毒药物的 CHB 孕产妇，产后应继续抗病毒治疗，并根据病毒学应答情况，决定是继续原治疗方案，还是换用其他 NAs 或 PegIFNα 继续治疗。

抗病毒治疗期间意外妊娠的患者，若正在服用 TDF，建议继续妊娠；若正在服用恩替卡韦，可不终止妊娠，建议更换为 TDF 继续治疗；若正在接受 IFNα 治疗，建议向孕妇和家属充分告知风险，由其决定是否继续妊娠，若决定继续妊娠则要换用 TDF 治疗。

血清 HBV-DNA 高水平是母婴传播的高危因素，妊娠中后期如果 HBV-DNA 定量 $>2 \times 10^5$ IU/mL，建议在与患者充分沟通，在其知情同意的基础上，于妊娠第 24～28 周开始抗病毒治疗，应用 TDF 或替比夫定。应用 TDF 时，母乳喂养不是禁忌证。

免疫耐受期口服 NAs 的孕妇，可于产后即刻或服用 1～3 个月后停药。停药后 17.2%～62% 的患者可能发生肝炎活动，且多发生在 24 周内，应加强产后监测。可于产后 4～6 周时复查肝生物化学指标及 HBV-DNA，如肝生物化学指标正常，则每 3 个月复查 1 次至产后 6 个月，如果乙型肝炎活动，建议抗病毒治疗。

男性患者抗病毒治疗相关生育问题：应用 IFNα 治疗的男性患者，应在停药后 6 个月方可考虑生育；应用 NAs 抗病毒治疗的男性患者，目前尚无证据表明 NAs 治疗对精子的不良影响，可与患者充分沟通的前提下考虑生育。

4. 儿童患者

儿童 HBV 感染者如果处于免疫耐受期，暂不考虑抗病毒治疗。对于慢性肝炎或肝硬化患儿，应及时抗病毒治疗。儿童 CHB 患者抗病毒治疗可明显抑制 HBV-DNA 复制，增加 ALT 复常率及 HBeAg 转换率。但需考虑长期治疗的安全性及耐药性问题。

目前美国食品药品监督管理局（Food and drug administration，FDA）批准用于儿童患者治疗的药物包括 IFNα（≥1 岁）、恩替卡韦（≥2 岁）和 TDF（≥2 岁，且体质量≥10 kg）。我国已批准 TAF 用于青少年（≥12 岁，且体质量≥35 kg）。PegIFNα-2a 可应用于≥5 岁 CHB 儿童。

ALT 升高的 HBeAg 阳性 CHB 患者可选用有限疗程的 IFNα 或 PegIFNα-2a 治疗以实现 HBeAg 转换，也可选用恩替卡韦、TDF 或 TAF 治疗。IFNα 用于儿童患者的推荐剂量为每周 3 次，每次 300～600 万单位/m² 体表面积，最大剂量不超过 1000 万单位/m² 体表面积，推荐疗程为 24～48 周；PegIFNα-2a 每次剂量 180 μg/1.73 m² 体表面积，疗程为 48 周。恩替卡韦、TDF 或 TAF 剂量参照美国 FDA、WHO 推荐意见和相关药物说明书（表 5-6）。

对于 IFNα 或 PegIFNα-2a 治疗未实现 HBeAg 转换或 HBeAg 阴性的 CHB 患儿及肝硬化患儿，可应用 NAs 治疗。

表5-6　儿童使用核苷（酸）类药的推荐剂量

药　　物	体质量（kg）	剂量（mg/d）
	10～11	0.15
	＞11～14	0.20
	＞14～17	0.25
ETV（年龄≥2岁，且体质量≥10 kg；体质量＞30 kg，按成人剂量）	＞17～20	0.30
	＞20～23	0.35
	＞23～26	0.40
	＞26～30	0.45
	＞30	0.50
TDP		
年龄≥2岁，且体质量≥17 kg，可口服片剂者	17～＜22	150
	22～＜28	220
	28～＜35	250
	≥35	300
	10～＜12	80（2勺）
	12～＜14	100（2.5勺）
	14～＜17	120（3勺）
	17～＜19	140（3.5勺）
	19～＜22	160（4勺）
年龄≥2岁，且体质量≥10 kg，不能口服片剂者，可使用粉剂，提供专用小勺，40 mg/勺	22～＜24	180（4.5勺）
	24～＜27	200（5勺）
	27～＜29	220（5.5勺）
	29～＜32	240（6.0勺）
	32～＜34	260（6.5勺）
	34～＜35	280（7.0勺）
	≥35	300（7.5勺）
TAF（年龄≥12岁）	≥35	25

注：ETF，恩替卡韦；TDF，富马酸替诺福韦酯；TAF，富马酸丙酚替诺福韦

5. 肾功能损伤患者

肾脏损伤高危风险包括以下1个或多个因素：失代偿期肝硬化、eGFR＜60 mL/（min·1.73 m²体表面积）、控制不良的高血压、蛋白尿、未控制的

糖尿病、活动的肾小球肾炎、伴随使用肾毒性药物或接受实体器官移植等。当存在肾损伤高危风险时，应用任何 NAs 抗病毒过程中均需监测肾功能变化。若应用 ADV 或 TDF 治疗，无论患者是否存在肾脏损伤高危风险，均需定期监测血清肌酐、血磷水平。

慢性肾脏病患者、肾功能不全或接受肾脏替代治疗的患者，推荐恩替卡韦或 TAF 作为一线抗 HBV 治疗药物，或可根据患者情况选用替比夫定进行抗病毒治疗，不建议应用 ADV 或 TDF。在目前上市的 NAs 中，TAF 在不合并 HIV 感染的患者 eGFR ≥ 15 mL/（min·1.73 m² 体表面积）时不需调整剂量，其他 NAs 在 eGFR < 50 mL/（min·1.73 m² 体表面积）时则需调整给药剂量，具体剂量调整方案可参考相关药品说明书。

对于 HBsAg 阳性的肾移植患者，可选用恩替卡韦或 TAF 作为预防或治疗药物。由于存在增加排斥反应的风险，肾移植患者应避免使用 IFNα 或 PegIFNα 治疗。HBV 相关肾小球肾炎可应用 NAs 抗病毒治疗，推荐使用恩替卡韦或 TAF。已应用 ADV 或 TDF 抗病毒治疗的患者，当发生肾脏或骨骼疾病或存在其他高危风险时，建议改用恩替卡韦或 TAF。

推荐意见 15：CHB 患者应用恩替卡韦、TDF 或 TAF 治疗 48 周，若 HBV-DNA > 2 × 10³ IU/mL，排除依从性和检测误差后，可调整 NAs 治疗（应用恩替卡韦者换用 TDF 或 TAF，应用 TDF 或 TAF 者换用恩替卡韦，或两种药物联合使用）（C2）。也可以联合 PegIFNα 治疗（B1）。

乙型肝炎肝硬化患者应用恩替卡韦、TDF 或 TAF 治疗 24 周，若 HBV-DNA > 2 × 10³ IU/mL，排除依从性和检测误差后，建议调整 NAs 治疗（应用恩替卡韦者换用 TDF 或 TAF，应用 TDF 或 TAF 者换用恩替卡韦，或两种药物联合使用）（C2）。

推荐意见 16：所有接受化学治疗、免疫抑制剂治疗的患者，起始治疗前都应常规筛查 HBsAg、抗 - HBc（A1）。对于 HBsAg 阳性者，在开始免疫抑制剂及化学治疗药物前 1 周或至少同时进行抗病毒治疗（A1），应用恩替卡韦、TDF 或 TAF（B1）。对于 HBsAg 阴性、抗 - HBc 阳性者，若使用 B 细胞单克隆抗体或进行造血干细胞移植，建议应用恩替卡韦、TDF 或 TAF 抗病毒治疗（B1）。

推荐意见 17：慢性 HBV 感染者准备近期妊娠，或妊娠期间有抗病毒指征时，在充分沟通并知情同意后，可以使用 TDF 治疗（B1）。

推荐意见 18：抗病毒治疗期间意外妊娠的患者，若使用 TDF 治疗，建议继续妊娠；若使用恩替卡韦，可不终止妊娠，建议换用 TDF 治疗（B1）。若应用 IFN 治疗，建议向孕妇和家属充分告知风险，由其决定是否继续妊娠，若继续妊娠应换用 TDF 治疗（C2）。

推荐意见 19：妊娠中后期 HBV-DNA 定量 $> 2 \times 10^5$ IU/mL，在充分沟通并知情同意的基础上，可于妊娠第 24~28 周开始应用 TDF 或替比夫定抗病毒治疗（A1）。建议免疫耐受期孕妇于产后即刻或 1~3 个月停药。应用 TDF 治疗，母乳喂养不是禁忌证（C2）。停药后应至少每 3 个月检测肝生物化学和 HBV-DNA 等指标，直至产后 6 个月，发生肝炎活动者应立即启动抗病毒治疗（A2）。

推荐意见 20：对于进展期肝病或肝硬化患儿，应及时进行抗病毒治疗，但需考虑长期治疗的安全性及耐药性问题。1 岁及以上儿童可考虑 IFNα 治疗，2 岁及以上可选用恩替卡韦或 TDF 治疗，5 岁及以上儿童可选用 PegIFNα-2a，12 岁及以上可选用 TAF 治疗（A1）。

推荐意见 21：慢性肾脏病患者、肾功能不全或接受肾脏替代治疗的患者，推荐恩替卡韦或 TAF 作为一线抗 HBV 治疗药物，或可根据患者情况选用替比夫定进行抗病毒治疗，不建议应用 ADV 或 TDF（B1）。对于存在肾脏损伤高危风险的 CHB 患者，应用任何 NAs 抗病毒过程中均需监测肾功能变化。已应用 ADV 或 TDF 的患者发生肾脏或骨骼疾病或存在高危风险时，建议改用恩替卡韦或 TAF（B1）。

6. HBV 和 HCV 合并感染患者

所有 HBsAg 阳性者都应筛查抗 – HCV，如为阳性，则需进一步检测 HCV-RNA 定量。HCV-RNA 定量阳性者均需应用直接抗病毒药物（Direct acting agents，DAA）治疗。此类患者有发生 HBV 再激活的风险，因此在应用抗 HCV 治疗期间和停药后 3 个月内，建议联合恩替卡韦、TDF 或 TAF 抗病毒治疗并密切监测。

HBsAg 阴性、抗 – HBc 阳性者应用 DAA 治疗丙型肝炎过程中也有 HBV 再激活的风险，建议每月监测血清 HBV-DNA 定量和 HBsAg，若出现阳转，建议应用抗病毒治疗。

推荐意见 22：HCV 和 HBV 合并感染者应用 DAA 治疗 HCV 时，若 HBsAg 阳性，需给予 NAs 治疗以预防 HBV 再激活，DAA 治疗结束 12 周后，可考虑停止 NAs 治疗（B2）；HBsAg 阴性、抗 – HBc 阳性者应用 DAA 期间，需密切监测 HBV-DNA 和 HBsAg 定量，如阳转，建议应用 NAs 治疗（B2）。

7. HBV 和 HIV 合并感染患者

不论 CD4$^+$T 淋巴细胞水平如何，只要无抗 HIV 暂缓治疗的指征，均建议尽早启动抗反转录病毒治疗（Anti retroviral therapy，ART）。HIV 和 HBV 合并感染者应同时治疗两种病毒感染，包括两种抗 HBV 活性的药物，高效抗反转录病毒治疗（Highly active anti retroviral therapy，HAART）方案 NAs 选择推荐 TDF 或 TAF + 拉米夫定或依曲西他滨（Emtricitabine，FTC）（其中 TDF + FTC 及 TAF + FTC 有合剂剂型）。治疗过程中需对 HBV 相关指标，如 HBV-DNA、肝生物化学指标、肝脏影像学指标等进行监测。对于 HIV 和 HBV 合并感染者，不建议选择仅含有 1 种对 HBV 有活性的 NAs（TDF、拉米夫定、恩替卡韦、替比夫定、ADV）的方案治疗乙型肝炎，以避免诱导 HIV 对 NAs 耐药性的产生。

需要注意，肾功能不全患者：①如肌酐清除率 < 60 mL/（min·1.73 m^2 体表面积），不能选择 TDF 或调整 TDF 剂量；②肌酐清除率 < 50 mL/（min·1.73 m^2 体表面积）而 > 30 mL/（min·1.73 m^2 体表面积），可考虑选择包含 TAF +（FTC 或拉米夫定）的方案。TAF 尚未被批准应用于 eGFR < 30 mL/（min·1.73 m^2 体表面积）患者；③不能使用 TDF/TAF 时，在 HAART 方案的基础上应加用恩替卡韦。妊娠期妇女，如 HIV 和 HBV 合并感染者为妊娠期妇女，建议使用包含拉米夫定（FTC）+ TDF 在内的用药方案。

推荐意见 23：HBV 和 HIV 合并感染者，建议选择对 HIV 和 HBV 均有效的抗病毒药物组合（A1）。

8. HBV 相关肝衰竭患者

HBV 相关急性、亚急性、慢加急性和慢性肝衰竭患者的死亡率高，若 HBsAg 阳性建议应用抗病毒治疗。

抗 HBV 治疗可改善 HBV 相关慢加急性肝衰竭（Acute-on-chronic liver failure，ACLF）的长期预后。多项临床研究证实，恩替卡韦和拉米夫定均可有效降低 ACLF 的死亡率。荟萃分析显示，治疗 HBV 相关的 ACLF 时，恩替卡韦优于拉米夫定。也有小样本临床研究发现，替比夫定和 TDF 治疗 HBV 相关的 ACLF 可获益。与 TDF 相比，TAF 在保持抗病毒疗效的同时可减轻肾脏毒性，但是 TAF 治疗肝衰竭的临床证据尚不足。早期快速降低 HBV-DNA 定量水平是治疗的关键，若 HBV-DNA 定量水平在 2 ~ 4 周内能下降 2 lgIU/mL，患者生存率可提高。抗病毒药物应选择快速、强效、低耐药的 NAs（恩替卡韦、TDF 或 TAF）。肝衰竭患者恢复后，抗病毒治疗应长期坚持。

推荐意见 24：HBV 相关急性、亚急性、慢加急性和慢性肝衰竭患者，若 HBsAg 阳性建议应用恩替卡韦、TDF 或 TAF 抗病毒治疗（A1）。

9. HBV 相关肝细胞癌患者

HBV-DNA 阳性的肝细胞癌患者接受抗 HBV 治疗可减少肝细胞癌术后的复发，提高总体生存率。抗病毒药物应选择快速、强效的 NAs（恩替卡韦、TDF 或 TAF）。无禁忌证患者也可应用 IFNα。

HBsAg 阳性而 HBV-DNA 阴性的肝细胞癌患者接受肝脏切除、肝动脉化学治疗栓塞术、放射治疗或全身化学治疗时，都可能出现 HBV 再激活，建议使用恩替卡韦、TDF 或 TAF 进行抗病毒治疗。

推荐意见 25：HBV 相关肝细胞癌患者，若 HBsAg 阳性，建议应用恩替卡韦、TDF 或 TAF 进行抗病毒治疗（A1）。

10. 肝移植患者

患者因 HBV 相关疾病（包括肝衰竭、肝细胞癌）进行肝移植时，应合理选用抗 HBV 方案，减少移植肝再感染 HBV 的风险。其具体方案主要取决于再感染的主要风险因素，即移植前的 HBV-DNA 定量水平。如移植前 HBV-DNA 定量阴性，则意味着再感染风险低，可在术前尽早使用强效低耐药的 NAs，即恩替卡韦、TDF 或 TAF，预防 HBV 再激活，术后无须加用 HBIG。如移植前 HBV-DNA 阳性，则意味着再感染风险高。术前尽早使用强效低耐药的 NAs 以降低 HBV-DNA 水平；术中无肝期应静脉注射 HBIG；术后除了长期应用 NAs，还应联合应用低剂量 HBIG 持续 $0.5 \sim 1.0$ 年，此后再继续单用 NAs。近年来，有研究发现在应用恩替卡韦治疗的患者中缩短 HBIG 疗程仍然有效。如果患者已经应用了其他 NAs 药物，需密切监测 HBV-DNA，警惕耐药，及时调整方案。此外也有肝移植术后接种乙型肝炎疫苗预防复发的报道，但其临床应用尚有争议。

推荐意见 26：因 HBV 相关感染进行肝移植患者，若 HBsAg 阳性，建议在肝移植前开始应用恩替卡韦、TDF 或 TAF 进行抗病毒治疗（A1）。

十七、尚待研究和解决的临床问题

（1）发现和评价可用于鉴别慢性 HBV 感染自然史不同时期的新标志物。

（2）明确新的血清标志物如抗 – HBc 定量水平在 ALT 水平正常患者治

疗决策中的价值。

（3）肝纤维化无创诊断指标在启动治疗、评价疗效和预测长期转归中的价值。

（4）不同 NAs 长期治疗对肝硬化逆转及肝细胞癌发生率的影响。

（5）指导安全停用 NAs 的临床指标及生物学标志物。

（6）研发以临床治愈（功能性治愈）为目标的创新药物，并评价和现有药物的协同、联合等作用。

（7）利用真实世界资料（如长期随访队列或医疗、医保大数据库）评价已上市药物的安全性、疗效和成本效益比，为临床和公共卫生决策提供证据。

（8）创新 CHB 的管理模式，提高 CHB 发现率、诊断率和治疗率，降低乙型肝炎相关死亡率。

第二节　丙型肝炎防治指南（2019 年版）

中华医学会肝病学分会，中华医学会感染病学分会

为了规范和更新丙型肝炎的预防、诊断和抗病毒治疗，实现世界卫生组织提出的"2030 年消除病毒性肝炎作为公共卫生威胁"目标，中华医学会肝病学分会和感染病学分会于 2019 年组织国内有关专家，以国内外丙型肝炎病毒感染的基础和临床研究进展为依据，结合现阶段我国的实际情况，更新形成了《丙型肝炎防治指南（2019 年版）》，为丙型肝炎的预防、诊断和治疗提供重要依据。

慢性 HCV 感染者的抗病毒治疗已经进入直接抗病毒药物（direct antiviral agent，DAA）的泛基因型时代。优先推荐无干扰素的泛基因型方案，其在已知主要基因型和主要基因亚型的 HCV 感染者中都能达到 90% 以上的持续病毒学应答（sustained virological response，SVR），并且在多个不同临床特点的人群中方案统一，药物相互作用较少，除了失代偿期肝硬化、DAAs 治疗失败等少数特殊人群以外，也不需要联合利巴韦林（ribavirin，RBV）治疗，因此，泛基因型方案的应用可以减少治疗前的检测和治疗中的监测，也更加适合于在基层对慢性 HCV 感染者实施治疗和管理。但是，泛基因型方案不是全基因型方案，对于少数未经过 DAAs 临床试验，或者已有的临床试验未获得 90% 以上 SVR 的基因亚型和耐药相关替代突变（resistance-associated substitution，RAS）的感染者中，还需要规范的临床试验来确定合适的治疗方案。

在今后一段时间内，基因型特异性方案仍然推荐用于临床，主要考虑其在中国的可负担性优于泛基因型方案，以及一些特殊人群（如失代偿期肝硬化、儿童/青少年和肾损伤等的患者）。优先推荐不需要联合 RBV 的 DAAs 方案，但如果临床试验证实需要联合 RBV 方可获得 90% 以上的 SVR，则应该参照药品说明书联合 RBV，在临床治疗过程中应该监测 RBV 的不良反应。而且，具有 RBV 绝对禁忌证的慢性 HCV 感染者应该选择不联合 RBV 的 DAAs 方案。由于可负担性的原因，DAAs 联合聚乙二醇干扰素 α 的方案可应用于临床。但是，在临床治疗过程中应该监测聚乙二醇干扰素 α 的不良反应。而且，具有聚乙二醇干扰素 α 禁忌证的慢性 HCV 感染者应该选择无干扰素的 DAAs 方案。

《中国病毒性肝炎防治规划（2017 年—2020 年）》提出，到 2020 年，全国总体实现血站 HCV 检测率达到 100%，还提出，将丙型肝炎检测纳入体检范畴，对检查发现抗 – HCV 阳性者，要提供必要的确诊及抗病毒治疗等有关服务。世界卫生组织提出了到 2030 年消除病毒性肝炎作为公共卫生威胁的目标，具体指标包括：新发感染率降低 90%，死亡率降低 65%。为消除病毒性肝炎作为公共卫生威胁，需要 90% 以上的感染者得以诊断以及 80% 以上确诊的患者得以治疗。泛基因型 DAAs 方案的应用是实现这一目标的主要推荐方案。

本指南旨在帮助医师在慢性 HCV 感染者诊断、治疗和预防中做出合理决策，但不是强制性标准，也不可能包括或解决丙型肝炎诊治中的所有问题。因此，临床医师在面对具体患者时，应根据最新的循证医学证据、自己的专业知识、临床经验和可利用的医疗资源，制定全面合理的诊疗方案。我们将根据国内外的有关进展情况，继续对本指南进行不断修订和完善。本指南中的证据等级分为 A、B、C 三个级别，推荐等级分为 1 和 2 级别（表 5-7，根据 GRADE 分级修订）。

表 5-7 推荐意见的证据等级和推荐等级

级别	详细说明
证据级别	
A 高质量	进一步研究不大可能改变对该评估结果的信心

肝炎肝硬化 **基础与临床**

续表

级别	详细说明
B 中等质量	进一步研究有可能使我们对该评估结果的信心产生重要影响
C 低质量	进一步研究很有可能影响该评估结果，且该评估结果很可能改变
推荐等级	
1 强推荐	充分考虑到了证据的质量、患者可能的预防、诊断和治疗成本而最终得出的推荐意见
2 弱推荐	证据价值参差不齐，推荐意见存在不确定性，或推荐的意见可能会有较差的成本疗效比等，更倾向于较低等级的推荐

1. 术语

本指南用到的术语及其定义见表5-8。

表5-8　相关术语及其定义

术语	定义
HCV 感染（hepatitis C virus infection）	HCV 在体内活跃复制。其标志是血液中 HCV-RNA 阳性
慢性 HCV 感染（chronic hepatitis C virus infection）	感染 HCV 后，感染持续 6 个月或更长时间
持续病毒学应答（sustained virological response，SVR）	按照治疗方案完成治疗 12 周或 24 周后，血液中检测不到 HCV-RNA。SVR 被认为相当于 HCV 感染被治愈
病毒学突破（virological breakthrough）	治疗期间血液中检测不到 HCV-RNA，但在随后治疗过程中又检测到 HCV-RNA，且不是由新的 HCV 感染引起
复发（relapse）	治疗结束时血液中检测不到 HCV-RNA，但在治疗结束后 12 周或 24 周内检测到 HCV-RNA
初治（treatment-naive）聚乙二醇干扰素 α 联合 RBV 或者联合索磷布韦经治（PRS-experienced）	既往未经过任何抗病毒药物治疗既往经过规范的聚乙二醇干扰素 α 联合 RBV 抗病毒治疗，或者再同时联合索磷布韦治疗，或者索磷布韦联合 RBV 治疗，但是治疗失败

— 208 —

术语	定义
DAAs 经治（DAAs-experienced）	既往经过规范的 DAAs 药物抗病毒治疗，但是治疗失败，包括含 NS5A 抑制剂的 DAAs 经治和不含 NS5A 抑制剂的 DAAs 经治
耐药相关替代突变（resistance-associated substitution）	可导致 DAAs 耐药的基因位点置换（氨基酸替代）

注：检测不到是指使用高灵敏度 HCV-RNA 检测，结果显示低于检测下限

2. 流行病学和预防

（1）流行病学

丙型肝炎呈全球性流行，不同性别、年龄、种族人群均对 HCV 易感。据世界卫生组织估计，2015 年全球有 7100 万人有慢性 HCV 感染，39.9 万人死于 HCV 感染引起的肝硬化或肝细胞癌。2006 年，我国结合全国乙型病毒性肝炎血清流行病学调查，对剩余的血清标本检测了抗－HCV 抗体，结果显示 1 ~ 59 岁人群抗－HCV 阳性率为 0.43%，在全球范围内属低流行地区，由此推算，我国一般人群 HCV 感染者约 560 万，如加上高危人群和高发地区的 HCV 感染者，估计约 1000 万例。全国各地抗－HCV 阳性率有一定差异，以长江为界，北方（0.53%）高于南方（0.29%）。随年龄增长而逐渐上升，1 ~ 4 岁组为 0.09%，50 ~ 59 岁组升至 0.77%。男女间无明显差异。荟萃分析显示：全国一般人群抗－HCV 阳性率为 0.60%（0.40% ~ 0.79%）；儿童抗－HCV 阳性率为 0.09% ~ 0.26%；孕产妇抗－HCV 阳性率为 0.08% ~ 0.50%；吸毒人群（包括社区或公共场所的毒品吸食者、静脉药瘾者、自愿或强制接受戒毒或美沙酮治疗人群）的抗－HCV 阳性率为 48.67%（45.44% ~ 51.89%）；血液透析人群的抗－HCV 阳性率为 6.59%；男男同性恋（men who have sex with men，MSM）人群抗－HCV 血清阳性率约为 0.84%。

HCV 基因 1b 和 2a 型在我国较为常见，其中以 1b 型为主，约占 56.8%；其次为 2 型和 3 型，基因 4 型和 5 型非常少见，6 型相对较少。在西部和南部地区，基因 1 型比例低于全国平均比例，西部基因 2 型和 3 型比例高于全国平均比例，南部（包括香港和澳门地区）和西部地区，基因 3 型和 6 型比例高于全国平均比例，特别是在重庆、贵州、四川和云南，基因

3 型比例超过 5%，在基因 3 型中，基因 3b 亚型流行率超过基因 3a 亚型。混合基因型少见（约 2.1%），多为基因 1 型混合 2 型。我国 HCV 感染者白细胞介素（IL）-28B 基因型以 rs12979860CC 型为主（84.1%），而该基因型对聚乙二醇干扰素 α 联合 RBV 抗病毒治疗应答较好。

HCV 主要经血液传播，途径包括：①经输血和血制品、单采血浆回输血细胞传播，我国自 1993 年对献血员筛查抗 - HCV，2015 年开始对抗 - HCV 阴性献血员筛查 HCV-RNA，经输血和血制品传播已很少发生，目前就诊的患者中，大多有 1993 年以前接受输血或单采血浆回输血细胞的历史；②经破损的皮肤和黏膜传播，包括使用非一次性注射器和针头、未经严格消毒的牙科器械、内镜、侵袭性操作和针刺等，共用剃须刀、共用牙刷、修足、文身和穿耳环孔等也是 HCV 潜在的经血传播方式。静脉药瘾共用注射器和不安全注射是目前新发感染最主要的传播方式；③经性接触传播，与 HCV 感染者性接触和有多个性伴侣者，感染 HCV 的危险性较高。同时伴有其他性传播疾病者，特别是感染人类免疫缺陷病毒（human immunodeficiency virus，HIV）者，感染 HCV 的危险性更高。

抗 - HCV 阳性母亲将 HCV 传播给新生儿的危险性约 2%，若母亲在分娩时 HCV-RNA 阳性，则传播的危险性可高达 4%~7%；合并 HIV 感染时，传播的危险性增至 20%。HCV-RNA 高载量可能增加传播的危险性。拥抱、打喷嚏、咳嗽、食物、饮水、共用餐具和水杯、无皮肤破损及其他血液暴露的接触一般不传播 HCV。

发生 HCV 意外暴露后，需要立即清洗消毒，并检测外周血抗 - HCV 和 HCV-RNA，如果均为阴性，则在 1 周后和 2 周后再次检测 HCV-RNA，如果 HCV-RNA 仍然为阴性，基本可以排除感染；如果 1 周或 2 周后 HCV-RNA 阳转，可以再过 12 周观察是否可以发生 HCV 自发清除，如果不能自发清除，HCV-RNA 仍然阳性，则可启动抗病毒治疗。

（2）预防

目前，尚无有效的预防性丙型肝炎疫苗可供使用。丙型肝炎的预防主要采取以下措施。

①筛查及管理：根据中华人民共和国卫生行业标准《丙型肝炎筛查及管理》，对丙型肝炎高危人群进行筛查及管理。医疗卫生机构和体检机构可在体检人员知情同意的前提下，将丙型肝炎检测纳入健康体检范畴。对静脉药瘾者进行心理咨询和安全教育，劝其戒毒。对育龄期备孕妇女进行抗 - HCV 筛

查，如抗 – HCV 阳性，则应检测 HCV-RNA，如果 HCV-RNA 阳性，应尽快在治愈后再考虑怀孕。如妊娠期间发现丙型肝炎，可以考虑继续妊娠，分娩并停止哺乳后再进行丙型肝炎的抗病毒治疗。

②严格筛选献血员：严格执行《中华人民共和国献血法》，推行无偿献血。通过检测血清抗 – HCV 和 HCV-RNA，严格筛选献血员。

③预防医源性及破损皮肤黏膜传播：推行安全注射和标准预防，严格执行《医院感染控制规范》和《消毒技术规范》，加强各级各类医疗卫生机构医院感染控制管理，要大力加强开展血液透析、口腔诊疗及有创和侵入性诊疗等服务项目重点科室的院内感染控制管理。医疗机构要落实手术、住院、血液透析、侵入性诊疗等患者的丙型肝炎检查规定，为易感人群和肝脏生物化学检测不明原因异常者提供检查服务，医务人员接触患者血液及体液时应戴手套。严格消毒透析设备、肠镜、胃镜、手术器械、牙科器械等医疗器械，严格规范注射、静脉输液、侵入性诊断治疗等医疗行为，使用自毁型注射器等安全注射器具。加强文身、文眉、修脚等行业使用的文身（眉）针具、修脚工具和用品卫生消毒管理，不共用剃须刀及牙具等。

④预防性接触传播：对 MSM 和有多个性伴侣者应定期检查，加强管理。建议 HCV 感染者使用安全套。对青少年应进行正确的性教育。

⑤预防母婴传播：对 HCV-RNA 阳性的孕妇，应避免延迟破膜，尽量缩短分娩时间，保证胎盘的完整性，避免羊膜腔穿刺，减少新生儿暴露于母血的机会。

⑥积极治疗和管理感染者：只要诊断为 HCV 感染，不论疾病分期如何，符合抗病毒治疗指征的感染者均应该治疗。治疗所有 HCV 感染者可适度降低传播风险。

推荐意见1：HCV 感染筛查方案应根据当地 HCV 感染的流行病学情况制订，最好纳入国家防控计划中。可以根据中华人民共和国卫生行业标准《丙型肝炎筛查及管理》对丙型肝炎高危人群进行筛查及管理（B1）。

3. 病原学

HCV 属于黄病毒科（flaviviridae）肝炎病毒属（hepacivirus genus），其基因组为单股正链 RNA，由约 9.6×10^3 个核苷酸组成。HCV 基因组含有一个开放读框（ORF），编码 10 余种结构和非结构（NS）蛋白（NS2、NS3、NS4A、NS4B、NS5A 和 NS5B），NS3、4A、NS5A 和 NS5B 是目前 DAAs 的主要靶位。HCV 基因易变异，目前可至少分为 6 个基因型及多个亚型，按照国际通行的方法，以阿拉伯数字表示 HCV 基因型，以小写的英文字母表示基因亚型（如 1a、2b、3c 等）。因为 HCV 易变异，感染宿主后，经一定时期，HCV 感染者体内的 HCV 变异株类型会发生变化，在 NS3/4A、NS5A 和 NS5B 的 DAAs 靶点都可能出现替代突变，并可能影响 DAAs 治疗的敏感性，并可能与治疗失败有关，称之为耐药相关替代突变（resistance-associated substitutions，RASs）。HCV 对一般化学消毒剂敏感，甲醛熏蒸等均可灭活 HCV；100 ℃ 5 分钟或 60 ℃ 10 小时、高压蒸汽等物理方法也可灭活 HCV。

4. 自然史

暴露于 HCV 后 1~3 周，在外周血可检测到 HCV-RNA。急性 HCV 感染者出现临床症状时，仅 50%~70% 抗-HCV 阳性，3 个月后约 90% 患者抗-HCV 阳转。大约最高 45% 的急性 HCV 感染者可自发清除病毒，多数发生于出现症状后的 12 周内。病毒血症持续 6 个月仍未清除者为慢性 HCV 感染，急性丙型肝炎慢性化率为 55%~85%（图 5-2）。病毒清除后，抗-HCV 仍可阳性。

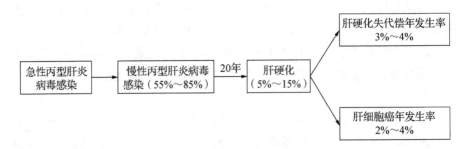

图 5-2 丙型肝炎的自然史

HCV 感染进展多缓慢，感染 20 年，肝硬化发生率儿童和年轻女性为 2%~4%，中年因输血感染者为 18%~30%，单采血浆回输血细胞感染者为 1.4%~10.0%，一般人群为 5%~15%。感染 HCV 时年龄在 40 岁以上、男性、合并糖尿病、嗜酒（50 g/d 乙醇以上）、合并感染乙型肝炎病毒、合并感染 HIV 并导致免疫功能低下者可加速疾病进展。HCV 相关肝细胞肝癌发生率在感染 30 年后为 1%~3%，主要见于进展期肝纤维化或肝硬化患者，一旦发展成为肝硬化，HCC 的年发生率为 2%~4%。上述促进丙型肝炎疾病进展的因素均可促进 HCC 的发生。输血后丙型肝炎患者的 HCC 发生率相对较高。

肝硬化和 HCC 是慢性丙型肝炎患者的主要死因。肝硬化失代偿年发生率为 3%~4%。一旦发生肝硬化，10 年生存率约为 80%；如出现失代偿，10 年生存率仅为 25%。HCC 在诊断后第 1 年，死亡的可能性为 33%。

5. 实验室检查

（1）HCV 血清学检测

抗 – HCV 检测（化学发光免疫分析法；或者酶联免疫吸附法）可用于 HCV 感染者的筛查。快速诊断测试（rapid diagnostic tests，RDTs）可以被用来初步筛查抗 – HCV，如通过唾液的快速检测试剂。对于抗 – HCV 阳性者，应进一步检测 HCV-RNA，以确定是否为现症感染。一些自身免疫性疾病患者可出现抗 – HCV 假阳性；血液透析和免疫功能缺陷或合并 HIV 感染者可出现抗 – HCV 假阴性；急性丙型肝炎患者可因为处于窗口期出现抗 – HCV 阴性。因此，HCV-RNA 检测有助于确诊这些患者是否存在 HCV 感染。

HCV 核心抗原是 HCV 复制的标志物，在 HCV-RNA 检测不可及时，它可替代 HCV-RNA 用于诊断急性或慢性 HCV 感染。

（2）HCV-RNA、基因型和变异检测

1）HCV-RNA 定量检测：HCV-RNA 定量检测应当采用基于 PCR 扩增、灵敏度、特异度和精确度高并且线性广的方法，其检测结果采用 "IU/mL" 表示。HCV-RNA 定量检测适用于 HCV 现症感染的确认、抗病毒治疗前基线病毒载量分析，以及治疗结束后的应答评估。

2）HCV 基因分型：采用基因型特异性 DAAs 方案治疗的感染者，需要先检测基因型。在 DAAs 时代，优先考虑可检测出多种基因型和基因亚型并同时可获得 RASs 结果的方法，如 Sanger 测序法。

3）HCV-RASs 检测：目前检测 RASs 的方法包括：PCR 产物直接测序法和新一代深度测序方法，PCR 产物直接测序法即可满足临床上 DAAs 方案选择的需求。

6. 肝纤维化的无创诊断

目前，常用的方法包括血清学和瞬时弹性成像两大类。血清学方法通常是指包括多种临床指标的模型。其中 APRI 和 FIB – 4 简单易行，但灵敏度和特异度不高。

（1）APRI 评分：为天冬氨酸转氨酶和血小板比率指数（aspartate amin-otransferase-to-platelet ratio index，APRI），可用于肝硬化的评估。成人中

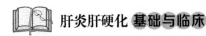

APRI 评分 > 2，预示患者已经发生肝硬化。APRI = AST（/ULN）÷ PLT （10^9/L）×100。

（2）FIB-4 指数：基于丙氨酸转氨酶、AST、PLT 和患者年龄的 FIB-4 指数可用于显著肝纤维化（相当于 Metavir≥F2）的诊断。成人中 FIB-4 指数 >3.25，预示患者已经发生显著肝纤维化。FIB-4 =［年龄（岁）× AST（U/ L）］÷［PLT（10^9/L）× ALT（U/L）的平方根］。

（3）瞬时弹性成像（transient elastography，TE）：TE 作为一种较为成熟的无创肝纤维化检查，其优势为操作简便、重复性好，能够较准确地识别轻度肝纤维化和进展性肝纤维化或早期肝硬化；但其测定成功率受肥胖、肋间隙大小及操作者的经验等因素影响，其测定值受肝脏炎症坏死、胆汁淤积及脂肪变等多种因素影响。肝硬度测定值≥14.6 kPa 诊断为肝硬化，LSM < 9.3 kPa 可排除肝硬化；LSM≥9.3 kPa 可诊断为进展性肝纤维化，LSM < 7.3 kPa 排除进展性肝纤维化；LSM≥7.3 kPa 可诊断为显著肝纤维化。TE 对慢性丙型肝炎肝纤维化分期的诊断较为可靠，对肝硬化的诊断更准确。已有较多的研究报道 TE 和血清学标志物用于诊断 HCV 和 HIV/HCV 合并感染者的显著肝纤维化/肝硬化，可帮助筛选出需优先治疗的患者。两者联合检测可以提高诊断准确性。

其他还有声辐射力脉冲成像/点的剪切波弹性成像和二维剪切波弹性成像，似乎可以克服 TE 在肥胖和腹水患者中的缺点，可作为替代方法，但是，质量标准尚未很好建立。磁共振弹性成像昂贵、耗时，目前更适合于研究。

推荐意见 2：如果抗 – HCV 阳性，应进一步检测血清或血浆 HCV-RNA 或 HCV 核心抗原（HCV-RNA 检测不可进行时），以明确是否为现症感染。怀疑 HCV 急性感染时，即使抗 – HCV 阴性，也需要检测 HCV-RNA（A1）。

推荐意见 3：可以采用 APRI 评分或 FIB-4 指数等血清学和（或）TE 等无创诊断方法帮助判断是否存在肝硬化或纤维化。目前的无创方法对于肝硬化的诊断效能优于肝纤维化。这些无创指标联合应用，可以提高肝纤维化的诊断准确率。当两者结果不一致时，建议进行肝组织学检查明确诊断（A1）。

7. 影像学诊断

目前，常用的影像学诊断方法包括腹部超声检查、电子计算机断层成像和磁共振成像等，主要目的是监测慢性 HCV 感染肝硬化疾病进展情况，发现占位性病变和鉴别其性质，尤其是监测和诊断 HCC。

（1）腹部 US 检查：操作简便、直观、无创性和价廉，US 检查已成为肝脏检查最常用的重要方法。该方法可以协助判断肝脏和脾脏的大小和形态、肝内重要血管情况及肝内有无占位性病变，但容易受到仪器设备、解剖部位及操作者的技术和经验等因素的限制。

（2）CT：CT 是肝脏病变诊断和鉴别诊断的重要影像学检查方法，用于观察肝脏形态，了解有无肝硬化，及时发现占位性病变和鉴别其性质，动态增强多期扫描对于 HCC 的诊断具有高灵敏度和特异度。

MRI 或 MR：无放射性辐射，组织分辨率高，可以多方位、多序列成像，对肝脏的组织结构变化，如出血坏死、脂肪变性及肝内结节的显示和分辨率优于 CT 和 US。动态增强多期扫描及特殊增强剂显像对鉴别良性和恶性肝内占位性病变优于 CT。

8. 病理学诊断

肝活组织检查（简称肝活检）对丙型肝炎的诊断、炎症活动度和纤维化分期评价、疗效和预后判断等方面至关重要。丙型肝炎的肝脏组织病理学与其他病毒性肝炎相似，可有小叶内及汇管区炎症等多种病变。其病理学特征包括：肝窦内可见单个核细胞串珠样浸润；汇管区可见淋巴细胞聚集性浸润，甚至淋巴滤泡样结构形成；可见小胆管损伤，甚至小胆管结构破坏，细胞角蛋白（cytokeratin，CK）19 或 CK7 免疫组织化学染色有助于鉴别；可见肝细胞大小泡混合或大泡性脂肪变性，区带分布不明显，基因 3 型、1 型和 4 型较易见，肝活检组织学评价建议采用 Metavir 或 Ishak 评分系统。急性丙型肝炎无肝纤维化，肝细胞脂肪变性较轻或无，一般无界面炎（旧称碎屑样坏死），临床上除非与其他肝病相鉴别，通常不行肝活检。

9. 临床诊断

（1）急性丙型肝炎的诊断

①流行病学史：有明确的就诊前 6 个月以内的流行病学史，如输血史、应用血液制品史、不安全注射、文身等其他明确的血液暴露史。

②临床表现：可有全身乏力、食欲减退、恶心和右季肋部疼痛等，少数伴低热，轻度肝大，部分患者可出现脾大，少数患者可出现黄疸。多数患者无明显症状，表现为隐匿性感染。

③实验室检查：ALT 可呈轻度和中度升高，也可在正常范围之内，有明确的 6 个月以内抗 – HCV 和（或）HCV-RNA 检测阳性的结果。部分患者

HCV-RNA 可在 ALT 恢复正常前转阴，但也有 ALT 恢复正常而 HCV-RNA 持续阳性者。

有上述 1 + 2 + 3 或 2 + 3 者可诊断。

（2）慢性丙型肝炎的诊断

①诊断依据：HCV 感染超过 6 个月，或有 6 个月以前的流行病学史，或感染日期不明。抗 – HCV 及 HCV-RNA 阳性，肝脏组织病理学检查符合慢性肝炎。或根据症状、体征、实验室及影像学检查结果综合分析，亦可诊断。

②病变程度判定：肝组织病理学诊断可以判定肝脏炎症分级和纤维化分期。HCV 单独感染极少引起肝衰竭，HCV 重叠 HIV、HBV 等病毒感染、过量饮酒或应用肝毒性药物时，可发展为肝衰竭。

③慢性丙型肝炎肝外表现：肝外临床表现或综合征可能是机体异常免疫应答所致，包括类风湿性关节炎、眼口干燥综合征、扁平苔藓、肾小球肾炎、混合型冷球蛋白血症、B 细胞淋巴瘤和迟发性皮肤卟啉症等。

10. 治疗目标和治疗终点

抗病毒治疗的目标是清除 HCV，获得治愈，清除或减轻 HCV 相关肝损伤和肝外表现，逆转肝纤维化，阻止进展为肝硬化、失代偿期肝硬化、肝衰竭或 HCC，提高患者的长期生存率，改善患者的生活质量，预防 HCV 传播。其中进展期肝纤维化及肝硬化患者 HCV 的清除可降低肝硬化失代偿的发生率，可降低但不能完全避免 HCC 的发生，需长期监测 HCC 的发生情况；Child-Pugh 评分 A 级和 B 级的肝硬化患者 HCV 的清除有可能延缓或降低肝移植的需求，对该部分患者中长期生存率的影响需进一步研究；肝移植患者移植前抗病毒治疗可改善移植前的肝功能及预防移植后再感染，移植后抗病毒治疗可提高生存率。治疗终点定义为抗病毒治疗结束后 12 周或 24 周，采用敏感检测方法（检测下限 ≤ 15 IU/mL）检测血清或血浆 HCV-RNA 检测不到（SVR12 或 24）。

11. 抗病毒治疗的适应证

所有 HCV-RNA 阳性的患者，不论是否有肝硬化、合并慢性肾脏疾病或者肝外表现，均应接受抗病毒治疗。但在医疗资源有限的情况下，应在考虑患者意愿、患者病情及药物可及性的基础上，让这部分患者尽可能得到治疗。进展期肝纤维化或肝硬化，显著肝外表现（如 HCV 相关混合冷球蛋白血症血管炎、HCV 免疫复合物相关肾病、非霍奇金 B 细胞淋巴瘤等），肝移植后 HCV 复发，合并加速肝病进展的疾病（其他实质器官或干细胞移植术后、HBV/HCV 共感染、HIV/HCV 共感染、糖尿病等），传播 HCV 高风险的患者（静脉药瘾者、MSM、有生育愿望的育龄期女性、血液透析患者、囚犯等）需立即进行治疗。

育龄期女性在 DAAs 治疗前先筛查是否已经妊娠，已经妊娠者，可在分娩哺乳期结束后给予抗病毒治疗。如果妊娠试验排除妊娠，则应告知，避免在服用 DAAs 期间妊娠。

推荐意见 4：所有 HCV-RNA 阳性患者均应接受抗病毒治疗。抗病毒治疗终点为治疗结束后 12 周或 24 周，采用敏感检测方法（检测下限 ≤15 IU/mL）检测血清或血浆 HCV-RNA 检测不到（SVR12 或 24）（A1）。

推荐意见 5：育龄期女性在 DAAs 治疗前先筛查是否已经妊娠，已经妊娠者，可在分娩哺乳期结束后给予抗病毒治疗。如果妊娠试验排除妊娠，则应告知，避免在服用 DAAs 期间妊娠（B1）。

12. 治疗前的评估

采用敏感检测方法（检测下限 ≤15 IU/mL）进行血清或血浆 HCV-RNA 定量检测。如果高敏的 HCV-RNA 检测不可进行时，可使用非高敏 HCV-RNA 检测（检测下限 ≤1000 IU/mL），如果非高敏 HCV-RNA 试剂检测低于检测线，建议再使用高敏试剂进行检测确认。

慢性丙型肝炎进行抗病毒治疗前需评估肝脏疾病的严重程度，是否存在进展期肝纤维化或者肝硬化，有失代偿期肝硬化病史者，不推荐使用含 NS3/4A 蛋白酶抑制剂的方案。代偿期肝硬化患者，若不能进行密切临床或实验室监测者，不推荐使用含 NS3/4A 蛋白酶抑制剂的方案。进展期肝纤维化和肝硬化治疗后即使获得 SVR，也需要监测 HCC 的发生，以及肝硬化并发症的发生情况。基线评估纤维化分期应采用无创诊断方法，仅在有其他潜在病因时才进行肝活检。

治疗前需评估肾功能［肌酐/估算肾小球滤过率（estimated glomerular filtration rate，eGFR）］。eGFR 低于 $30\ mL \cdot min^{-1} \cdot (1.73\ m^2)^{-1}$ 的肾功能不全患者应尽量避免应用包含索磷布韦（sofosbuvir，SOF）的治疗组合。失代偿期肝硬化兼肾功能严重损伤患者，可谨慎使用含 SOF 方案。

我国国家医疗保险报销方案针对基因 1b 型患者及基因非 1b 型患者的报销方案不同，因此通过医疗保险经费进行治疗时，需要检测患者的基因型是 1b 型还是非 1b 型。采用泛基因型 DAAs 方案的感染者，且当地基因 3b 型流行率低于 5% 的情况下，可以不检测基因型。如采用基因型特异性 DAAs 方案的感染者，需要先检测基因型。在基因 3b 亚型流行率超过 5% 的地区，也需要检测基因型，并且基因分型的检测方法需要能检测出基因 3b 亚型。

不推荐治疗前行 HCV-RASs 检测。在有些地区，如果唯一可及的治疗方案需要进行治疗前 RASs 检测，而且 RASs 的检测易于获得且结果可靠，则建议进行 RASs 检测，包括：①阿舒瑞韦/达拉他韦治疗基因 1b 型初治或经治伴或不伴肝硬化患者；②艾尔巴韦/格拉瑞韦治疗基因 1a 型初治或经治伴或不伴肝硬化患者；③来迪派韦/索磷布韦治疗基因 1a 型经治伴或不伴肝硬化患者；④DAAs 治疗失败者，包括突破和复发，可进行 RASs 检测。

治疗前需要检测 HBsAg 以了解有无合并 HBV 感染。治疗前评估患者的合并疾病以及合并用药，评估 DAAs 与合并用药间的潜在药物间相互作用。特定细胞色素酶 P450/P 糖蛋白诱导剂（如卡马西平、苯妥英钠）可显著降低 DAAs 的血药浓度，禁与所有 DAAs 治疗方案合用。

推荐意见 6：丙型肝炎患者进行抗病毒治疗前，需评估肝脏疾病的严重程度、肾脏功能、HCV-RNA 定量检测、HCV 基因型、HBsAg、合并疾病及合并用药情况（B1）。

13. DAAs 药物

在国际上已经获批准的 DAAs 中，大部分已经在我国获得批准。有部分 DAAs 已经进入快速审批通道，即将获得批准。国产 DAAs 部分已经进入核查阶段，近期将获得批准，还有部分在临床试验阶段。表 5-9 汇总了 DAAs 的情况，其中，艾尔巴韦/格拉瑞韦以及来迪派韦/索磷布韦用于 HCV 基因 1b 型的慢性丙型肝炎患者；索磷布韦/维帕他韦用于 HCV 基因 1b 型以外的慢性丙型肝炎患者，为国家医疗保险报销方案。

表 5-9　丙型肝炎直接抗病毒药物的分类

类别	药品	规格	使用剂量
泛基因型			
NS5A 抑制剂	达拉他韦（Daclatasvir）	30 或 60 mg，片剂	1 片，1 次/日（早上服用）

续表

类别	药品	规格	使用剂量
NS5B 聚合酶核苷类似物抑制剂	索磷布韦（Sofosbuvir）	400 mg，片剂	1 片，1 次/日（随食物服用）
NS5B 聚合酶核苷类似物抑制剂/NS5A 抑制剂	索磷布韦/维帕他韦（Sofosbuvir/Velpatasvir）	400 mg 索磷布韦和100 mg 维帕他韦，片剂	1 片，1 次/日
NS3/4A 蛋白酶抑制剂/NS5A 抑制剂	格卡瑞韦/哌仑他韦（Glecaprevir/Pibrentasvir）	100 mg 格卡瑞韦和40 mg 哌仑他韦，片剂	3 片，1 次/日（随食物服用）
NS5B 聚合酶核苷类似物抑制剂/NS5A 抑制剂/NS3/4A 蛋白酶抑制剂	索磷布韦/维帕他韦/伏西瑞韦（Sofosbuvir/Velpatasvir/Voxilaprevir）	400 mg 索磷布韦和100 mg 维帕他韦及100 mg 伏西瑞韦，片剂	1 片，1 次/日
NS5A 抑制剂	可洛派韦（Coblopasvir）	60 mg，胶囊	1 粒，1 次/日（早上服用）
NS5A 抑制剂	拉维达韦（Ravidasvir）	200 mg，片剂	1 片，1 次/日（早上服用）
基因型特异性或者多基因型			
NS3/4A 蛋白酶抑制剂	阿舒瑞韦（Asunaprevir）	100 mg，软胶囊	1 粒，2 次/日（早晚服用）
NS3/4A 蛋白酶抑制剂/NS5A 抑制/细胞色素 P4503A4 酶强力抑制剂	帕立瑞韦/利托那韦/奥比他韦（Paritaprevir/Ritonavir/Ombitasvir）	75 mg 帕立瑞韦，12.5 mg 奥比他韦，50 mg 利托那韦，片剂	2 片，1 次/日（随食物服用）
NS3/4A 蛋白酶抑制剂/NS5A 抑制剂	艾尔巴韦/格拉瑞韦（Elbasvir/Grazoprevir）	50 mg 艾尔巴韦和100 mg 格拉瑞韦，片剂	1 片，1 次/日

类别	药品	规格	使用剂量
NS3/4A 蛋白酶抑制剂/细胞色素 P4503A4 酶强力抑制剂	达诺瑞韦/利托那韦（Danoprevir/Ritonavir）	100 mg 达诺瑞韦，100 mg 利托那韦，片剂	1 片，2 次（早晚服用）
NS5A 抑制剂	依米他韦（Yimitasvir）	100 mg，依米他韦胶囊	1 粒，1 次/日
NS5A 抑制剂/NS5B 聚合酶核苷类似物抑制剂	来迪派韦/索磷布韦（Ledipasvir/Sofosbuvir）	90 mg 来迪派韦，400 mg 索磷布韦片剂	1 片，1 次/日
NS5B 聚合酶非核苷类似物抑制剂	达塞布韦（Dasabuvir）	250 mg，片剂	1 片，2 次/日（早晚随食物服用）

14. 泛基因型方案

（1）索磷布韦/维帕他韦

每片复合片剂含索磷布韦 400 mg 及维帕他韦 100 mg，1 片，1 次/日，治疗基因 1~6 型初治或者聚乙二醇干扰素 α 联合利巴韦林或索磷布韦（PRS）经治患者，无肝硬化或代偿期肝硬化疗程 12 周，针对基因 3 型代偿期肝硬化或者 3b 型患者可以考虑增加 RBV，失代偿期肝硬化患者联合 RBV 疗程 12 周。含 NS5A 抑制剂的 DAAs 经治患者，如果选择该方案，需要联合 RBV 疗程 24 周。

在Ⅲ期临床试验中，索磷布韦/维帕他韦治疗 12 周，在基因 1 型（纤维化 F0~F4，基因 1a 型为主）、2 型（纤维化 F0~F4）、3 型（纤维化 F0~F3）、4 型（纤维化 F0~F4）、5 型（纤维化 F0~F3）和 6 型（纤维化 F0~F4）的 SVR12 率分别为 99%、100%、97%、100%、97% 和 100%；索磷布韦/维帕他韦治疗 12 周，在基因 3 型（纤维化 F4）和基因 5 型（纤维化 F4）的 SVR12 率分别为 91% 和 100%；索磷布韦/维帕他韦联合 RBV 治疗 12 周，在失代偿肝硬化基因 1a 型、1b 型、2 型、3 型和 4 型的 SVR 率分别为 94%、100%、100%、85% 和 100%。

以我国人群为主的亚洲临床试验结果显示，索磷布韦/维帕他韦治疗 12

周，在基因 1a 型、1b 型、2 型、3a 型、3b 型和 6 型的 SVR12 率分别为 100%、100%、100%、95%、76% 和 99%。有限数据显示，索磷布韦/维帕他韦治疗我国基因 3b 型无肝硬化患者 12 周的 SVR 率为 96%，肝硬化患者的 SVR 率为 50%，因此，在基因 3b 亚型流行率超过 5% 的地区，需要分辨出基因 3b 亚型。基因 3b 型肝硬化患者如使用此方案，建议加用 RBV 治疗 12 周。

对于接受索磷布韦/维帕他韦治疗 12 周的患者，因不良事件而永久停止治疗的患者比例为 0.2%，出现任何严重不良事件的患者比例为 3.2%，其中失代偿期肝硬化人群为 18%。在临床试验中，头痛、疲劳和恶心是在接受 12 周索磷布韦/维帕他韦治疗的患者中最常见（发生率≥10%）的治疗引起的不良事件。上述及其他不良事件在接受安慰剂治疗的患者与接受索磷布韦/维帕他韦治疗的患者中的报告频率相似。

（2）格卡瑞韦/哌仑他韦

每片复合片剂含格卡瑞韦 100 mg/哌仑他韦 40 mg，3 片，1 次/日，治疗基因 1~6 型，初治无肝硬化患者，以及非基因 3 型代偿期肝硬化患者，疗程 8 周；初治基因 3 型代偿期肝硬化患者疗程 12 周。PRS 经治患者、非基因 3 型无肝硬化患者 8 周，代偿期肝硬化患者 12 周。基因 3 型 PRS 经治患者疗程 16 周。不含 NS5A 抑制剂但是含蛋白酶抑制剂（pro-teinase inhibitor，PI）的 DAAs 经治基因 1 型患者疗程 12 周，含 NS5A 抑制剂不含 PI 的 DAAs 经治基因 1 型患者，疗程 16 周。既往 NS5A 抑制剂联合 PI 治疗失败的患者，以及 DAAs 治疗失败的基因 3 型患者不建议使用该方案。该方案禁用于肝功能失代偿或既往曾有肝功能失代偿史的患者。

在Ⅲ期临床试验中，格卡瑞韦/哌仑他韦治疗 8 周，在基因 1 型（纤维化 F0~F3，基因 1a 型为主）、2 型（纤维化 F0~F3）、3 型（纤维化 F0~F3）、4 型（纤维化 F0~F3）、5 型（纤维化 F0~F3）和 6 型（纤维化 F0~F3）的 SVR12 率分别为 99.8%、99%、97%、100%、100% 和 100%；格卡瑞韦/哌仑他韦治疗 12 周，在基因 1 型（纤维化 F4）、2 型（纤维化 F4）、4 型（纤维化 F4）、5 型（纤维化 F4）和 6 型（纤维化 F4）的 SVR 率为 99%、100%、100%、100% 和 100%；格卡瑞韦/哌仑他韦治疗 16 周，在基因 3 型（纤维化 F4）的 SVR12 率为 96%。

格卡瑞韦/哌仑他韦针对基因 3 型患者初治非肝硬化疗程为 8 周，初治代偿期肝硬化疗程需 12 周；经治患者伴或不伴肝硬化，需要延长疗程至 16

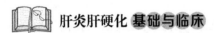

周。因此，在基因 3 型流行率超过 5% 的地区，需要分辨出基因 3 型。

对于接受格卡瑞韦/哌仑他韦治疗的患者，因不良事件而永久停止治疗的患者比例为 0.1%，在肝或肾移植患者中出现任何严重不良事件的患者比例为 2%。在临床试验中，头痛和疲乏是在接受格卡瑞韦/哌仑他韦治疗的患者中最常见（发生率≥10%）的治疗引起的不良事件。安慰剂治疗组患者不良反应的发生率与本品治疗组相似。

（3）索磷布韦联合达拉他韦

索磷布韦 400 mg（1 片）联合达拉他韦 100 mg（1 片），1 次/日，疗程 12 周。肝硬化患者加用 RBV，对于 RBV 禁忌的肝硬化患者，需将疗程延长至 24 周。国外一项 Ⅱb 期临床试验的数据显示，SVR 率为 95%~100%。

（4）索磷布韦/维帕他韦/伏西瑞韦

每片复合片剂含索磷布韦 400 mg/维帕他韦 100 mg/伏西瑞韦 100 mg，1 片，1 次/日，治疗基因 1~6 型，既往含 NS5A 抑制剂的 DAAs 治疗失败患者，疗程 12 周。针对基因 1a 型或基因 3 型患者，不含 NS5A 抑制剂的 DAAs 治疗失败患者，或者基因 3 型肝硬化患者，建议选择该方案治疗 12 周。索磷布韦/维帕他韦/伏西瑞韦主要用于 DAAs 治疗失败患者，针对基因 3 型初治或 PRS 经治肝硬化患者，可以考虑选择此方案。

15. 基因型特异性方案

（1）基因 1 型

①达拉他韦联合阿舒瑞韦：达拉他韦片 60 mg（1 次/日）和阿舒瑞韦软胶囊 100 mg（2 次/日），治疗基因 1b 型无肝硬化或代偿期肝硬化患者，疗程 24 周。日本一项开放该方案的 Ⅲ 期临床试验数据显示，基因 1b 型对干扰素不适合/不耐受患者的 SVR24 率为 87.4%，无应答或部分应答患者为 80.5%；肝硬化患者与非肝硬化患者 SVR 率相似，分别为 90.9% 和 84.0%。中国大陆、台湾地区及韩国开展的该方案 Ⅲ 期临床试验数据显示，干扰素不适合/不耐受基因 1b 型患者 SVR12 率为 91%~99%（野生株 SVR 率可以达到 99%），肝硬化患者和非肝硬化患者 SVR 率相似，分别为 90% 和 92%。基线病毒在 L31（F、I、M 或 V）或 Y93（H）位点检测出 HCVNS5A RAS 的基因 1b 型患者中，阿舒瑞韦软胶囊联合盐酸达拉他韦片的疗效降低，因此，采用此方案时，应该基线检测这 2 个位点的 RAS。

②奥比帕利 + 达塞布韦 ± RBV 方案：奥比他韦（12.5 mg）/帕立瑞韦（75 mg）/利托那韦（50 mg）复合单片药（奥比帕利 2 片，1 次/日，与食物

同服），以及达塞布韦 250 mg，1 片，2 次/日，基因 1b 型无肝硬化或代偿期肝硬化患者疗程 12 周；轻度至中度肝纤维化的初治基因 1b 型患者可以考虑治疗 8 周。基因 1a 型无肝硬化患者，联合 RBV 疗程 12 周；基因 1a 型肝硬化患者，联合 RBV 疗程 24 周。

两项针对 754 例来自中国大陆、中国台湾和韩国的奥比帕利 + 达塞布韦 ± RBV 治疗基因 1b 型患者的 III 期临床试验数据显示，无论患者以往是否接受过干扰素抗病毒治疗、是否合并代偿性肝硬化，在接受此方案治疗后 SVR12 率为 99.5% ~ 100%。国外数据显示，使用该方案治疗患者的总 SVR 率为 91% ~ 100%。该治疗方案的大多数不良事件为轻度，常见（发生率 ≥ 10%）不良事件和实验异常包括总胆红素升高（36.5%）、乏力（19.0%）、非结合胆红素室指标升高（19.0%）、结合胆红素升高（17.5%）和贫血（14.3%）。3 例（4.8%）患者发生 ≥ 3 级不良事件，均被研究者判定为与研究药物无关。无患者出现导致提前停药的不良事件。

③艾尔巴韦/格拉瑞韦：每片复合片剂含艾尔巴韦 50 mg 和格拉瑞韦 100 mg，1 片，1 次/日，治疗基因 1 型初治以及聚乙二醇干扰素 α 联合利巴韦林（pe-gylated IFN-a and ribavirin，PR）经治患者，疗程 12 周。但是针对基因 1a 型，在既往抗病毒治疗过程中就失败的患者，需要联合 RBV，并且疗程延长至 16 周。中国基因 1a 型流行率仅为 1.4%。

在包含 115 例中国慢性丙型肝炎受试者的一项国际多中心试验 C-COR-AL 中，基因 1、4、6 型及初治、伴或不伴肝硬化的受试者接受艾尔巴韦/格拉瑞韦治疗 12 周。本试验入选的 115 例中国受试者的中位年龄 46（20 ~ 77）岁，48% 为男性；平均体质量指数为 24 kg/m²；72% 基线 HCV-RNA 水平超过 $5.9\log_{10}$ IU/mL；17% 存在肝硬化；92% 为基因 1b 型，4% 为基因 1 型其他亚型，4% 为基因 6 型感染者。总体上，基因 1 型、伴或不伴肝硬化的初治受试者接受本品治疗 12 周，98%（109/111）的受试者达到了 SVR，< 2%（2/111）患者因复发未达到 SVR。无论是否伴有肝硬化，SVR 率基本一致。

一项来自 12 个国际 II/III 期临床试验数据的综合分析，包括慢性丙型肝炎基因 1 或 4 型受试者 780 例，这些患者来自亚洲 15 个国家。他们接受了艾尔巴韦/格拉瑞韦，疗程 12 周；或艾尔巴韦/格拉瑞韦加 RBV16 周。所有受试者中有 756/780（96.9%）获得 SVR12，其中 748/772（96.9%）接受艾尔巴韦/格拉瑞韦治疗 12 周，8 例（100%）接受艾尔巴韦/格拉瑞韦加

RBV 治疗 16 周。在 1b 基因型感染人群中，SVR12 的发生率为 691/709（97.5%），并且没有年龄、高基线病毒载量或肝硬化的影响。对于接受艾尔巴韦/格拉瑞韦治疗的患者，因不良事件而永久停止治疗的患者比例为 0.9%，出现任何严重不良事件的患者比例 2.6%~3.9%。临床试验中，疲乏和头痛是在接受艾尔巴韦/格拉瑞韦治疗的患者最常见（发生率≥10%）的治疗引起的不良事件。

④来迪派韦/索磷布韦：每片复合片剂含索磷布韦 400 mg 和来迪派韦 90 mg，1 片，1 次/日，可用于成人以及大于 12 岁青少年患者。无肝硬化患者疗程 12 周，初治的无肝硬化患者也可以为 8 周疗程。代偿期或失代偿期肝硬化患者，应联合 RBV 疗程 12 周；或者，如有 RBV 禁忌或不耐受，则不使用 RBV，但疗程延长至 24 周。

在一项包含中国的国际多中心开放标签临床试验中研究了来迪派韦/索磷布韦的疗效，该试验在初治和经治的基因 1 型慢性 HCV 感染者中评估了 12 周的安全性和疗效。接受治疗的中国受试者（$n = 206$）平均年龄为 47 岁，50.0% 男性；总计 32/206 受试者（15.5%）在基线时患有代偿期肝硬化，100/206 受试者（48.5%）为经治患者。基线 HCV-RNA 平均值为 6.3 $\log_{10}$IU/mL，82.5% 的受试者基线 HCV-RNA 超过 5.9 $\log_{10}$ IU/mL。206 例受试者，无论是否伴有肝硬化，SVR12 率均为 100%。

无中国受试者出现导致提前停用来迪派韦/索磷布韦片的不良事件。对于中国受试者，最常见的治疗相关不良事件［均占 1%（2/206）］为恶心、胃食管反流病、疲劳、发热、头痛和 ALT 升高。此方案安全性好。

国外数据显示，使用该方案治疗总体 SVR12 率为 93%~99%。ION-3 临床试验在基因 1 型初治非肝硬化患者中评估了联合或不联合 RBV 8 周来迪派韦/索磷布韦或者 12 周来迪派韦/索磷布韦治疗疗效。患者按照 1∶1∶1 的比例随机分入三个治疗组，并按 HCV 基因亚型分层（1a 与 1b）。不联合 RBV 的 8 周来迪派韦/索磷布韦治疗疗效不差于联合 RBV 的 8 周来迪派韦/索磷布韦治疗和 12 周来迪派韦/索磷布韦治疗。在基线 HCV-RNA <6.8 $\log_{10}$ IU/mL 的患者中，8 周来迪派韦/索磷布韦治疗的 SVR12 率为 97%（119/123），12 周来迪派韦/索磷布韦治疗的 SVR12 率为 96%（126/131）。

（2）基因 2 型

索磷布韦 400 mg 1 次/日和 RBV（<75 kg 者 1000 mg，1 次/日；≥75 kg 者 1200 mg，1 次/日），疗程 12 周。肝硬化患者，特别是肝硬化经

治患者，疗程应延长至 16～20 周。该方案的总 SVR12 率为 95%，无肝硬化患者可达 97%，而肝硬化患者为 83%。但是如果其他可以治疗基因 2 型的泛基因型方案可及时，不建议仅用一种 DAA 索磷布韦联合 RBV 治疗。

索磷布韦/来迪派韦 400 mg/90 mg，1 次/日，疗程 12 周。一项在中国台湾开展的 3b 期临床试验中，43 例感染 HCV 基因 2 型、伴 HBV 感染者，接受索磷布韦/来迪派韦 12 周，SVR12 率达 100%。

（3）基因 3 型

索磷布韦 400 mg 1 次/日和 RBV（< 75 kg 者 1000 mg，1 次/日；≥75 kg 者 1200 mg，1 次/日），疗程 24 周。非肝硬化初治患者采用此方案 SVR 率为 94%，非肝硬化经治患者为 87%，而肝硬化经治患者 SVR 率仅为 60%，因此，肝硬化经治患者不建议选择此方案。如果泛基因型方案可及时，不建议选择此方案。中国开展的Ⅲ期临床试验显示，索磷布韦联合 RBV，疗程 24 周，在 126 例基因 3 型患者中，95.2% 患者获得 SVR12。

（4）基因 4 型

中国患者基因 4 型流行率非常低，基因 4 型患者可以选择的基因型特异性方案如下。

①艾尔巴韦/格拉瑞韦：艾尔巴韦/格拉瑞韦 1 片，1 次/日，治疗基因 4 型初治以及 PR 经治患者，疗程 12 周。但是在抗病毒治疗过程中就失败的患者，需要联合 RBV，并且疗程延长至 16 周。

②来迪派韦/索磷布韦：来迪派韦/索磷布韦 1 片，1 次/日，可用于成人以及大于 12 岁青少年初治患者，无肝硬化或者代偿期肝硬化，疗程 12 周。经治患者不建议使用此方案。

③奥比帕利联合 RBV 方案：奥比他韦（12.5 mg）/帕立瑞韦（75 mg）/利托那韦（50 mg）复合单片药（奥比帕利，2 片，1 次/日，与食物同服），联合 RBV，无肝硬化或代偿期肝硬化患者疗程 12 周。

（5）基因 5/6 型

来迪派韦/索磷布韦 1 片，1 次/日，可用于成人以及大于 12 岁的青少年初治患者，无肝硬化或者代偿期肝硬化，疗程 12 周。经治患者不建议使用此方案。

治疗方案汇总请见表 5-10 及表 5-11。

表 5-10　初治或 **PRS** 经治的无肝硬化丙型肝炎病毒感染者治疗方案

基因型	既往治疗经验	SOF/VEL	GLE/PIB	SOF/VEL/VOX	SOF/LDV	GZR/EBR	OBV/PTV/r + DSV
基因 1a 型	初治	12 周	8 周	不推荐	12 周	12 周	不推荐
	经治	12 周	8 周	不推荐	12 周 + RBV/24 周	16 周 + RBV	不推荐
基因 1b 型	初治	12 周	8 周	不推荐	8 周/12 周	12 周	8 周（F0～F2），12 周（F3）
	经治	12 周	8 周	不推荐	12 周	12 周	12 周
基因 2 型	初治	12 周	8 周	不推荐	12 周	不推荐	不推荐
	经治	12 周	8 周	不推荐	12 周	不推荐	不推荐
基因 3 型	初治	12 周	8 周	不推荐	不推荐	不推荐	不推荐
	经治	12 周	16 周	不推荐	不推荐	不推荐	不推荐
基因 4 型	初治	12 周	8 周	不推荐	12 周	12 周	不推荐
	经治	12 周	8 周	不推荐	不推荐	16 周 + RBV	不推荐
基因 5 型	初治	12 周	8 周	不推荐	12 周	不推荐	不推荐
	经治	12 周	8 周	不推荐	不推荐	不推荐	不推荐
基因 6 型	初治	12 周	8 周	不推荐	12 周	不推荐	不推荐
	经治	12 周	8 周	不推荐	不推荐	不推荐	不推荐

注：PRS：聚乙二醇干扰素 α 联合利巴韦林或索磷布韦；SOF：索磷布韦；VEL：维帕他韦；GLE：格卡瑞韦；PIB：哌仑他韦；VOX：伏西瑞韦；LDV：来迪派韦；GZR：格拉瑞韦；EBR：艾尔巴韦；OBV：奥比他韦；PTV：帕立瑞韦；r：利托那韦；DSV：达塞布韦；RBV：利巴韦林

16. 含聚乙二醇干扰素 α 的方案

（1）达诺瑞韦联合利托那韦及 PR

达诺瑞韦（Danoprevir，DNV）100 mg，1 片，2 次/日，加上利托那韦 100 mg，1 片，2 次/日，联合聚乙二醇干扰素 α180 g，皮下注射，1 次/周，以及 RBV，每天总量 1000 mg（体质量 < 75 kg）或者 1200 mg（体质量 ≥ 75 kg），分 2～3 次口服），治疗基因 1b 型非肝硬化患者，疗程 12 周。

表 5-11　初治或 PRS 经治的代偿期肝硬化丙型肝炎病毒感染者治疗方案

基因型	既往治疗经验	SOF/VEL	GLE/PIB	SOF/VEL/VOX	SOF/LDV	GZR/EBR	OBV/PTV/r + DSV
基因 1a 型	初治	12 周	12 周	不推荐	12 周 + RBV/24 周	12 周	不推荐
	经治	12 周	12 周	不推荐	不推荐	16 周 + RBV	不推荐
基因 1b 型	初治	12 周	12 周	不推荐	12 周 + RBV/24 周	12 周	12 周
	经治	12 周	12 周	不推荐	12 周 + RBV/24 周	12 周	12 周
基因 2 型	初治	12 周	12 周	不推荐	12 周 + RBV/24 周	不推荐	不推荐
	经治	12 周	12 周	不推荐	12 周 + RBV/24 周	不推荐	不推荐
基因 3 型	初治	12 周 ± RBV	12 周	12 周	不推荐	不推荐	不推荐
	经治	12 周 ± RBV	16 周	12 周	不推荐	不推荐	不推荐
基因 4 型	初治	12 周	12 周	不推荐	12 周 + RBV/24 周	12 周	不推荐
	经治	12 周	12 周	不推荐	不推荐	16 周 + RBV	不推荐
基因 5 型	初治	12 周	12 周	不推荐	12 周 + RBV/24 周	不推荐	不推荐
	经治	12 周	12 周	不推荐	不推荐	不推荐	不推荐
基因 6 型	初治	12 周	12 周	不推荐	12 周 + RBV/24 周	不推荐	不推荐
	经治	12 周	12 周	不推荐	不推荐	不推荐	不推荐

　　注：PRS：聚乙二醇干扰素 α 联合利巴韦林或索磷布韦；SOF：索磷布韦；VEL：维帕他韦；GLE：格卡瑞韦；PIB：哌仑他韦；VOX：伏西瑞韦；LDV：来迪派韦；GZR：格拉瑞韦；EBR：艾尔巴韦；OBV：奥比他韦；PTV：帕立瑞韦；r：利托那韦；DSV：达塞布韦；RBV：利巴韦林；±：可联合

在中国大陆进行的Ⅱ期临床试验（MAKALU 研究）纳入的 70 例初治、非肝硬化、基因 1 型患者，给予达诺瑞韦联合利托那韦及 PR 治疗 12 周，SVR12 率可达 96%（66/69）。在之后的Ⅲ期临床试验（MANASA 研究）中纳入 141 例受试者，SVR12 率可达 97%（136/140）。

在我国大陆人群中进行Ⅱ期、Ⅲ期临床试验表明，达诺瑞韦联合 PR 方案治疗后，无受试者因不良事件退出治疗，与达诺瑞韦相关的不良事件中仅恶心和腹泻发生率超过 10%，且未观察到与肝功能相关的 3 级和 4 级实验室检查值异常，由于从传统的 PR 方案 48 周缩减到 12 周，整体上与 PR 相关的不良反应明显减少，但仍然需要监测。

（2）索磷布韦联合 PR

聚乙二醇干扰素 α（1 次/周）、RBV（<75 kg 者 1000 mg，1 次/d；≥75 kg 者 1200 mg，1 次/日）和索磷布韦 400 mg（1 次/日）三联治疗，治疗基因 1~6 型，疗程 12 周。但是此方案从药物费用及药物不良反应考虑，不建议选择。

除以上已经在中国上市的 DAAs，还有许多 DAAs 正在进行临床试验，或者已经完成临床试验并向国家药品监督管理局药品审评中心提交了新药注册申请。截至目前，已经递交了新药注册申请的药物如下。

①可洛派韦（Coblopasvir，CLP）：可洛派韦联合索磷布韦，一项Ⅱ期临床试验纳入初治的基因 1、2、3 型或 6 型 HCV 感染者 110 例，10.9% 患者合并代偿期肝硬化。1 例无肝硬化的患者未能完成随访，退出研究。109 例患者 SVR12 率为 99.1%，1 例 6 型肝硬化患者出现病毒学复发。大部分不良事件不需要治疗，可以自行缓解。国内大陆开展的一项单臂、开放标签、Ⅲ期试验数据显示总体 SVR12 率为 97%。

②拉维达韦（Ravidasvir，RDV）：拉维达韦是一种高耐药屏障的泛基因型 NS5A 抑制剂。中国大陆Ⅱ/Ⅲ期临床试验中 424 例初治无肝硬化 HCV 基因 1 型患者，接受拉维达韦联合达诺瑞韦、利托那韦和 RBV 治疗 12 周，总体 SVR12 率为 96%（ITT 分析）和 99%（PPS 分析）。1 例患者因为药物过敏反应中断治疗。试验期间未发生与治疗相关的严重不良事件（serious adverse event，SAE）。泰国和马来西亚开展的国际多中心，拉维达韦联合索磷布Ⅱ/Ⅲ期临床试验纳入了 300 例 HCV 基因 1、2、3、6 型受试者。ITT 分析显示，12 周疗程在非肝硬化受试者中总体 SVR12 为 97%（213/219），24 周疗程在肝硬化受试者中 SVR12 率为 96%（78/81），基因 3 型肝硬化中为

96%（51/53）。

③依米他韦（Yimitasvir，YMV）：依米他韦联合索磷布韦，一项Ⅱ期临床试验纳入 129 例初治和经治无肝硬化的基因 1 型患者，其中 18.6% 为经治患者。总体 SVR 率为 98.4%（ITT 分析）和 100%（PPS 分析）。初治患者 SVR 率为 98.10%，经治患者 SVR 率为 100%（24/24）。试验过程中未发生治疗期间病毒学失败（包括突破、反弹和疗效不佳）、治疗结束后复发等情况。大部分不良事件不需要治疗，可以自行缓解。未发生与研究相关的≥ 3 级的不良事件或 SAE，未出现受试者因为不良事件而终止治疗或导致死亡的情况。

推荐意见 7：泛基因型药物索磷布韦/维帕他韦，400 mg/100 mg，1 次/日，治疗基因 1~6 型初治或者 PRS 经治患者，无肝硬化或代偿期肝硬化疗程 12 周，针对基因 3 型代偿期肝硬化或者 3b 型患者可以考虑增加 RBV，失代偿期肝硬化患者联合 RBV 疗程 12 周（A1）。

推荐意见 8：泛基因型药物格卡瑞韦/哌仑他韦，300 mg/120 mg，1 次/日，初治基因 1~6 型无肝硬化患者及非基因 3 型代偿期肝硬化患者疗程 8 周；基因 3 型代偿期肝硬化患者疗程 12 周。PRS 经治患者，非基因 3 型无肝硬化患者 8 周，代偿期肝硬化患者 12 周。基因 3 型 PRS 经治患者疗程 16 周（A1）。

推荐意见 9：基因 1b 型患者可以选择：艾尔巴韦/格拉瑞韦，50 mg/100 mg，1 次/日，治疗基因 1 型初治以及 PR 经治患者，疗程 12 周（A1）。来迪派韦/索磷布韦，90 mg/400 mg，1 次/日，可用于成人以及大于 12 岁的青少年患者。无肝硬化患者疗程 12 周，初治的无肝硬化患者也可以 8 周疗程。肝硬化患者联合 RBV 疗程 12 周；或者不使用 RBV 但疗程延长至 24 周（A1）。奥比帕利，2 片，1 次/日，以及达塞布韦，250 mg，2 次/日，基因 1b 型无肝硬化或代偿期肝硬化患者疗程 12 周；轻度至中度肝纤维化的初治基因 1b 型患者可以考虑治疗 8 周（A1）。

推荐意见 10：基因 4 型患者可以选择：艾尔巴韦/格拉瑞韦，50 mg/100 mg，1 次/日，初治以及 PR 经治患者，疗程 12 周。但是在抗病毒治疗过程中就失败的患者，需要联合 RBV，并且疗程延长至 16 周。来迪派韦/索磷布韦 1 片，1 次/日，可用于成人及大于 12 岁的青少年初治患者，无肝硬化或者代偿期肝硬化，疗程 12 周（A1）。

推荐意见 11：基因 5/6 型患者可以选择：来迪派韦/索磷布韦，90 mg/

400 mg，1 次/日，可用于成人以及大于 12 岁的青少年初治患者，无肝硬化或者代偿期肝硬化，疗程 12 周（A1）。

推荐意见 12：考虑到 DAAs 方案的可负担性的原因，部分 DAAs 联合聚乙二醇干扰素 α 的方案可应用于临床（A1）。

17. 特殊人群抗病毒治疗

（1）失代偿期肝硬化患者的治疗和管理

失代偿期肝硬化患者，如无影响其生存时间的其他严重并发症，应即刻开始抗病毒治疗。NS3/4A 蛋白酶抑制剂、干扰素禁止用于失代偿期肝硬化患者。伴有肝功能失代偿或既往曾有肝功能失代偿病史或 CTP 评分 7 分及以上的患者，不推荐使用含 NS3/4A 蛋白酶抑制剂的方案，因其血药浓度升高和（或）缺乏安全性数据。CTP 评分 5 或 6 分的患者，若不能进行密切临床或实验室监测者，不推荐使用含 NS3/4A 蛋白酶抑制剂的方案。

抗病毒治疗方案可以选择：来迪派韦/索磷布韦（基因 1、4、5、6 型）或索磷布韦/维帕他韦（泛基因型）或索磷布韦 + 达拉他韦（泛基因型），以及 RBV（＜75 kg 者 1000 mg/d；≥75 kg 者 1200 mg/d）治疗 12 周，RBV 起始剂量 600 mg/d，随后根据耐受性逐渐调整。如果患者有 RBV 禁忌或无法耐受 RBV，则不联合 RBV，但疗程延长至 24 周。

肝硬化失代偿患者 DAAs 抗病毒治疗期间不良事件发生风险极高，因此，应在有 HCV 治疗经验中心进行治疗，抗 HCV 治疗期间需进行严密的监测，如果发生严重肝功能失代偿应停止治疗。治疗后也要继续随访及评估。失代偿期肝硬化患者 DAAs 抗病毒治疗的疗效低于无肝硬化及代偿期肝硬化患者，SVR 率约为 94%（ASTRAL-4 研究）。

（2）儿童的治疗和管理

儿童 HCV 感染的诊断及评价与成人一样，但一般儿童感染时间相对较短，疾病进展缓慢。感染 HCV 母亲所生的新生儿诊断依赖于 HCV-RNA 检测。12 岁以下儿童，目前尚无推荐的 DAAs 治疗方案。年龄小于 12 岁的 HCV 感染者应推迟治疗，直至患者到 12 岁或直至 DAAs 批准用于 ＜12 岁的患者。12 岁及以上或者体质量超过 35 kg 的青少年应当接受治疗，以干扰素为基础的方案不再推荐用于儿童及青少年患者。

12 岁及以上或者体质量超过 35 kg 的青少年，基因 1、4、5、6 型感染，初治/经治无肝硬化，或初治代偿期肝硬化患者予以 400 mg 索磷布韦/90 mg 来迪派韦治疗 12 周，经治代偿期肝硬化患者治疗 24 周。HCV 基因 2 型，予以 400 mg 索磷布韦联合 RBV 治疗 12 周，HCV 基因 3 型，治疗 24 周。

12 岁及以上或者体质量超过 45 kg 的基因 1、2、3、4、5、6 型无肝硬化或代偿期肝硬化青少年患者，采用格卡瑞韦/哌仑他韦（300 mg/120 mg，1 次/日）治疗，格卡瑞韦/哌仑他韦无须调整剂量，初治基因 1～6 型无肝硬化和非基因 3 型代偿期肝硬化患者的疗程为 8 周；基因 3 型代偿期肝硬化患者的疗程为 12 周。PRS 经治患者中，非基因 3 型无肝硬化的疗程为 8 周，代偿期肝硬化的疗程为 12 周，基因 3 型 PRS 经治患者的疗程为 16 周。

（3）基因 3 型患者

我国基因 3 型患者中 3a、3b 亚型分别占 46%、54%，后者占比远高于欧美国家（仅占 1%），西南地区该占比更高，达 70%。另外值得注意的是，中国基因 3 型患者中 NS5A Y93H 突变流行率仅 1.6%，主要是 A30K + L31M 双位点突变，流行率高达 94%。

目前仅索磷布韦/维帕他韦、索磷布韦 + RBV 发表了中国基因 3 型患者中的Ⅲ期临床试验数据。12 周索磷布韦/维帕他韦治疗中国基因 3a 型无肝硬化或代偿期肝硬化患者的 SVR12 率分别为 90% 和 100%，治疗中国基因 3b 型无肝硬化或代偿期肝硬化患者的 SVR12 率分别为 96% 和 50%。

（4）肾损伤患者的治疗和管理

HCV 感染合并慢性肾损害（chronic kidney dis-ease，CKD）包括慢性肾病、血液透析及肾衰竭的患者。治疗前应该评估两种疾病的风险及疾病的严重程度，然后决定选择何种治疗方案。肾衰竭等待肾移植的患者应该尽早抗病毒治疗，因为移植后应用的免疫抑制剂可以加重、加快肝病进展。HCV 感染者合并有 CKD 的比例远远高于普通人群，8.5% 20～64 岁及 26.5% 超过 65 岁的 HCV 感染者合并有 CKD。CKD 患者的抗－HCV 阳性率也明显高于普通人群，并且 HCV 伴 CKD 的患者其他系统的疾病风险明显增加。CKD 合并 HCV 感染者经 DAAs 治疗获得 SVR 后，患者临床获益明显，肝病进展延缓或者阻断，肾病进展也将延缓，甚至其他系统的疾病发生风险降低。因此，所有合并 HCV 感染的 CKD 患者，均应立即接受抗病毒治疗。

NS3/4A 蛋白酶抑制剂、NS5A 抑制剂和 NS5B 非核苷聚合酶抑制剂，这三类中大部分药物主要经过肝脏代谢，可用于 CKD 患者，例如艾尔巴韦/格拉瑞韦、格卡瑞韦/哌仑他韦、阿舒瑞韦联合达拉他韦、奥比帕利联合达塞布韦等。NS5B 核苷聚合酶抑制剂（索磷布韦）主要代谢产物 GS-331007 的主要消除途径是肾清除。

CKD 患者推荐使用无干扰素的 DAAs 治疗方案。对于 CKD 1 ~ 3b 期患者 [eGFR≥30 mL·min^{-1}·(1.73 m^2)$^{-1}$]，DAAs 的选择无特殊，与没有 CKD 的患者一致。对于 CKD 4 ~ 5 期 [eGFR < 30 mL·min^{-1}·(1.73 m^2)$^{-1}$] 和 CKD 5D 期（透析）患者，建议根据基因型选择无 RBV、不含索磷布韦的 DAAs 治疗方案，例如格卡瑞韦/哌仑他韦（泛基因型），或者格拉瑞韦艾尔巴韦（基因 1、4 型），以及其他选择：奥比帕利/达塞布韦（基因 1 型）、阿舒瑞韦/达拉他韦（基因 1b 型，阿舒瑞韦用于未透析的 CKD 4 ~ 5 期患者时剂量减半）。

索磷布韦/维帕他韦治疗 HCV 基因 1 ~ 6 型接受透析的患者，SVR12 率达 95%（56/59）；来迪派韦/索磷布韦治疗 HCV 基因 1、4 ~ 6 型未接受透析的患者，SVR12 率达 100%（18/18）；来迪派韦/索磷布韦治疗 HCV 基因 1、2、4 ~ 6 型接受透析的患者，SVR12 率达 94%（89/95）。如无其他方案可选，可使用索磷布韦/维帕他韦或来迪派韦/索磷布韦治疗伴透析患者，来迪派韦/索磷布韦治疗不伴透析的患者。针对肾移植受者，禁止使用干扰素，而药物 – 药物相互作用（drug-drug interaction, DDI）是选择 DAAs 方案时需要考虑的一个重要因素，可查阅关于药物相互作用的在线资源（http://www. hep-drugin-teractions. org，或者丙型肝炎虚拟社区 HCVDDI APP）。肾移植后 CKD 1 ~ 3b 期患者 [eGFR≥30 mL·min^{-1}·(1.73 m^2)$^{-1}$]，可以选择来迪派韦/索磷布韦（基因 1、4、5、6 型），或者索磷布韦/维帕他韦（泛基因型），不需要调整免疫抑制剂剂量。肾移植后 CKD 4 ~ 5 期 [eGFR < 30 mL·min^{-1}·(1.73 m^2)$^{-1}$] 和 CKD 5D 期（透析）患者，可以选择格卡瑞韦/哌仑他韦（泛基因型），同时需监测免疫抑制剂血药浓度，必要时调整免疫抑制剂剂量。其他实质脏器移植后患者的治疗方案选择同肾移植后患者。

（5）肝移植患者的治疗和管理

等待肝移植且 MELD 评分 < 18 ~ 20 分患者应在移植前尽快开始治疗，并在移植前完成全部治疗疗程。治疗后进一步评估获得 SVR 后的肝功能改善情况，如果肝功能改善明显，患者甚至可能从移植等待名单中移除。等待肝移植且 MELD 评分≥18 ~ 20 分患者应首先进行肝移植，移植后再进行抗 HCV 治疗，但是，如果等待时间超过 6 个月，可根据具体情况在移植前进行抗 HCV 治疗。

等待肝移植且肝功能失代偿的患者，肝移植前治疗方案同失代偿期肝硬化患者。等待肝移植，但是无肝硬化或者代偿期肝硬化患者，应在肝移植前开始抗病毒治疗，以预防 HCV 复发及移植后并发症，如果需要立即肝移植，也可在肝移植后进行抗病毒治疗，也可获得较高 SVR 率。

对于肝移植后患者 HCV 再感染或复发，及时进行抗病毒治疗与患者的全因死亡密切相关。移植后由于需要长期应用免疫抑制剂，HCV 复发或再感染后可以明显加速肝脏纤维化，导致移植肝发生肝硬化甚至肝衰竭。因此，肝移植的患者一旦出现 HCV-RNA 阳性，应该及时抗病毒治疗。

抗 HCV 治疗期间或之后需监测免疫抑制剂的血药浓度。移植后 HCV 复发或者再感染，可选择的治疗方案来迪派韦/索磷布韦（基因 1、4、5、6型）或索磷布韦/维帕他韦（泛基因型），治疗时无须调整免疫抑制剂剂量。无肝硬化或代偿期肝硬化患者使用来迪派韦/索磷布韦（基因 1、4、5、6型）或索磷布韦/维帕他韦（泛基因型）治疗 12 周。失代偿期肝硬化患者使用来迪派韦/索磷布韦（基因 1、4、5、6 型）或索磷布韦/维帕他韦（泛基因型）以及 RBV（<75 kg 者 1000 mg/d；≥75 kg 者 1200 mg/d）治疗 12周，RBV 起始剂量 600 mg/d，随后根据耐受性逐渐调整剂量；如果有 RBV禁忌或不耐受，使用无 RBV 的来迪派韦/索磷布韦（基因 1、4、5、6 型）或索磷布韦/维帕他韦（泛基因型）方案治疗 24 周。移植后 HCV 复发、非失代偿期肝硬化，但是 eGFR <30 mL·min^{-1}·(1.73 m^2)$^{-1}$的患者，可采用格卡瑞韦/哌仑他韦治疗 12 周，治疗期间或治疗后需监测免疫抑制剂的血药浓度，必要时调整免疫抑制剂剂量。

抗 – HCV 阳性、HCV-RNA 阳性捐献者的器官可移植于 HCV-RNA 阳性的患者，但是已有中度或进展期肝纤维化的肝脏不推荐用于移植供体。

（6）静脉药瘾（people who inject drugs，PWID）以及接受阿片类似物替代治疗（opioid substitution therapy，OST）者的治疗和管理

PWID 应定期自愿检测抗 – HCV 和 HCV-RNA，PWID 都应有机会得到OST 及清洁注射器。所有感染 HCV 的 PWID 都应立即接受抗病毒治疗，抗病毒治疗方案选择无干扰素的全口服 DAAs 治疗方案，具体方案同普通患者，注意治疗时的 DDI 问题。仍有持续高危行为的 PWID 应在 SVR 后监测HCV 再次感染，至少每年 1 次 HCV-RNA 评估。SVR 后随访中 HCV 再次感染者应再次予抗 HCV 治疗。

（7）血友病/地中海贫血等血液疾病患者的治疗和管理

对于血友病等血液系统疾病患者合并 HCV 感染时，地中海贫血、镰刀

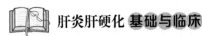

细胞贫血的患者合并 HCV 感染时，HCV 抗病毒治疗的指征不变，患者应积极接受抗病毒治疗。选择无干扰素、无 RBV 的全口服 DAAs 治疗方案，具体方案同普通患者。

（8）精神疾病患者的治疗和管理

慢性 HCV 感染可引起中枢或外周神经系统和精神异常，常见为焦虑、抑郁、失眠等，应与肝性脑病鉴别。既往有精神病史的患者，为聚乙二醇干扰素 α 治疗禁忌，根据该类患者的病情，应给予无干扰素的 DAAs 抗 HCV 治疗。若治疗期间出现精神症状，可用抗精神疾病类药物治疗。在使用抗精神疾病类药物和抗 HCV 药物治疗时，要注意 DDI 问题。

（9）HBV 合并感染患者的治疗和管理

合并 HBV 感染时，患者 HBV-DNA 多处于低复制水平或低于检测值，而 HCV 多为肝病进展的主要原因。因此对于该类患者，要注意检测 HBV 和 HCV 的活动状态，以决定如何选择 HBV 和 HCV 的抗病毒治疗方案。

HBV/HCV 合并感染者的抗 HCV 的治疗方案和治疗原则与单一 HCV 感染者相同。如果患者符合 HBV 抗病毒治疗指征，可考虑予以干扰素或核苷（酸）类似物抗 HBV 治疗。HBsAg 阳性患者在治疗 HCV 过程中，HBV-DNA 有再激活的风险。因此，在抗 HCV 治疗期间和治疗后 3 个月内，联合核苷（酸）类似物预防 HBV 再激活。

对于 HBsAg 阴性、抗 – HBc 阳性患者，需每月监测血清 ALT 水平，如果在抗 HCV 治疗期间或之后 ALT 异常或较前升高，则需进一步完善 HBsAg 和 HBV-DNA 检测；若 HBsAg 和 HBV-DNA 阳性，则需开始核苷（酸）类似物抗 HBV 治疗。

（10）HIV/HCV 合并感染患者的治疗和管理

合并 HIV 感染时可能引起病情进展，尤其是伴有免疫功能不全或 CD4[+] 细胞明显降低的患者，因此，所有合并 HIV 感染患者均需要评估是否抗 HCV 治疗。治疗前可进行肝活检或无创检查，以评估肝脏病变严重情况。

针对合并 HIV 感染的慢性丙型肝炎患者，其治疗方案与慢性丙型肝炎患者相同。无干扰素、无 RBV 的 DAAs 治疗方案同样适用于 HIV 合并感染者，该类人群中 SVR 率与无 HIV 人群相同。如 DAAs 与抗逆转录病毒药物有相互作用，治疗方案和药物剂量需要调整。

（11）急性丙型肝炎患者的治疗和管理

急性丙型肝炎患者的慢性化率高达 55%~85%，因此，对于这类患者应积极处理。但针对急性 HCV 患者何时开始抗 HCV 治疗，目前观点不一。部分学者认为，若伴有 ALT 升高，无论有无其他临床症状，均建议抗 HCV 治疗；而其他学者建议每 4 周复查一次 HCV-RNA，对持续 12 周 HCV-RNA 阳性患者才考虑抗病毒治疗。

急性丙型肝炎患者可以给予索磷布韦/维帕他韦（泛基因型）、格卡瑞韦/哌仑他韦（泛基因型）、格拉瑞韦/艾尔巴韦（基因 1b 型或 4 型）、来迪派韦/索磷布韦（基因 1、4、5、6 型）或者奥比帕利联合达塞布韦（基因 1b 型）治疗 8 周。因有延迟复发的报道，应监测 SVR12 及 SVR24。

推荐意见 13：失代偿期肝硬化或曾有失代偿病史患者禁止使用 NS3/4A 蛋白酶抑制剂类 DAAs 及干扰素。失代偿期肝硬化患者可以选择来迪派韦/索磷布韦（基因 1、4、5、6 型）或索磷布韦/维帕他韦（泛基因型）或索磷布韦联合达拉他韦（泛基因型），以及 RBV（< 75 kg 者 1000 mg/d；≥75 kg 者 1200 mg/d）治疗 12 周。如果患者有 RBV 禁忌或无法耐受 RBV，则不联合 RBV，但疗程延长至 24 周（A1）。

推荐意见 14：青少年患者，12 岁及 12 岁以上或者体质量超过 35 kg，HCV 基因 1、4、5、6 型感染，可给予 400 mg 索磷布韦/90 mg 来迪派韦治疗 12 周，经治代偿期肝硬化患者疗程延长至 24 周；HCV 基因 2 型，予以 400 mg 索磷布韦联合 RBV 治疗 12 周，HCV 基因 3 型，治疗 24 周（B1）。12 岁及 12 岁以上或者体质量超过 45 kg，格卡瑞韦/哌仑他韦 300 mg/120 mg，1 次/日，初治基因 1 ~ 6 型无肝硬化以及非基因 3 型代偿期肝硬化患者疗程 8 周；基因 3 型代偿期肝硬化患者疗程 12 周。PRS 经治患者，非基因 3 型无肝硬化 8 周，代偿期肝硬化 12 周。基因 3 型 PRS 经治患者疗程 16 周（B1）。12 岁以下儿童，目前尚未有推荐的 DAAs 治疗方案（B1）。

推荐意见 15：所有合并 HCV 感染的 CKD 患者，均应立即接受抗病毒治疗。HCV 感染合并 CKD 1 ~ 3b 期患者 [eGFR ≥ 30 mL·min^{-1}·(1.73 m^2)$^{-1}$]，DAAs 的选择与没有 CKD 的患者一致（A1）。HCV 感染合并 CKD 4 ~ 5 期 [eGFR < 30 mL·min^{-1}·(1.73 m^2)$^{-1}$] 和 CKD 5D 期（透析）患者，可以选择艾尔巴韦/格拉瑞韦（基因 1、4 型），或者格卡瑞韦/哌仑他韦或者索磷布韦/维帕他韦（泛基因型，不需要调整剂量），以及二线选择：奥比帕利/达塞布韦（基因 1 型）、阿舒瑞韦联合达拉他韦（基因 1b 型，阿舒瑞韦用于未透析的 CKD 4 ~ 5 期患者时剂量减半）（A1）。

推荐意见 16：肾移植后 CKD 1 ~ 3b 期患者 [eGFR ≥ 30 mL·min^{-1}·

$(1.73 \text{ m}^2)^{-1}]$，可以选择来迪派韦/索磷布韦（基因 1、4、5、6 型），或者索磷布韦/维帕他韦（泛基因型），不需要调整免疫抑制剂剂量。肾移植后 CKD 4 ~ 5 期 $[\text{eGFR} < 30 \text{ mL} \cdot \text{min}^{-1} \cdot (1.73 \text{ m}^2)^{-1}]$ 和 CKD 5D 期（透析）患者，可以选择格卡瑞韦/哌仑他韦（泛基因型），同时需监测免疫抑制剂的血药浓度，必要时调整剂量（A1）。

推荐意见 17：等待肝移植患者，如果 MELD 评分 < 18 ~ 20 分，应在移植前尽快开始抗病毒治疗，患者可能从移植等待名单中移除；如果 MELD 评分≥18 ~ 20 分，首先进行肝移植，移植后再进行抗 HCV 治疗，但是，如果等待时间超过 6 个月，可根据具体情况在移植前进行抗 HCV 治疗；如果无肝硬化或者是代偿期肝硬化，应在肝移植前开始抗病毒治疗以预防 HCV 复发及移植后并发症；如果需要立即肝移植，也可在肝移植后进行抗病毒治疗，也可获得较高 SVR 率（A1）。

推荐意见 18：肝移植后 HCV 复发或再感染患者，如果无肝硬化或是代偿期肝硬化，用来迪派韦/索磷布韦（基因 1、4、5、6 型）或索磷布韦/维帕他韦（泛基因型）治疗 12 周；如果是失代偿期肝硬化，用来迪派韦/索磷布韦（基因 1、4、5、6 型）或索磷布韦/维帕他韦（泛基因型）以及 RBV（< 75 kg 者 1000 mg/d；≥75 kg 者 1200 mg/d）治疗 12 周，如果有 RBV 禁忌或不耐受则治疗 24 周（A1）。肝移植后 HCV 复发、非失代偿期肝硬化，但是 $\text{eGFR} < 30 \text{ mL} \cdot \text{min}^{-1} \cdot (1.73 \text{ m}^2)^{-1}$ 的患者，可采用格卡瑞韦/哌仑他韦治疗 12 周，治疗期间或治疗后需监测免疫抑制剂的血药浓度，必要时调整免疫抑制剂剂量（B1）。

推荐意见 19：PWID 应定期自愿检测抗 – HCV 和 HCV-RNA，所有感染 HCV 的 PWID 都应立即接受抗病毒治疗，选择无干扰素的全口服 DAAs 治疗方案，具体方案同普通患者，注意治疗时的 DDI 问题。仍有持续高危行为的 PWID 应在 SVR 后监测 HCV 再次感染，至少每年 1 次 HCV-RNA 评估。SVR 后随访中 HCV 再次感染者应再次予抗 HCV 治疗（B1）。

推荐意见 20：对于血友病、地中海贫血、镰刀细胞贫血等血液系统疾病患者合并 HCV 感染时，HCV 抗病毒治疗的指征不变，选择无干扰素、无 RBV 的全口服 DAAs 治疗方案，具体方案同普通患者（B1）。

推荐意见 21：有精神病史的 HCV 患者，予以无干扰素的 DAAs 抗 HCV 治疗。抗 HCV 治疗前应评估精神状态，治疗期间注意监测精神状态，必要时予以抗精神疾病类药物治疗。在使用抗精神疾病类药物和抗 HCV 药物治疗时，要注意 DDI 问题（B1）。

推荐意见22：合并 HBV 感染时，针对 HCV 的治疗与单纯 HCV 感染治疗的方案相同。如果患者同时符合 HBV 抗病毒治疗指征，可考虑予以干扰素 α 或核苷（酸）类似物抗 HBV 治疗。如果不符合 HBV 抗病毒指征，但是 HBsAg 阳性，则在抗 HCV 治疗同时予以核苷（酸）类似物抗 HBV 治疗，预防 HBV 再激活（B1）。

推荐意见23：合并 HIV 感染时，针对 HCV 的治疗与单纯 HCV 感染的 DAAs 治疗方案相同，SVR 率与无 HIV 人群相同。如 DAAs 与抗逆转录病毒药物有相互作用，治疗方案和药物剂量需要调整（B1）。

推荐意见24：急性丙型肝炎患者可以给予索磷布韦/维帕他韦（泛基因型）、格卡瑞韦/哌仑他韦（泛基因型）、格拉瑞韦/艾尔巴韦（基因 1b 型或 4 型）、来迪派韦/索磷布韦（基因 1、4、5、6 型）或者奥比帕利联合达塞布韦（基因 1b 型）治疗 8 周（B1）。

18. 经治患者的再次治疗

经过规范抗病毒治疗，仍有一些患者不能获得 SVR，这些患者定义为经治患者。经治患者分为两大类，PRS 经治和 DAAs 经治。PRS 经治定义为既往经过规范的聚乙二醇干扰素 α 联合 RBV（PR）抗病毒治疗，或者 PR 联合索磷布韦治疗，或者索磷布韦联合 RBV 治疗，但是治疗失败。DAAs 经治定义为既往经过规范的 DAAs 抗病毒治疗，但是治疗失败，包括含 NS5A 抑制剂的 DAAs 经治和不含 NS5A 抑制剂的 DAAs 经治。

PRS 经治的患者选择的 DAAs 治疗方案与初治患者类似，仅有一些基因型或者肝硬化的患者需要延长疗程，具体参照第十四和十五节的推荐意见。

建议 DAAs 经治患者于再治疗前进行 HCV-RASs 检测，根据 RAS 结果指导再次治疗方案的选择。

无肝硬化或代偿期肝硬化、包含蛋白酶抑制剂或 NS5A 方案治疗失败的 DAAs 经治患者，可以给予索磷布韦/维帕他韦/伏西瑞韦联合治疗 12 周，或者索磷布韦联合格卡瑞韦/哌仑他韦治疗 12 周。基因 1、2 型 DAAs 经治失败的患者，可给予索磷布韦/维帕他韦联合 RBV 治疗，疗程 24 周。非常难治 DAAs 经治患者（包含蛋白酶抑制剂或 NS5A 方案失败 2 次，有 NS5A RAS），可予索磷布韦/维帕他韦/伏西瑞韦联合，或索磷布韦联合格卡瑞韦/哌仑他韦，同时加用 RBV（＜75 kg 者 1000 mg/d；≥75 kg 者 1200 mg/d）治疗 12 周或 16 周。23 例患者接受格卡瑞韦/哌仑他韦联合索磷布韦和 RBV

治疗 12 或 16 周，其中 2 例疗程为 12 周的患者均获得 SVR12；疗程为 16 周的患者，其 SVR12 率达 95%（20/21）。失代偿期肝硬化、包含蛋白酶抑制剂或 NS5A 方案治疗失败患者禁用蛋白酶抑制剂，应再次予索磷布韦/维帕他韦，同时加用 RBV（<75 kg 者 1000 mg/d；≥75 kg 者 1200 mg/d）治疗 24 周。

推荐意见 25：PRS 经治患者选择的 DAAs 治疗方案与初治患者类似（A1）。DAAs 经治的无肝硬化或代偿期肝硬化患者，可以给予索磷布韦/维帕他韦/伏西瑞韦联合治疗 12 周，或者索磷布韦联合格卡瑞韦/哌仑他韦治疗 12 周（B2）。DAAs 经治失败 2 次的患者，可予索磷布韦/维帕他韦/伏西瑞韦联合，或索磷布韦联合格卡瑞韦/哌仑他韦，同时加用 RBV 治疗 12 周（C2）。DAAs 经治的失代偿期肝硬化或失代偿病史患者，禁用蛋白酶抑制剂，应再次予索磷布韦/维帕他韦，同时加用 RBV 治疗 24 周（B2）。

19. 治疗过程中的监测

患者治疗过程中应进行疗效监测和安全性监测。

疗效监测主要是检测 HCV-RNA，应采用灵敏度高的实时定量 PCR 试剂（检测下限 <15 IU/mL），如果高敏的 HCV-RNA 检测不可及时，可使用非高敏 HCV-RNA 检测（检测下限 ≤1000 IU/mL）。建议在治疗的基线、治疗第 4 周、治疗结束时、治疗结束后 12 周或 24 周检测 HCV-RNA。

接受包含 DAAs 治疗方案的患者每次就诊时均需评估临床不良反应，需在基线、治疗后 4、12、24 周或有临床症状时监测 ALT 水平。蛋白酶抑制剂在严重肝损伤患者中的不良反应发生率很高，因此，含有蛋白酶抑制剂治疗方案（格卡瑞韦/哌仑他韦、艾尔巴韦/格拉瑞韦、利托那韦/帕立瑞韦/奥比他韦联合达塞布韦、索磷布韦/维帕他韦/伏西瑞韦，阿舒瑞韦联合达拉他韦等）禁用于失代偿期肝硬化或失代偿病史患者。对于接受利托那韦/帕立瑞韦/奥比他韦、达塞布韦方案治疗的肝硬化患者，基线、接受治疗的最初 4 周以及之后出现临床指征时，应进行肝功能检测，包括直接胆红素。eGFR 下降的患者在索磷布韦治疗中需每月监测肾功能。

治疗期间，ALT 出现 10 倍升高，需提前终止治疗；ALT 升高但小于 10 倍时，伴有疲乏、恶心、呕吐、黄疸或胆红素、碱性磷酸酶、国际标准化比值显著升高，需提前终止治疗；ALT 升高小于 10 倍，且无症状者，密切监测，每 2 周复查一次，如果 ALT 水平持续升高，需提前终止治疗。

使用 DAAs 治疗，特别应了解药品说明书中指出的具有相互作用的其他药物，如果可能的话，HCV 治疗期间应停止有相互作用的合并用药，或者转换为具有较少相互作用的合并用药，具体的处理流程可参见《丙型肝炎直接抗病毒药物应用中的药物相互作用管理专家共识》。为尽量避免药物不良反应及 DDI，在相同疗程可获得相似的 SVR 率时，2 种 DAAs 药物的联合用药优于 3 种 DAAs 联合用药。

育龄期妇女和（或）其男性性伴侣在使用 RBV 时，必须在用药时以及停药后 6 个月内采用有效的避孕措施。

20. 随访

1. 对于未治疗或治疗失败的患者：对于因某种原因未进行抗病毒治疗者，应该明确未治疗的原因，以及未治疗原因对于丙型肝炎疾病进展的可能影响。根据未治疗的具体原因和疾病状态，首先治疗对于总体生存影响最重要的疾病，积极治疗禁忌证和并发疾病，寻找抗病毒治疗时机。如果确实目前不能治疗，推荐以无创诊断方式每年复查，评价一次肝纤维化的进展情况；对于有肝硬化基础的患者，推荐每 6 个月复查一次腹部 US 和血清甲胎蛋白。

对于既往抗病毒治疗失败者，应该明确既往治疗的方案、治疗失败的临床类型（无应答、复发或突破）、有无肝硬化，根据药物可及性和 DAAs 的靶点不同，选择无交叉靶点的 DAAs 组合方案。并推荐以无创诊断方式每年复查一次，评价肝纤维化的进展情况；对于有肝硬化基础的患者，推荐每 6 个月复查一次腹部 US 和血清甲胎蛋白。每年复查一次胃镜，观察食管胃底静脉曲张情况。

2. 进展期肝纤维化和肝硬化患者的监测和管理：对于进展期肝纤维化和肝硬化患者，无论抗病毒治疗是否获得 SVR，均应该每 6 个月复查一次腹部 US 和血清甲胎蛋白，筛查 HCC 的发生。每年复查一次胃镜，观察食管胃底静脉曲张情况。

推荐意见 26：在治疗过程中应定期监测血液学、生物化学和 HCV-RNA，以及不良反应等。建议基线、治疗 4 周、治疗结束时、治疗结束后 12 周评估肝肾功能、HCV-RNA。未治疗或治疗失败的患者，以无创诊断方式每年复查一次、评价肝纤维化的进展情况。对于有进展期肝纤维化或肝硬化基础的患者，无论是否获得 SVR，每 3 ~ 6 个月复查一次腹部超声和甲胎蛋白（B1）。

21. 尚待研究和解决的临床问题

（1）研究 DAAs 治疗我国少见 HCV 基因型患者的疗效及治疗方案。

（2）制定不同级别医院丙型肝炎患者转诊流程和临床路径。

（3）慢性丙型肝炎进展至肝硬化、肝硬化失代偿和 HCC 过程中具有预警作用的生物学标志物的研究。

（4）研究 DAAs 治疗慢性丙型肝炎获得 SVR 后的长期有效性和安全性。

（5）DAAs 治疗丙型肝炎肝硬化及失代偿期患者，获得 SVR 后改善疾病并发症及预后研究。

（6）研究 DAAs 治疗对预防肝硬化及其并发症和 HCC 的长期影响。

（7）DAAs 的药物相互作用，特别需要关注 DAAs 与中草药相互作用的问题。

（8）研究 DAAs 治疗特殊人群的有效性和安全性。

（9）DAAs 治疗丙型肝炎的卫生经济学研究，探索降低药物价格、提高治疗可及性的有效途径。

（10）研究适合我国国情的更多发现 HCV 感染者、提高诊断率及治疗率的模式。

第三节　非酒精性脂肪性肝病防治指南（2018 年更新版）

中华医学会肝病学分会脂肪肝和酒精性肝病学组，
中国医师协会脂肪性肝病专家委员会

非酒精性脂肪性肝病（non-alcoholic fatty liver disease，NAFLD）是一种与胰岛素抵抗（insulin resistance，IR）和遗传易感密切相关的代谢应激性肝损伤，疾病谱包括非酒精性肝脂肪变（non-alcoholic hepatic steatosis）、非酒精性脂肪性肝炎（non-alcoholic steatohepatitis，NASH）、肝硬化和肝细胞癌（hepatocellular carcinoma，HCC）。NAFLD 不仅可以导致肝病残疾和死亡，还与代谢综合征（metabolic syndrome，MetS）、2 型糖尿病（type 2 diabetes mellitus，T2DM）、动脉硬化性心血管疾病及结直肠肿瘤等的高发密切相关。随着肥胖和 MetS 的流行，NAFLD 已成为我国第一大慢性肝病和健康体检肝脏生物化学指标异常的首要原因，并且，越来越多的乙型肝炎病毒（hepatitis B virus，HBV）慢性感染者合并 NAFLD，严重危害人民生命健康。

为了规范 NAFLD 的诊断、治疗、筛查和随访，中华医学会肝病学分会脂肪肝和酒精性肝病学组于 2006 年组织国内有关专家制定了《非酒精性脂肪性肝病诊疗指南》（第 1 版），并于 2010 年第 1 次修订。近 8 年来，国内外有关 NAFLD 诊疗和管理的临床研究取得了很大进展，为此，中华医学会肝病学分会脂肪肝和酒精性肝病学组联合中国医师协会脂肪性肝病专家委员会对本指南再次修订。本指南旨在帮助临床医生在 NAFLD 诊断、治疗、筛查和随访中做出合理决策，但不是强制性标准，也不可能涵盖或解决 NAFLD 诊疗及管理的所有问题。临床医师在面对某一患者时，应在充分了解有关本病的最佳临床证据，认真考虑患者具体病情及其意愿的基础上，根据自己的专业知识、临床经验和可利用的医疗资源，制定合理的诊疗方案。鉴于 NAFLD 研究进展迅速，本指南将根据学科进展和临床需要不断更新和完善。

本指南根据推荐意见分级的评估、制定和评价系统，将循证医学证据等级分为 A、B 和 C 3 个级别，推荐等级分为 1 和 2 两个级别，见表 5-12。

表 5-12　推荐意见的证据等级和推荐等级

级别	详细说明
证据等级	
A 高质量	进一步研究不大可能改变对该疗效评估结果的信心
B 中等质量	进一步研究有可能使我们对该疗效评估结果的信心产生重要影响
C 低质量	进一步研究很有可能影响该疗效评估结果，且该评估结果很可能改变
推荐等级	
1 强推荐	充分考虑到了证据的质量、患者可能的预后情况及治疗成本而最终得出的推荐意见
2 弱推荐	证据价值参差不齐，推荐意见存在不确定性，或推荐的治疗意见可能会有较高的成本疗效比等，更倾向于较低等级的推荐

一、术语

本指南用到的术语及其定义见表 5-13 和表 5-14。

表 5-13　非酒精性脂肪性肝病的相关定义

术语	工作定义
非酒精性脂肪性肝病	肝脏病理学和影像学改变与酒精性肝病相似，但无过量饮酒等导致肝脂肪变的其他原因，患者通常存在营养过剩、肥胖和代谢综合征相关表现
非酒精性（non-alcoholic）	不饮酒或无过量饮酒史［过去 12 个月每周饮用乙醇（酒精）男性 <210 g，女性 < 140 g］，未应用乙胺碘呋酮、甲氨蝶呤、他莫昔芬、糖皮质激素等药物，并排除基因 3 型丙型肝炎病毒感染、肝豆状核变性、自身免疫性肝炎、全胃肠外营养、乏 β 脂蛋白血症、先天性脂质萎缩症、乳糜泻等可以导致脂肪肝的特定疾病
非酒精性肝脂肪变	又称单纯性脂肪肝，是 NAFLD 的早期表现，大泡性或大泡为主的脂肪变累及 5% 以上肝细胞，可以伴有轻度非特异性炎症
非酒精性脂肪性肝炎	NAFLD 的严重类型，5% 以上的肝细胞脂肪变合并小叶内炎症和肝细胞气球样变性。不合并肝纤维化或仅有轻度纤维化（F0～1）为早期 NASH；合并显著肝纤维化或间隔纤维化（F2～3）为纤维化性 NASH；合并肝硬化（F4）为 NASH 肝硬化
NAFLD 相关肝硬化	有肥胖症、代谢综合征、2 型糖尿病和（或）NAFLD 病史的隐源性肝硬化

表 5-14　代谢综合征的相关定义

术语	工作定义
代谢综合征	是指心血管危险因素的聚集体，表现为存在 3 项及以上代谢性危险因素（腹型肥胖，高血压，高三酰甘油血症，低高密度脂蛋白胆固醇血症、高血糖）
腹型肥胖	腰围 >90 cm（男性），>85 cm（女性）
高血压	动脉血压≥130/85 mmHg（1 mmHg = 0.133 kPa）或正在应用降血压药物

术语	工作定义
高三酰甘油血症	空腹血清 TG≥1.7 mmol/L 或正在服用降血脂药物
低高密度脂蛋白胆固醇血症	空腹血清 HDL-C＜1.0 mmol/L（男性），＜1.3 mmol/L（女性）
高血糖	空腹血糖≥5.6 mmol/L，或餐后 2 h 血糖≥7.8 mmol/L，或有 2 型糖尿病史

二、流行病学和筛查

NAFLD 是全球最常见的慢性肝病，普通成人 NAFLD 患病率介于 6.3%～45%［中位数 25.2%，95% 可信区间（CI）：22.1%～28.7%］，其中 10%～30% 为 NASH。中东地区和南美洲 NAFLD 患病率最高，非洲最低，包括中国在内的亚洲多数国家 NAFLD 患病率处于中上水平（＞25%）。来自上海、北京等地区的流行病学调查结果显示，普通成人 B 型超声诊断的 NAFLD 患病率 10 年期间从 15% 增加到 31% 以上，50～55 岁以前男性患病率高于女性，其后女性的患病率增长迅速甚至高于男性。1996—2002 年期间上海某企业职工健康查体血清丙氨酸氨基转移酶（ALT）增高者 NAFLD 检出率从 26% 增至 50% 以上，NAFLD 目前已成为健康体检血清 ALT 和 γ-谷氨酰转移酶（GGT）增高的主要原因。中国香港成年人在 3～5 年内 NAFLD 累计发生率为 13.5%，但是重度肝脂肪变和进展性肝纤维化相对少见。浙江省宁波市非肥胖成人 NAFLD 患病率和年发病率分别为 7.3% 和 1.8%。在 152 例肝活组织检查证实的 NAFLD 患者中 NASH 占 41.4%，肝硬化占 2%；另一项 101 例肝活组织检查证实的 NAFLD 患者中，NASH 和肝硬化分别占 54% 和 3%。合并 MetS、T2DM 的 NAFLD 患者通常肝组织学损伤严重，NASH 和进展性肝纤维化检出率高。

中国 NAFLD 患病率变化与肥胖症、T2DM 和 MetS 流行趋势相平行。目前我国成人总体肥胖、腹型肥胖、T2DM 患病率分别高达 7.5%、12.3% 和 11.6%。一方面，肥胖症、高脂血症、T2DM 患者 NAFLD 患病率分别高达 60%～90%、27%～92% 和 28%～70%；另一方面，NAFLD 患者通常合并肥胖症（51.3%，95% CI：41.4%～61.2%）、高脂血症（69.2%，95% CI：

49.9% ~ 83.5%）、高血压（39.3%，95% CI：33.2% ~ 45.9%）、T2DM（22.5%，95% CI：17.9% ~ 27.9%）以及 MetS（42.5%，95% CI：30.1% ~ 56.1%）。

与肥胖症密切相关的富含饱和脂肪酸和果糖的高热量膳食结构，以及久坐少动的生活方式同样也是 NAFLD 的危险因素。腰围增粗与 IR 和 NAFLD 的关联高于皮下脂肪增多及人体质量指数（body mass index，BMI）增加。即使应用 2000 年世界卫生组织西太平洋地区标准诊断超重和肥胖症，BMI 正常成人（瘦人）NAFLD 患病率亦高达 10% 以上。瘦人 NAFLD 通常有近期体质量和腰围增加的病史，高达 33.3% 的 BMI 正常的 NAFLD 患者存在 MetS，NAFLD 比 BMI 所反映的总体肥胖和腰围所提示的腹型肥胖更能预测 MetS。肌肉衰减综合征（肌少症）与瘦人和肥胖症患者脂肪肝的发生都独立相关。我国汉族居民 NAFLD 的遗传易感基因与国外报道基本相似，PNPLA3I148M 和 TM6SF2E167K 变异与 NAFLD 及其严重程度相关，这类患者 IR 的特征不明显。此外，高尿酸血症、红细胞增多症、甲状腺功能减退、垂体功能减退、睡眠呼吸暂停综合征、多囊卵巢综合征也是 NAFLD 发生和发展的独立危险因素。

推荐意见 1：NAFLD 是健康体检肝脏生物化学指标异常的主要病因，血清 ALT 和 GGT 增高者应筛查 NAFLD（A1）。

推荐意见 2：肥胖症、高三酰甘油（TG）血症、T2DM 和 MetS 患者需要通过肝脏生物化学和 B 型超声筛查 NAFLD（A1）。

推荐意见 3：鉴于不健康的生活方式在 NAFLD 的发病中起重要作用，疑似 NAFLD 患者需调查饮食及运动习惯（A1）。

三、自然转归和随访

NAFLD 患者起病隐匿且肝病进展缓慢，NASH 患者肝纤维化平均 7 ~ 10 年进展一个等级，间隔纤维化和肝硬化是 NAFLD 患者肝病不良结局的独立预测因素。在包括 1495 例 NAFLD 随访 17 452 人/年的系统综述和 Meta 分析中，全因死亡特别是肝病死亡风险随着肝纤维化的出现及程度加重而显著增加。非酒精性肝脂肪变患者随访 10 ~ 20 年肝硬化发生率仅为 0.6% ~ 3%，而 NASH 患者 10 ~ 15 年内肝硬化发生率高达 15% ~ 25%。合并 MetS 和（或）血清 ALT 持续增高的 NAFLD 患者肝组织学分型更有可能是 NASH，大约 40.8%（95% CI：34.7% ~ 47.1%）的 NASH 患者发生肝纤维化进展，

平均每年进展 0.09（95% CI：0.06～0.12）等级，NAFLD 相关肝硬化和
HCC 通常发生于老年患者。年龄 > 50 岁、BMI > 30 kg/m^2、高血压病、
T2DM、MetS 是 NASH 患者间隔纤维化和肝硬化的危险因素。与肥胖的
NAFLD 患者相比，BMI < 25 kg/m^2 的 NAFLD 患者的肝脏炎症损伤和纤维化
程度相对较轻。来自中国香港的 307 例肝活组织检查证实的 NAFLD 患者在
中位数 49 个月的随访中，6 例死亡，2 例并发 HCC，1 例肝功能衰竭，但这
些不良结局都来自肥胖组。合并高血压病的 NASH 伴肝纤维化患者也是疾病
进展的高危人群。NAFLD 相关肝硬化患者代偿期病程可以很长，一旦肝功
能失代偿或出现 HCC 等并发症则死亡率高。NAFLD 与 HCC 之间有因果关
系，NAFLD 患者 HCC 发病率为 0.29‰~0.66‰，危险因素包括隐源性肝硬
化、MetS 和 T2DM，PNPLA3rs738409C > G 患者更易发生 HCC。NASH 肝硬
化患者发生 HCC 的风险显著增加，应该定期筛查 HCC，然而高达 30%～
50% 的 HCC 发生在非肝硬化的 NASH 患者。鉴于非肝硬化的 NASH 患者并
发 HCC 的总体风险低，暂不推荐对于尚无肝硬化的 NAFLD 和 NASH 患者筛
查 HCC。

在普通人群中，无论是血清 ALT 和 GGT 增高还是 B 型超声诊断的
NAFLD 都显著增加 MetS 和 T2DM 发病率。NAFLD 患者随访 5～10 年 T2DM
风险增加 1.86 倍（95% CI：1.76～1.95），MetS 发病风险增加 3.22 倍
（95% CI：3.05～3.41），心血管事件发病风险增加 1.64 倍（95% CI：
1.26～2.13）。与对照人群相比，NAFLD 患者全因死亡率显著增高，主要死
因是心血管疾病和肝外恶性肿瘤，NASH 患者肝病死亡排名第 3。即便有效
控制 MetS 组分及其他传统心血管疾病危险因素，NAFLD 患者冠心病发病率
仍然显著增加；肝移植术后冠心病风险仍持续存在并成为影响患者预后的重
要因素。与无脂肪肝的对照人群相比，女性 NAFLD 患者冠心病和脑卒中的
发病率显著增高且起病年龄提前。尽管 NAFLD 与动脉硬化性心脑血管疾病
的高发密切相关，但是并存的脂肪肝可能并不影响冠心病和脑梗死患者的预
后。NAFLD 和 NASH 患者年肝病死亡率分别为 0.77‰（95% CI：0.33‰~
1.77‰）和 11.77‰（95% CI：7.10‰~19.53‰），全因死亡率分别为
15.44‰（95% CI：11.72‰~20.34‰）和 25.56‰（95% CI：6.29‰~
103.80‰）。此外，NAFLD 特别是 NASH 还与骨质疏松、慢性肾脏疾病、结
直肠肿瘤、乳腺癌等慢性病的高发密切相关。HOMA 稳态模型检测的 IR
（homeostasis model assessment IR，HOMA-IR）增高的"瘦人"NAFLD 和

NASH 同样面临代谢、心血管危险因素和肝病进展的风险。

推荐意见4：鉴于肥胖症、高血压、T2DM 和 MetS 是 NAFLD 患者疾病进展的危险因素，需加强这类患者代谢、心血管和肝病并发症的监测（B1），合并胰岛素抵抗和（或）腹型肥胖的瘦人 NAFLD 同样需要定期随访（B2）。

推荐意见5：鉴于 NAFLD 与 T2DM 互为因果，建议 NAFLD 患者定期检测空腹血糖、糖化血红蛋白，甚至做口服糖耐量试验，以筛查糖尿病（A1）。

推荐意见6：鉴于 NAFLD 患者心脑血管疾病相关死亡率显著增加，建议 NAFLD 患者定期评估心脑血管事件的发病风险（A1）。

推荐意见7：NASH 肝硬化患者应该根据相关指南进行胃食管静脉曲张和 HCC 的筛查（B1），目前尚无足够证据推荐对 NAFLD 患者筛查结直肠肿瘤（C1）。

四、诊断与评估

NAFLD 的诊断需要有弥漫性肝细胞脂肪变的影像学或组织学证据，并且要排除乙醇（酒精）滥用等可以导致肝脂肪变的其他病因。因无特异性症状和体征，大部分患者因偶然发现血清 ALT 和 GGT 增高或者影像学检查结果显示弥漫性脂肪肝而疑诊为 NAFLD。NAFLD 的评估包括定量肝脂肪变和纤维化程度，判断有无代谢和心血管危险因素及并发症、有无肝脏炎症损伤以及是否合并其他原因的肝病。

1. "非酒精性"的界定："非酒精性"是指无过量饮酒史（男性饮酒折合乙醇量 <30 g/d，女性 <20 g/d）和其他可以导致脂肪肝的特定原因。为此，在将肝组织学或影像学弥漫性脂肪肝归结于 NAFLD 之前，需要除外酒精性肝病（alcoholic liver disease，ALD）、基因3型丙型肝炎病毒（hepatitis C virus，HCV）感染、自身免疫性肝炎、肝豆状核变性等可导致脂肪肝的特定肝病，并除外药物（他莫昔芬、胺碘酮、丙戊酸钠、甲氨蝶呤、糖皮质激素等）、全胃肠外营养、炎症性肠病、乳糜泻、甲状腺功能减退症、库欣综合征、β 脂蛋白缺乏血症、脂质萎缩性糖尿病、Mauriac 综合征等导致脂肪肝的特殊情况。在将血清氨基酸转移酶（ALT、AST）和（或）GGT 增高以及隐源性肝硬化归结于 NAFLD 之前，需除外可以导致肝脏生物化学异常和肝硬化的其他原因。然而，"非酒精性"肝病的真实内涵是指营养过剩、

IR 及其相关代谢紊乱诱导的慢性肝损伤。事实上，脂肪肝可由"非酒精"因素（IR 和代谢紊乱）与乙醇（酒精）滥用、基因 3 型 HCV 感染等 1 种或多种病因共同导致，慢性 HBV 感染亦常因 IR 和代谢紊乱并发 NAFLD，而 NAFLD 患者可能比对照人群更易发生药物与中毒性肝损伤，各种原因的慢加急性肝功能衰竭可以发生在 NASH 背景上。临床上，需要重视肥胖、T2DM、MetS 在其他原因肝病患者肝脏损伤和肝硬化及 HCC 发病中的促进作用，并加强合并 NAFLD 的其他肝病患者代谢和心血管危险因素及其并发症的防治。

2. 肝脂肪变的诊断：病理学上的显著肝脂肪变和影像学诊断的脂肪肝是 NAFLD 的重要特征，肝脂肪变及其程度与肝脏炎症损伤和纤维化密切相关，并可预测 MetS 和 T2DM 的发病风险。常规的上腹部影像学检查可以提供肝脏、胆囊、胰腺、脾脏、肾脏等疾病诊断的有用信息，做出弥漫性脂肪肝、局灶性脂肪肝、不均质性脂肪肝的影像学诊断。B 型超声是临床应用范围广泛的影像学诊断工具，根据肝脏前场回声增强（"明亮肝"）、远场回声衰减，以及肝内管道结构显示不清楚等特征诊断脂肪肝。然而，B 型超声对轻度脂肪肝诊断的敏感性低，特异性亦有待提高，因为弥漫性肝纤维化和早期肝硬化时也可观察到脂肪肝的典型特征。受控衰减参数是一项基于超声的肝脏瞬时弹性成像平台定量诊断脂肪肝的新技术，CAP 能够检出 5% 以上的肝脂肪变，准确区分轻度肝脂肪变与中 – 重度肝脂肪变。然而，CAP 与 B 型超声相比容易高估肝脂肪变程度，当 BMI > 30 kg/m^2、皮肤至肝包膜距离 > 25 mm 以及 CAP 的四分位间距 ≥ 40dB/m 时，CAP 诊断脂肪肝的准确性下降。CAP 区分不同程度肝脂肪变的诊断阈值及其动态变化的临床意义尚待明确。X 线计算机断层摄影术和磁共振成像检查诊断脂肪肝的准确性不优于 B 型超声，主要用于弥漫性脂肪肝伴有正常肝岛以及局灶性脂肪肝与肝脏占位性病变的鉴别诊断。磁共振波谱分析能够检出 5% 以上的肝脂肪变，准确性很高，缺点是花费高和难以普及。应用 BMI、腰围、血清 TG 和 GGT 水平等指标组合的脂肪肝指数、肝脂肪变指数等，对脂肪肝的诊断性能存在年龄、种族群体等差异，主要作为影像学诊断脂肪肝的替代工具用于流行病学调查和某些特殊的临床情况。

3. 脂肪性肝炎的诊断：鉴于 NASH 是单纯性脂肪肝进展至肝硬化和 HCC 的中间阶段且难以自行康复，在 NAFLD 患者中识别 10% ~ 30% 的 NASH 更具临床意义，然而现有影像学技术和实验室检查等无创方法不能准确诊断 NASH。对于 NAFLD 初诊患者，详细了解 BMI、腰围、代谢性危险因素、并存疾病和血清生物化学指标，可以综合判断是否为 NASH 高危人群。MetS、血清 ALT 和细胞角蛋白 - 18（M30 和 M65）水平持续增高，提示 NAFLD 患者可能存在 NASH，需要进一步的肝活组织检查结果证实。血清 ALT 正常并不意味着无肝组织炎症损伤，ALT 增高亦未必是 NASH。尽管存在创伤和并发症，以及取样误差和病理观察者之间差异等缺点，肝活组织检查至今仍是诊断 NASH 的金标准。肝活组织检查可准确评估肝脂肪变、肝细胞损伤、炎症坏死和纤维化程度。肝脂肪变、气球样变和肝脏炎症合并存在是诊断 NASH 的必备条件。欧洲脂肪肝协作组提出的 SAF 积分（肝脂肪变、炎症活动和纤维化各自计分之和）比美国 NASH 临床研究协作网推荐的 NAFLD 活动性积分更能提高病理医生诊断 NASH 的一致性，并减少观察者之间的误差。这些积分系统是通过半定量评估 NAFLD 的主要病理学改变，从而对 NAFLD 进行病理分型和分期，以及临床试验时的疗效评价。肝活组织检查的费用和风险应与估计预后和指导治疗的价值相权衡。

4. 肝纤维化的评估：鉴于肝纤维化是唯一准确预测肝脏不良结局的肝脏病理学改变，在 NAFLD 患者中诊断显著肝纤维化和肝硬化对预后判断的价值大于区分单纯性脂肪肝与 NASH。许多因素可以影响 NAFLD 患者肝纤维化的动态变化，应用临床参数和血清纤维化标志物不同组合的多种预测模型，可粗略判断有无显著肝纤维化（≥F2）和进展期肝纤维化（F3，F4），其中 NAFLD 纤维化评分的诊断效率可能最高。然而，现有的肝纤维化无创预测模型并不符合"诊断准确性报告标准"对诊断性检测的质量要求。近年来，影像学技术的进展显著提高了肝纤维化的无创评估能力。基于 Fi-broScan 的振动控制瞬时弹性成像检测的肝脏弹性值对 NAFLD 患者肝纤维化的诊断效率优于 NFS、APRI、FIB-4 等预测模型，有助于区分无/轻度肝纤维化（F0，F1）与进展期肝纤维化（F3，F4），但是至今仍无公认的阈值用于确诊肝硬化。肥胖症会影响 FibroScan 检测成功率，高达 25% 的患者无法通过 M 探头成功获取准确的 LSM 值。此外，LSM 值判断各期纤维化的阈值需要与肝病病因相结合；重度肝脂肪变（CAP 值显著增高）、明显的肝脏炎症（血清氨基酸转移酶 > 5 × 正常值上限）、肝脏淤血和胆汁淤积等都可高估 LSM 值判断肝纤维化的程度。基于 MRI 的实时弹性成像对 NAFLD 患者肝硬化诊断的阳性预测值与 VCTE 相似，但 MRE 阴性预测值更高。当无创方法检测结果高度疑似存在进展期肝纤维化时需要肝活组织检查验证，病理学检查需明确描述肝纤维化的部位、数量，以及有无肝实质的重建和假小叶。高度可疑或确诊肝硬化包括 NASH 肝硬化、NAFLD 肝硬化以及隐源性肝硬化。

5. 代谢和心血管危险因素评估：NAFLD 与 MetS 互为因果，代谢紊乱不但与 T2DM 和心血管疾病高发密切相关，而且参与 NAFLD 的发生和发展。疑似 NAFLD 患者需要全面评估人体学指标和血清糖脂代谢指标及其变化。鉴于心血管事件是影响 NAFLD 患者预后的主要因素，所有 NAFLD 患者都应进行心血管事件风险评估。建议采用改良的国际糖尿病联盟的标准诊断 MetS。对于 NAFLD 患者需要常规检测空腹血糖和糖化血红蛋白，甚至进一步做标准 75 g 葡萄糖口服糖耐量试验，筛查空腹血糖调节受损、糖耐量异常和糖尿病。除了 PNPLA3 I148M 多态性相关的 NAFLD 以外，IR 几乎是 NAFLD 和 NASH 的共性特征。HOMA-IR 是用于评价群体的 IR 水平的指标，计算方法如下：空腹血糖水平（mmol/L）× 空腹血胰岛素水平（FINS，mIU/L)/22.5，正常成人 HOMA-IR 指数大约为 1。无糖调节受损和糖尿病的 NAFLD 患者可以通过 HOMA-IR 评估胰岛素的敏感性，"瘦人"脂肪肝如果存在 IR，即使无代谢性危险因素亦可诊断为 NAFLD，随访中 HOMA-IR 下降预示 NAFLD 患者代谢紊乱和肝脏损伤程度改善。人体成分测定有助于发现常见于"瘦人"的隐性肥胖［体脂含量和（或）体脂占体质量百分比增加］和肌少症。

推荐意见 8：临床疑诊 NAFLD 和 NASH 时，需要排除过量饮酒、基因 3 型 HCV 感染、肝豆状核变性、自身免疫性肝炎以及药物性肝损伤等可以导致肝脂肪变的其他病因（A1），并判断是否并存慢性乙型肝炎等肝脏疾病（B1）。

推荐意见 9：慢性病毒性肝炎合并 NAFLD 以及 NAFLD 合并药物性肝损伤，可能会导致更为严重的肝脏损伤，需要客观评估代谢性危险因素在这类患者肝脂肪变和肝损伤中的作用（B1）。

推荐意见 10：通过病理学和（或）影像学检测结果发现的脂肪肝患者，除需检测肝脏生物化学指标外，还应筛查代谢综合征相关组分，并重视适量饮酒与代谢性危险因素在脂肪肝发病中的交互作用（A1）。

推荐意见 11：HOMA-IR 是评估无糖尿病人群胰岛素抵抗的替代方法（A1），有助于体质量正常且无代谢危险因素的隐源性脂肪肝患者 NAFLD 的诊断（B2）。

推荐意见12：脂肪肝的影像学诊断首选 B 型超声检查（A1），B 型超声还可以提供额外的诊断信息。CAP 是脂肪肝定量评估的替代工具（B1）。

推荐意见13：NASH 的诊断需通过肝活组织检查证实，诊断依据为肝细胞脂肪变合并气球样变和小叶内炎症（A1）。建议根据 SAF 积分将 NAFLD 分为单纯性脂肪肝、早期 NASH（F0，F1）、纤维化性 NASH（F2，F3）以及 NASH 肝硬化（F4）（C2）。

推荐意见14：合并 MetS、T2DM、血清氨基酸转移酶和（或）CK-18（M30，M65）持续增高的 NAFLD 患者是 NASH 的高危人群，建议通过肝活组织检查明确诊断（A2）。

推荐意见15：血清肝纤维化标志物和评分系统以及肝脏瞬时弹性检测可以用于排除 NAFLD 患者存在进展期肝纤维化（A2），并可用于随访监测肝纤维化的进展（C2）。这些无创诊断方法即使联合应用对间隔纤维化和早期肝硬化诊断的准确性也较低，建议用肝活组织检查证实（B2）。

推荐意见16：当无创性检测方法不能判断脂肪性肝炎或血清生物化学指标异常的病因时，建议用肝活组织检查协助诊断（B1）。在将隐源性肝硬化归因于 NAFLD 肝硬化时需认真排除其他原因（C2）。

五、预防和治疗

鉴于 NAFLD 是肥胖和 MetS 累及肝脏的表现，大多数患者肝组织学改变处于单纯性脂肪肝阶段，治疗 NAFLD 的首要目标为减肥和改善 IR，预防和治疗 MetS、T2DM 及其相关并发症，从而减轻疾病负担、改善患者生活质量并延长寿命；次要目标为减少肝脏脂肪沉积，避免因"附加打击"而导致 NASH 和慢加急性肝功能衰竭；对于 NASH 和脂肪性肝纤维化患者还需阻止肝病进展，减少肝硬化、HCC 及其并发症的发生。NAFLD 患者的疗效判断需综合评估人体学指标、血清生物化学指标以及 B 型超声等肝胆影像学变化，并监测药物不良反应，从而及时调整诊疗方案。在治疗和随访过程中，建议密切观察患者的生活方式、体质量、腰围和动脉血压变化，每隔 3～6 个月复查血清生物化学指标和糖化血红蛋白，6～12 个月复查上腹部 B 型超声。血清氨基酸转移酶恢复正常和肝脂肪变消退，即使提示 NASH 改善也不代表肝纤维化程度不加剧。通过肝脏瞬时弹性成像、MRS、MRE 动态观察肝脂肪变和纤维化程度在 NAFLD 疗效评估和新药研发中的作用有待明确。定期肝活组织检查至今仍是评估 NASH 和肝纤维化患者肝组织学变化的唯一标准，治疗 NASH 的目标是脂肪性肝炎和纤维化程度都能显著改善，至少要达到减轻肝纤维化而脂肪性肝炎不加剧，或者 NASH 缓解而纤维化程度不加重。

（1）改变不良生活方式：减少体质量和腰围是预防和治疗 NAFLD 及其并发症最为重要的治疗措施。对于超重、肥胖，以及近期体质量增加和"隐性肥胖"的 NAFLD 患者，建议通过健康饮食和加强锻炼的生活方式教育纠正不良行为。适当控制膳食热量摄入，建议每日减少 2092～4184 kJ（500～1000 kcal）热量；调整膳食结构，建议适量脂肪和碳水化合物的平衡膳食，限制含糖饮料、糕点和深加工精致食品，增加全谷类食物、ω-3 脂肪酸以及膳食纤维摄入；一日三餐定时适量，严格控制晚餐的热量和晚餐后进食行为。避免久坐少动，建议根据患者兴趣并以能够坚持为原则选择体育锻炼方式，以增加骨骼肌质量和防治肌少症。例如：每天坚持中等量有氧运动 30 分钟，每周 5 次，或者每天高强度有氧运动 20 分钟，每周 3 次，同时做 8～10 组阻抗训练，每周 2 次。1 年内减重 3%～5% 可以改善 MetS 组分和逆转单纯性脂肪肝，体质量下降 7%～10% 能显著降低血清氨基酸转移酶水平并改善 NASH，但是体质量下降 10% 以上并维持 1 年才能逆转肝纤维化，遗憾的是肥胖症患者 1 年内能够减重 10% 以上者 <10%。包括临床营养师、运动康复师在内的多学科联合策略对提高 NAFLD 患者参与生活方式干预项目的积极性并长期坚持至关重要，健康中国 2030 计划的有效实施有望控制我国肥胖、T2DM 和 NAFLD 的流行。

（2）针对 MetS 的药物治疗：对于 3～6 个月生活方式干预未能有效减肥和控制代谢危险因素的 NAFLD 患者，建议根据相关指南和专家共识应用 1 种或多种药物治疗肥胖症、高血压、T2DM、血脂紊乱、痛风等疾病，目前这些药物对患者并存的 NASH 特别是肝纤维化都无肯定的治疗效果。BMI≥30 kg/m² 的成人和 BMI≥27 kg/m² 伴有高血压、T2DM、血脂紊乱等并发症的成人可以考虑应用奥利司他等药物减肥，但需警惕减肥药物引起的不良反应。此外，应谨慎长期使用可能会增加患者体质量的药物。血管紧张素 II 受体拮抗剂可以安全用于 NAFLD 和 NASH 患者的高血压的治疗。ω-3 多不饱和脂肪酸虽可能安全用于 NAFLD 患者高 TG 血症的治疗，但是该药对血清 TG >5.6 mmol/L 患者的降脂效果不肯定，此时常需处方贝特类药物降低血脂和预防急性胰腺炎，但需警惕后者的肝脏毒性。除非患者有肝功能衰竭或肝硬化失代偿，他汀可安全用于 NAFLD 和 NASH 患者降低血清低密

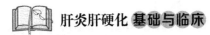

度脂蛋白胆固醇水平以防治心血管事件，目前无证据显示他汀可以改善NASH和肝纤维化。他汀使用过程中经常出现的无症状性、孤立性血清ALT增高，即使不减量或停药亦可恢复正常。尽管二甲双胍对NASH并无治疗作用，但其可以改善IR、降低血糖和辅助减肥，建议用于NAFLD患者T2DM的预防和治疗。人胰高糖素样肽－1类似物利拉鲁肽不仅具备多重降糖机制，而且能够减肥和改善IR，适合用于肥胖的T2DM患者的治疗。吡格列酮虽然可以改善NASH患者血清生物化学指标和肝脏组织学病变，但该药在中国患者中长期应用的疗效和安全性尚待明确，建议仅用于合并T2DM的NASH患者的治疗。

（3）减肥手术：又称代谢手术，不仅最大程度地减肥和长期维持理想体质量，而且可以有效控制代谢紊乱，甚至逆转T2DM和MetS。国际糖尿病联盟建议，重度肥胖（BMI≥40 kg/m²）的T2DM患者，以及中度肥胖（35 kg/m²≤BMI≤39.9 kg/m²）但保守治疗不能有效控制血糖的T2DM患者都应考虑减肥手术。轻度肥胖（BMI：30～34.9 kg/m²）患者如果保守治疗不能有效控制代谢和心血管危险因素也可以考虑减肥手术。亚裔群体的BMI阈值应下调2.5 kg/m²。近10年全球减肥手术的数量持续增长，不管哪种类型的减肥手术都较非手术治疗能最大程度地减肥，亚洲国家以袖状胃切除术最为常用。合并NASH或代偿期肝硬化不是肥胖症患者减肥手术的禁忌证。减肥手术不但可以缓解包括纤维化在内的NASH患者的肝组织学改变，而且可能降低心血管疾病死亡率和全因死亡率，但其改善肝脏相关并发症的作用尚未得到证实。目前尚无足够证据推荐减肥手术治疗NASH，对于严重的或顽固性肥胖患者以及肝移植术后NASH复发的患者可以考虑减肥手术。亦可考虑给严重的病理性肥胖或减肥治疗失败的受体，以及合并肝纤维化的NASH供体进行减肥手术。

（4）针对肝脏损伤的药物治疗：鉴于改变生活方式和应用针对MetS的药物甚至减肥手术难以使NASH特别是肝纤维化逆转，为此有必要应用保肝药物保护肝细胞、抗氧化、抗感染，甚至抗肝纤维化。来自美国的临床试验结果显示，维生素E（α－生育酚，800 IU/d）口服2年可以使无糖尿病的NASH成人血清氨基酸转移酶恢复正常并显著改善肝脂肪变和炎症损伤。然而，我国药典并无大剂量维生素E治疗慢性肝炎的适应证，并且长期大剂量使用维生素E的安全性令人担忧。来自美国的临床试验结果显示，奥贝胆酸显著减轻NASH患者肝纤维化程度，但是该药对脂代谢有不良影响，可导致皮肤瘙痒，并且其在 NASH 治疗中的作用并未被日本的临床试验所证实。目前在我国广泛应用的水飞蓟素（宾）、双环醇、多烯磷脂酰胆碱、甘草酸二胺、还原型谷胱甘肽、S - 腺苷甲硫氨酸、熊去氧胆酸等针对肝脏损伤的治疗药物安全性良好，部分药物在药物性肝损伤、胆汁淤积性肝病等患者中已取得相对确切的疗效，但这些药物对 NASH 和肝纤维化的治疗效果仍需进一步的临床试验证实。在综合治疗的基础上，保肝药物作为辅助治疗推荐用于以下类型 NAFLD 患者：①肝活组织检查确诊的 NASH；②临床特征、实验室及影像学检查提示存在 NASH 或进展性肝纤维化，例如合并 MetS 和 T2DM，血清氨基酸转移酶和（或）CK-18 持续升高，肝脏瞬时弹性检查 LSM 值显著增高；③应用相关药物治疗 MetS 和 T2DM 过程中出现肝脏氨基酸转移酶升高；④合并药物性肝损伤、自身免疫性肝炎、慢性病毒性肝炎等其他肝病。建议根据肝脏损伤类型、程度以及药物效能和价格选择 1 种保肝药物，疗程需要 1 年以上。对于血清 ALT 高于正常值上限的患者，口服某种保肝药物 6 个月，如果血清氨基酸转移酶仍无明显下降，则可改用其他保肝药物。至今尚无有效药物可推荐用于 NASH 患者预防肝硬化和 HCC，咖啡、阿斯匹林、二甲双胍、他汀等对肝脏的有益作用仍需临床试验证实。

（5）肝脏移植手术：NAFLD 对肝脏移植手术的影响涉及移植的供体和受体两大方面，我国目前已面临脂肪肝作为供肝而出现的移植后肝脏原发性无功能的高发风险，而由于 NASH 导致的失代偿期肝硬化、HCC 等终末期肝病需进行肝脏移植的病例亦在不断增多。NASH 患者肝移植的长期效果与其他病因肝移植相似，特殊性主要表现为年老、肥胖和并存的代谢性疾病可能影响肝移植患者围手术期或术后短期的预后，肝移植术后 NAFLD 复发率高达 50%，并且有较高的心血管并发症的发病风险。为此，需重视 NASH 患者肝移植等待期的评估和管理，以最大限度为肝移植创造条件。肝移植术后仍须有效控制体质量和防治糖脂代谢紊乱，从而最大限度降低肝移植术后并发症发生率。

（6）减少附加打击以免肝脏损伤加重：对于 NAFLD 特别是 NASH 患者，应避免极低热卡饮食减肥，避免使用可能有肝毒性的中西药物，慎用保健品。鉴于 NAFLD 患者偶尔过量饮酒可导致急性肝损伤并促进肝纤维化进展，而合并肝纤维化的 NAFLD 患者即使适量饮酒也会增加 HCC 发病风险，NAFLD 患者需要限制饮酒并避免过量饮酒。多饮咖啡和饮茶可能有助于 NAFLD 患者康复。此外，还需早期发现并有效处理睡眠呼吸暂停综合征、甲状腺功能减退症、小肠细菌过度生长等可加剧肝脏损伤的并存疾病。

推荐意见 17：提倡给 NAFLD 患者提供包括健康饮食、加强锻炼和修正不良行为的生活方式干预的指导（C2），NAFLD 患者 1 年内减重 5% 以上可以改善血清生物化学指标和肝脏组织学病变（B1）。

推荐意见 18：饮食指导应兼顾限制能量摄入、调整膳食结构和避免不良膳食行为（B1）。通过低热量饮食伴或不伴体育锻炼来减轻体质量，通常都可以减少肝脏脂肪沉积（A1）。

推荐意见 19：中等量有氧运动和（或）阻抗训练均可降低肝脏脂肪含量，可根据患者兴趣以能够长期坚持为原则选择训练方式（B2）。

推荐意见 20：NAFLD 患者虽要限制饮酒量，并严格避免过量饮酒（B1）；多饮咖啡和茶可能有助于 NAFLD 患者康复（C1）。

推荐意见 21：除非有肝功能衰竭和失代偿期肝硬化，NAFLD/NASH 患者可以安全使用血管紧张素 II 受体拮抗剂、ω-3 多不饱和脂肪酸、他汀、二甲双胍、吡格列酮等药物治疗代谢和心血管危险因素（C1）。

推荐意见 22：肝活组织检查证实的单纯性脂肪肝患者仅需通过饮食指导及体育锻炼来减轻肝脏脂肪沉积（B2），NASH 特别是合并显著肝纤维化患者则需应用保肝药物治疗（B1）。

推荐意见 23：高度疑似 NASH 或进展期肝纤维化但无肝活组织检查资料的 NAFLD 患者，也可考虑应用保肝药物治疗（C1）。

推荐意见 24：至今尚无公认的保肝药物可推荐用于 NASH 的常规治疗，双环醇、水飞蓟素（宾）、多烯磷脂酰胆碱、甘草酸制剂、维生素 E 等对 NASH 的治疗效果有待进一步临床研究证实（C1）。

推荐意见 25：目前尚未明确保肝药物治疗的最佳疗程，建议选择 1 种保肝药物，连续使用 1 年以上。如果用药 6 个月血清氨基酸转移酶仍无明显下降则建议改用其他保肝药物（C1）。

推荐意见 26：治疗肥胖、MetS 和 T2DM 的减肥手术可改善 NASH 患者的肝组织学表现（B1），但目前无足够证据推荐减肥手术治疗 NASH（B1）。

推荐意见 27：NAFLD/NASH 不是肥胖症患者减肥手术的禁忌证，除非有明确的肝硬化（A1）。

推荐意见 28：NASH 相关终末期肝病和肝细胞癌患者可以进行肝脏移植手术，肝脏移植总体生存率与其他病因肝脏移植相似，但是肝移植术后心血管相关死亡率较高（A1）。

六、存在的问题与展望

NAFLD 是一种多系统受累的代谢性疾病，与 MetS、T2DM 互为因果，共同促进肝硬化、HCC、冠心病、慢性肾病和结直肠肿瘤等肝外恶性肿瘤的高发。当前我国肥胖和 MetS 死亡率增长迅速，NAFLD 死亡率已经赶超欧美等发达国家并已成为我国肝病和代谢领域的新挑战，对国民健康和社会发展构成严重威胁。NAFLD 的防治不但是临床医学问题，而且也是预防医学、社会医学和卫生行政主管部门共同面临的重大课题。"健康中国 2030"的有序推进和实施，可望控制我国 NAFLD 及其相关疾病日趋严重的流行现状，国家科技部、国家自然科学基金委、国家卫生和计划生育委员会等部门资助的重大重点项目的顺利完成则有望在 NAFLD 及其相关肝硬化和 HCC 的遗传特征、发病机制、新药研发、无创诊断等方面取得突破性进展。

当前，临床医生需加强基于影像学和（或）肝活组织检查的 NAFLD 患者的队列研究，加强 NAFLD 相关 HCC 分子机制以及潜在肿瘤学标志物和干预的转化医学研究，进一步探讨我国儿童脂肪肝和乙型肝炎合并脂肪肝预后转归的特殊性。非侵入性方法诊断 NASH 和肝纤维化至今仍不能替代肝活组织检查，需要加强血清学标志物、基因组学、蛋白质组学、糖组学、代谢组学，以及新兴影像学技术的研发和临床应用，而肠道稳态结构和功能改变的研究可能为无创诊断和有效防治 NASH 提供新思路。我国传统的膳食结构、锻炼方式，以及益生元、益生菌、小檗碱和广泛使用的保肝药物对 NASH 的治疗效果需开展规范的临床试验来证实，并加强减肥手术治疗 NASH 的效果和安全性，以及 NASH 患者肝脏移植围手术期处理的临床研究。这些研究结果都将为我国 NAFLD 的诊疗实践提供新的证据，从而为国家卫生政策的制定提供科学依据。

此外，当前国内外有关 NAFLD 的指南众多且更新迅速，在指导临床实践的同时亦带来不少困惑。国内外指南在药物选择和生活方式干预等方面存在差异，不同国家和地区的医疗模式、医疗保险体系和药物可及性等方面亦差异显著。欧美国家现有 NASH 临床试验的研究对象 90% 以上为欧美人种，这些药物对于中国人的效果和安全性需要进一步验证。当前需要加强医务人员和大众 NAFLD 防治知识的普及教育，及时更新科普版脂肪肝防治指南。临床医生需要认真学习和理性思考，结合自己的临床经验和患者的具体情况，合理诊疗和科学管理好 NAFLD 患者。总之，我国 NAFLD 的有效防治任重而道远，在各级政府支持和医药企业的参与下，三级医院多学科联合诊疗与一级医疗机构紧密合作，力争创建中国特色的 NAFLD 防治和管理模式。

第四节　肝硬化诊治指南（2019 年版）

中华医学会肝病学分会

1. 前言

肝硬化是各种慢性肝病进展至以肝脏弥漫性纤维化、假小叶形成、肝内外血管增殖为特征的病理阶段，代偿期无明显临床症状，失代偿期以门静脉高压和肝功能严重损伤为特征，患者常因并发腹水、消化道出血、脓毒症、肝性脑病、肝肾综合征和癌变等导致多脏器功能衰竭而死亡。

为促进肝硬化临床诊疗中的规范化，中华医学会肝病学分会和消化病学分会等相继制定了《肝硬化门静脉高压食管胃静脉曲张出血的防治指南》《肝硬化腹水及相关并发症的诊疗指南》《肝硬化肝性脑病诊疗指南》等，对失代偿期肝硬化合并腹水、消化道出血、继发严重感染、肝性脑病、肝肾综合征等给出了推荐意见。此次制定的肝硬化指南不包括既往系列肝硬化并发症指南中已有的内容，但对各并发症指南中未提及的和其制定后新的进展作了补充。

近年，随着基础与临床研究的进展，对肝硬化临床诊治等方面有了进一步的认识。中华医学会肝病学分会组织专家编写本指南，旨在针对肝硬化的临床诊断和治疗提供指导。在指南制订中尽可能的按照循证医学依据以及 AGREE II 的标准，成立了指导组、秘书组（写作组）、专家组（包括通信专家）等，包含肝病、消化、感染、外科、介入、肿瘤、中医、药理、护理和临床研究方法学等领域的专家。本指南编制的主要目的是帮助二级以上医院从事肝病、消化或感染等专业的临床医生在临床诊治决策中做参考，但指南不是强制性标准，不可能包括或解决肝硬化诊治中的所有问题，因此，临床医生在面对某一患者时，应遵循本指南的原则，充分了解病情，认真考虑患者的观点和意愿，并结合当地的医疗资源和实践经验制定全面合理的个体化诊疗方案。

指南中提及的证据和推荐意见基本按照 GRADE 系统（推荐分级的评估，制定与评价）进行分级（表 5-15）。

表 5-15　推荐意见的证据等级和推荐强度等级

级别	详细说明
证据质量	
高（A）	进一步研究不可能改变对该疗效评估结果的可信度
中（B）	进一步研究有可能影响该疗效评估结果的可信度，且可能改变该评估结果
低或非常低（C）	进一步研究很有可能影响该疗效评估结果的可信度，且很可能改变该评估结果
推荐强度等级	
强（1）	明确显示干预措施利大于弊或弊大于利
弱（2）	利弊不确定或无论质量高低的证据均显示利弊相当

本指南主要针对肝硬化的病因、诊断和治疗等，包括失代偿期肝硬化并发症（腹水、消化道出血、脓毒症、肝性脑病、肝肾综合征等）的处理，有些内容可参照中华医学会肝病学分会制定的相关指南。

2. 病因及病理生理

（1）病因

引起肝硬化的常见病因有：HBV 和 HCV 感染；酒精性肝病；非酒精性脂肪性肝病；自身免疫性肝病，包括原发性胆汁性肝硬化（原发性胆汁性胆管炎）（primary biliary cholangitis，PBC）、自身免疫性肝炎和原发性硬化性胆管炎等；遗传、代谢性疾病，主要包括肝豆状核变性、血色病、肝淀粉样变、遗传性高胆红素血症、α_1-抗胰蛋白酶缺乏症、肝性卟啉病等；药物或化学毒物等；寄生虫感染，主要有血吸虫病、华支睾吸虫病等；循环障碍所致，常见的有布-加综合征和右心衰竭；不能明确病因的肝硬化（表 5-16）。

大多数肝硬化只有一个病因，也有多个病因同时作用，如 HBV、HCV 重叠感染；乙型肝炎或丙型肝炎患者长期大量饮酒等。此外，在主要病因的基础上，一些协同因素可以促进肝硬化的发展，如肥胖、胰岛素抵抗、某些药物等。

表 5-16　肝硬化的常见病因

肝炎病毒感染

　慢性乙型肝炎、丙型肝炎

酒精性肝病

非酒精性脂肪性肝病

药物或化学毒物

　对乙酰氨基酚、抗结核药物（异烟肼、利福平、吡嗪酰胺等）、抗肿瘤化疗药物、
部分中草药（雷公藤、何首乌、土三七等）、抗风湿病药物等

　毒蕈、四氯化碳等

寄生虫感染

　血吸虫病、华支睾吸虫病等

遗传、代谢性疾病

　血色病、肝豆状核变性、肝淀粉样变、α-抗胰蛋白酶缺乏、糖原累积症、半乳糖
血症、高酪氨酸血症、肝性卟啉病

循环障碍

　布-加综合征、右心衰竭

自身免疫性肝病

　PBC、原发性硬化性胆管炎、自身免疫性肝炎

隐源性肝硬化

（2）病理生理：肝硬化的形成是一种损伤后的修复反应，发生在慢性肝损伤患者中。在这一过程中，肝星状细胞活化是中心环节，还包括正常肝细胞外基质的降解、纤维瘢痕组织的聚集、血管扭曲变形及细胞因子的释放等。代偿期肝硬化无明显病理生理特征，失代偿期主要出现门静脉高压和肝功能减退两大类病理生理变化。

1）肝纤维化和代偿期肝硬化

肝细胞受到损伤后，损伤区域被细胞外基质或纤维瘢痕组织包裹，如这一损伤修复过程持续反复发生，则纤维瘢痕组织越来越多，逐渐形成肝纤维化和肝硬化。肝脏受到炎症或其他损伤时，邻近的肝细胞、Kupffer 细胞、窦内皮细胞和血小板等通过旁分泌作用分泌多种细胞因子，如肿瘤坏死因子α、转化生长因子β、胰岛素生长因子等，激活肝星状细胞并可转化为增殖型肌成纤维细胞样细胞。激活的肝星状细胞一方面通过增生和分泌细胞外基质参与肝纤维化的形成和肝内结构的重建，另一方面通过细胞收缩使肝窦内

压升高。

此外，肝细胞受损时，细胞外基质（主要是Ⅰ、Ⅲ、Ⅴ、Ⅺ型胶原）含量明显增加且在基底膜和内膜下沉积。同时受组织基质金属蛋白酶抑制剂的负调控抑制基质降解。增多的细胞外基质不能降解是肝纤维化、肝硬化形成和发展的主要因素，因此促进基质降解也是抗纤维化治疗的重要方向。当肝细胞反复坏死修复并持续存在时，Ⅰ型和Ⅲ型胶原蛋白明显增多并沉着于小叶各处。随着窦状隙内胶原蛋白的不断沉积，内皮细胞窗孔明显减少，导致血液与肝细胞间物质交换障碍。初期增生的纤维组织虽形成小的条索但尚未互相连接形成间隔即为肝纤维化。如继续进展，小叶中央区和门管区等处的纤维间隔将互相连接，使肝小叶结构和血液循环改建而形成肝硬化。

2）失代偿期肝硬化：失代偿期肝硬化主要表现为门静脉高压和肝功能减退两大病理生理变化。

①门静脉高压：肝硬化时，由于肝纤维化和假小叶的形成，压迫肝内小静脉及肝窦，使血管扭曲、闭塞，肝内血液循环障碍，门静脉回流受阻，是门静脉压升高最主要的原因。同时，门静脉血中去甲肾上腺素、5 - 羟色胺、血管紧张素等活性物质增加，作用于门静脉肝内小分支和小叶后小静脉壁，使其呈持续性收缩状态。

②肝功能减退：由于肝脏慢性炎症导致肝细胞坏死，而新生的肝细胞又不能完全行使正常功能，故导致肝功能减退，如白蛋白和凝血因子的合成、胆色素的代谢、有害物质的生物转化、雌激素的灭活等受到影响而引起各种临床表现。

3）肝硬化常见并发症的病理生理

①腹水：肝硬化失代偿期腹水是腹腔内液体的产生与吸收失去动态平衡的结果。肝硬化腹水的形成常是几个因素联合作用的结果，门静脉高压是腹水形成的主要原因及始动因素。肾素 - 血管紧张素 - 醛固酮系统失衡及低蛋白血症在腹水的形成中发挥重要作用。肝硬化导致门静脉血回流受阻，门静脉系统血管内压增高，毛细血管静脉端静水压增高，水分漏入腹腔。门静脉高压引起脾脏和全身循环改变致使血管紧张素等系统激活，血管活性物质分泌增多或（和）活性增强使内脏血管广泛扩张，静脉流入量增加，同时引起小肠毛细血管压力增大和淋巴流量增加，产生钠水潴留。

②食管等静脉曲张：食管等静脉曲张及破裂出血的主要原因是门静脉高压。门静脉高压导致门 - 体侧支循环形成，由于内脏小血管舒张，门静脉血

流阻力增高，门体分流并不能有效减压，门静脉血流阻力仍高于正常肝脏。因而，门静脉压力的增加，一方面是因为门静脉阻力（肝内及侧支循环）增加；另一方面为血容量相对增加所致。

③肝性脑病：肝性脑病的发病机制至今尚未完全阐明，有多种学说从不同角度做出阐述，包括氨中毒学说、炎症反应损伤、氨基酸失衡学说及假性神经递质学说等，其中以氨中毒学说为核心，炎性介质及多种毒性物质共同作用导致脑功能紊乱。

④肝肾综合征：失代偿期肝硬化合并腹水患者，由于门静脉压力升高，内脏血管扩张导致循环功能障碍（即内脏血管舒张和心输出量减少）引起的肾血流灌注不足是肝肾综合征发生的主要原因，近年认为循环中炎症介质水平增加也起重要作用。

4）肝硬化持续进展的因素：炎症、饮酒、肥胖及代谢综合征是肝硬化继续进展的常见因素。肥胖肝硬化患者原发性肝癌的风险也显著增加，体质量指数（BMI）增加是肝硬化失代偿的预测因素。肌肉减少性肥胖导致身体损伤和残疾的风险显著高于单独由两种疾病引起的风险，HBV 感染与乙醇（酒精）对肝损伤起协同作用，均可加速肝病的进展。

3. 肝功能及门静脉高压评估

（1）肝功能及代偿能力评估：反映肝脏合成功能的指标：血清白蛋白、前白蛋白、凝血因子（维生素 K 依赖因子 II、VII、IX、X）、胆固醇及胆碱酯酶等。白蛋白由肝细胞合成，肝脏功能受损时，血清白蛋白水平明显降低。白蛋白循环半衰期为 3 周，一旦白蛋白减少，表明肝病持续时间超过 3 周。凝血因子是反映肝脏合成功能受损的早期指标，凝血酶原时间、凝血酶原活动度、凝血酶原国际标准化比率和部分凝血酶原时间测定等是常用的反映凝血因子异常的指标，严重肝病持续时间 24 h 内 PT 即可出现延长。因此，白蛋白正常时，凝血因子指标可能降低。

（2）肝功能分级评估

1）Child-Pugh 评分：该评分系统是基于酒精性肝硬化患者的临床数据，包括肝性脑病、腹水、白蛋白、胆红素及 PT 5 个指标建立的肝硬化严重程度评估方法（附件 1）。根据患者分值可将肝功能分为 A、B、C 3 个等级，Child-Pugh A、B、C 级患者 1 年内发生肝病相关死亡率分别为 <5%、20%、55%。Child-Pugh 评分可作为肝硬化患者预后评估较可靠的指标。该评分的不足：Child-Pugh 评分中使用了腹水量、肝性脑病分级较主观指标，可能会

因评价者掌握的标准变化差异较大，且 Child-Pugh 分级存在不精确性，不同病因或同一分级的肝硬化患者，其临床病情可能有较大差异。

附件1　Child-Pugh 分级（表 5-17）

表 5-17　Child-Pugh 评分标准

临床生化指标	1 分	2 分	3 分
肝性脑病（级）	无	1~2	3~4
腹水	无	轻度	中、重度
总胆红素（μmol/L）	<34	34~51	>51
白蛋白（g/L）	>35	28~35	<28
PT 延长（s）	1~3	4~6	>6

肝硬化 Child-Pugh 分级标准

1. A 级：Child-Pugh 评分 5~6 分
2. B 级：Child-Pugh 评分 7~9 分
3. C 级：Child-Pugh 评分 10~15 分

2）终末期肝病模型及 MELD-Na 评分：MELD 评分系统包括血清胆红素、肌酐、INR 及肝脏病因或血清钠 5 个指标。MELD 评分结合了肾功能，考虑到了肝肾综合征－急性肾损伤——与终末期肝硬化患者预后密切相关的严重并发症，能对肝硬化的严重程度做出较为准确的细分，可较准确地判定终末期肝病患者的预后。但是，由于血清 Scr 测定受非肝病因素的影响，可能导致 MELD 评分对肝脏疾病严重程度的误判。临床研究表明，低钠血症是肝硬化患者预后不良的独立危险因素，因此有专家认为 MELD-Na 预测终末期肝硬化的预后优于 MELD。此后不断有研究对 MELD 进行改进，并尝试应用于预测肝硬化患者手术的预后。

3）吲哚氰绿排泄试验：ICG 排泄试验具有无创、安全、准确、灵敏、定量、可动态监测等优点。ICG 消失率和 ICG 15 分钟滞留率是临床常用的两个指标，且与 Child-Pugh 评分一致，可用于评价肝硬化患者肝脏储备功能，特别是应用于肝硬化患者术前手术风险的评估，不同病因肝硬化的病情评估可采用特定的模型。

（3）影像学评估

1）腹部 B 超：是诊断肝硬化的简便方法。门静脉高压症表现为脾大、门静脉扩张和门腔侧支开放及腹水等。超声多普勒检查可发现门静脉血流速率降低和门静脉血流反向等改变。超声检查与操作者经验关系较大，易受操作者主观判断影响。

2）肝脏硬度测定或瞬时弹性成像：是无创诊断肝纤维化及早期肝硬化最简便的方法。Fibroscan、Fibrotouch 是临床常用肝脏 LSM 测定工具，病因不同的肝纤维化、肝硬化，其 LSM 的临界值（cut off 值）也不同。可参考我国瞬时弹性成像技术诊断肝纤维化专家共识（2018 年更新版）（表 5-18）。

表 5-18　不同病因肝硬化不同病情状态下 LSM 的诊断界值

常见病因	肝功情况说明	肝硬化诊断界值（kPa）	肝硬化排除界值（kPa）
慢性乙型肝炎	ULN < ALT < 5 × ULN，胆红素正常	17.0	10.6
	ALT、胆红素正常	12.0	9.0
慢性丙型肝炎	无说明	14.6	10.0
非酒精性脂肪肝病	无说明	15.0	10.0
酒精性肝病	无说明	20.0	12.5

注：ULN，正常值上限

3）CT：可以用于肝纤维化及肝硬化的评估，但对肝纤维化诊断敏感性低，对肝硬化诊断有较高的敏感性与特异性。三维血管重建清楚显示门静脉系统血管及血栓情况，并可计算肝脏、脾脏体积。

4）MRI 及磁共振弹性成像：可用于肝纤维化及肝硬化的评估。肝硬化 MRI 影像学特征与 CT 检查所见相似。MRE 是近年来发展的一种无创肝纤维化分期诊断方法，可用于腹水和肥胖患者或代谢综合征患者，可检测全部肝脏。但是，MRE 成本较高，且对早期肝硬化、肝纤维化分期诊断的价值仍需要临床研究，目前尚不适作为我国慢性肝病患者肝纤维化常规监测的手段。

（4）肝组织学评估

肝组织活检是诊断与评价不同病因致早期肝硬化及肝硬化炎症活动程度的"金标准"。肝穿组织长度应 ≥1.6 cm，宽度 1.2 ~ 1.8 mm，至少含有

8～10个完整的汇管区，方能反映肝脏全貌。肝硬化在组织学上定义为纤维间隔分隔包绕肝小叶致小叶结构紊乱，肝细胞结节性再生，假小叶结构形成。致肝硬化病因清除或抑制，炎症病变消退，部分肝硬化在组织学上可呈现一定程度的逆转。

组织学上肝硬化评价可分为活动期和静止期，建议采用 Laennec 肝硬化评分系统。依据纤维间隔的宽窄、硬化结节的大小，肝硬化病理诊断可进一步分为 Laennec 4A、4B、4C 亚期（附件3）。

附件3　Laennec F_1～F_4 分级系统（表5–19）

表5–19　肝穿刺组织中 Laennec 纤维化分期计分系统

分期	命名	间隔 （厚度和数量）	标准	计分
0	无明确纤维化			0
1	极轻微纤维化	+/-	无间隔或极少的细间隔，可有汇管区扩大或轻度窦周纤维化	1
2	轻度纤维化	+	偶见细间隔，可有汇管区扩大或轻度窦周纤维化	2
3	中度纤维化	++	中等量细间隔，甚至达不完全性肝硬化	3
4A	肝硬化，轻度，肯定或可能	+++	明显间隔，伴圆形轮廓或明显的结节，大部分间隔细（允许有一个宽间隔）	4
4B	中度肝硬化	++++	至少两个宽间隔，但无非常宽的间隔，且小于1/2穿刺组织长度由小结节构成	5
4C	重度肝硬化	+++++	至少一个非常宽的间隔，或大于1/2穿刺组织长度由小结节构成（小结节性肝硬化）	6

门静脉高压是临床上肝硬化进展的早期征象，纤维间隔的宽度及结节的大小是门静脉高压的独立预测因素。组织学上对肝硬化的诊断应包含病因学诊断及肝硬化病变程度评价。

肝硬化患者肝穿组织易碎，不完整，有时肝组织学检查不能准确反映肝硬化病变全貌，肝活检为有创操作，存在一定风险，患者接受度相对较低，临床上应严格掌握适应证。

（5）门静脉高压症的评估：临床上，除了腹部 B 超、LSM、CT、MRI 及 MRE 可用于评估有无门静脉高压症外，以下检查是评估门静脉高压症严重程度的可靠方法。

1）内镜检查：胃、肠镜仍然是筛查消化道静脉曲张及评估出血风险的"金标准"，可参考《肝硬化门静脉高压食管胃静脉曲张出血的防治指南》。90% 肝硬化患者静脉曲张发生在食管和（或）胃底，胃镜检查可直接观察食管及胃底有无静脉曲张，了解其曲张程度和范围，并可确定有无门静脉高压性胃病。10% 左右肝硬化患者静脉曲张发生在十二指肠、小肠及大肠等少见部位，称为"异位静脉曲张"。

2）肝静脉压力梯度测定：HVPG 在肝硬化分期、并发症发生和治疗目标评估中具有较重要价值。HVPG 正常参考值为 3 ~ 5 mmHg（1 mmHg = 0.133 kPa）。HVPG 6 ~ 10 mmHg 为轻度门静脉高压症，可无食管胃静脉曲张或轻度的食管胃静脉曲张；HVPG > 10 mmHg 时，为显著门静脉高压，可有明显的食管胃静脉曲张；HVPG 12 ~ 16 mmHg 时，出现腹水、食管胃静脉曲张破裂出血的风险增加，1 年死亡率为 10% ~ 30%；HVPG > 16 mmHg，死亡率增加；HVPG > 22 mmHg，可出现难控制或反复发生的失代偿期肝硬化并发症，如顽固性腹水、难控制食管胃静脉曲张破裂出血、肝功能严重障碍，无肝移植 1 年死亡率为 60% ~ 100%。

HVPG 为有创检测，对设备及操作者的技术水平有一定要求，且成本较高，在临床难以常规应用。目前，应用无创指标（包括血清生物标志物、LSM、CT 及 MRI）和人工智能大数据评估 HVPG 的研究成为热点。

（6）营养风险筛查与营养不良评估

营养不良是肝硬化的常见并发症，也是肝硬化患者预后不良的独立预测因素，与肝衰竭、感染、肝性脑病、腹水的发生有关。因此，对于肝硬化患者，临床医生需重视营养风险筛查与营养不良评估。营养风险筛查工具（NRS 2002）包括营养状态评分、疾病严重程度评分及年龄评分 3 部分，总分 ≥3 分认为有营养风险，建议进行营养支持以改善临床结局。

营养不良的评估主要包含以下内容：人体成分评定、能量代谢检测、综合评分工具及膳食摄入评定等。人体成分评定包括 BMI，测量上臂围、三头肌皮褶厚度和上臂肌围，测量患者白蛋白、前白蛋白、视黄醇结合蛋白等，还可通过 CT 或核磁评定肌量，常采用手握测力法评估肌肉力量，这是全身蛋白质储备的良好指标；肌肉质量评估的方法有上臂肌围和三头肌皮褶厚度、握力检测及脆弱性测量等。主观全面评定是临床营养评定中广泛应用的评分工具，但因主观指标较多，存在可能低估肝硬化患者营养不良的缺点。英国皇家自由医院改良了 SGA，形成了 Royal Free Hospital-Global Assessment（RFH-GA），可用于终末期肝病预后判断及肝移植分配参考条件。24 小时膳食回顾法和饮食称重法是较为常用的膳食摄入评定方法。详见我国 2019 年终末期肝病临床营养指南。

4. 诊断

肝硬化的诊断需综合考虑病因、病史、临床表现、并发症、治疗过程、检验、影像学及组织学等检查。临床可分为代偿期、失代偿期、再代偿期及肝硬化逆转。

（1）代偿期肝硬化的诊断依据（下列四条之一）

1）组织学符合肝硬化诊断。

2）内镜显示食管胃静脉曲张或消化道异位静脉曲张，除外非肝硬化性门静脉高压。

3）B 超、LSM 或 CT 等影像学检查提示肝硬化或门静脉高压特征：如脾大、门静脉 ≥ 1.3 cm，LSM 测定符合不同病因的肝硬化诊断界值。

4）无组织学、内镜或影像学检查者，以下检查指标异常提示存在肝硬化（需符合 4 条中 2 条）：①PLT $< 100 \times 10^9$/L，且无其他原因可以解释；②血清白蛋白 < 35 g/L，排除营养不良或肾脏疾病等其他原因；③INR > 1.3 或 PT 延长（停用溶栓或抗凝药 7 天以上）；④AST/PLT 比率指数，成人 APRI 评分 > 2。需注意降酶药物等因素对 APRI 的影响。

（2）失代偿期肝硬化的诊断依据：在肝硬化基础上，出现门静脉高压并发症和（或）肝功能减退。①具备肝硬化的诊断依据；②出现门静脉高压相关并发症，如腹水、食管胃静脉曲张破裂出血、脓毒症、肝性脑病、肝肾综合征等。

（3）肝硬化再代偿和（或）逆转

临床研究证明，失代偿期 HBV、HCV 相关肝硬化患者，经过有效抗病毒治疗可显著改善肝脏功能，包括改善肝脏代偿功能，减少门静脉高压相关并发症，最终避免肝移植，类似"代偿期肝硬化"。HBV 相关肝硬化患者在抗病毒治疗期间的肝功能再代偿比 HCV 相关肝硬化的患者更常见。目前，对失代偿肝硬化再代偿（re-compensation）的定义仍不明确，也存在争论。总之，肝硬化患者出现失代偿后，由于病因有效控制、并发症有效治疗或预防等，可在较长时间内（至少 1 年）不再出现肝硬化失代偿事件（腹水、消化道出血、肝性脑病等），但仍可存在代偿期肝硬化的临床与实验室检查特点，被认为"再代偿"。

众多临床数据提供了肝硬化可逆转的证据，乙型肝炎肝硬化无论是代偿期和失代偿期，经过有效的抗病毒治疗，有相当一部分患者能够肝硬化逆转，可显著改善食管静脉曲张，甚至门静脉高压逆转。纤维化肝硬化逆转的标准：Ishak 评分纤维化分期降低 ≥1 期，或通过治疗后 P-I-R 分类下降。

（4）临床分期特点

肝硬化起病常隐匿，早期可无特异性症状、体征。根据是否出现腹水、食管静脉曲张出血、肝性脑病等并发症，国外指南也有将肝硬化分为 5 期，代偿期（1、2 期）和失代偿期（3、4、5 期），其年死亡率分别为 1.5%、2%、10%、21% 和 87%，临床特征见表 5-20。

代偿期肝硬化，特别是 1a 期肝硬化单纯依靠临床、实验室检测有时很难诊断，往往需要肝组织活检才能确诊。在缺乏病理结果的情况下，代偿期肝硬化的临床诊断需通过肝脏功能（白蛋白、PTA）、血常规（血小板、白细胞）、LSM 检测、影像学、内镜检查综合判断，需重视代偿期肝硬化及门静脉高压的早期诊断与预防。

失代偿期肝硬化多伴有腹水、消化道出血、肝性脑病等并发症，影像学检查可有典型门静脉高压及肝硬化证据，结合病史及实验室结果，临床容易诊断。一般而言，代偿期肝硬化属于 Child-Pugh A 级，失代偿期肝硬化则属 Child-Pugh B ~ C 级。

推荐意见 1：肝硬化分为代偿期、失代偿期及再代偿期和（或）肝硬化逆转（B1）。

推荐意见 2：代偿期肝硬化的诊断：①肝组织学符合肝硬化的标准（A1）；②内镜提示食管胃或消化道异位静脉曲张，除外非肝硬化性门静脉高压（B1）；③B 超、LSM 或 CT 等影像学检查提示肝硬化或门静脉高压（B1）；④无组织学、内镜或影像学检查者需符合以下 4 条中 2 条：a. PLT < 100 × 10^9/L，无其他原因可解释；b. 白蛋白 < 35 g/L，排除营养不良或肾脏疾病等；c. INR > 1.3 或 PT 延长（停用溶栓或抗凝药 7 天以上）；d. APRI > 2（B1）。

表5-20　各期肝硬化临床特征

分期	代偿期肝硬化				失代偿期肝硬化	
	1a 期	1b 期	2 期	3 期	4 期	5 期
特征	临床无显著门静脉高压，无静脉曲张	临床有显著门静脉高压，但无消化道静脉曲张	消化道有静脉曲张，但无出血及腹水	有腹水，无消化道静脉曲张出血或不伴消化道静脉曲张	有消化道静脉曲张出血，伴或不伴腹水或肝性脑病	脓毒症，难控制腹水、消化道顽固性静脉曲张出血、急性肾损伤-肝肾综合征及肝性脑病等多器官功能损伤
注意要点	预防临床显著门静脉高压 预防肝功能失代偿	预防静脉曲张 预防肝功能失代偿	预防肝功能失代偿	预防失代偿期肝硬化，降低死亡率	预防失代偿期肝硬化肝功能进一步恶化	降低死亡率
已知主要风险因素	饮酒、肥胖、持续性肝脏损伤的因素（如乙型肝炎、丙型肝炎）				可导致肝肾功能受损的因素、饮酒、肌肉减少、维生素D缺乏	

推荐意见3：失代偿期肝硬化的诊断：①具备肝硬化的诊断依据；②出现门静脉高压相关并发症，如腹水、食管胃静脉曲张破裂出血、脓毒症、肝性脑病、肝肾综合征等（B1）。

5. 肝硬化相关并发症

（1）浆膜腔积液

肝硬化浆膜腔积液包括腹水、胸水及心包积液。肝硬化腹水诊断参考2017年《肝硬化腹水及相关并发症的诊疗指南》。本文主要讨论《指南》未涉及的乳糜性、血性腹水及胸水。

肝硬化性乳糜性腹水：外观呈乳白色，腹水的三酰甘油水平超过200 mg/dL（11. 11 mmol/L）支持诊断，<50 mg/dL 则可排除诊断。肝硬化患者乳糜性腹水可出现在肝硬化各期，诊断时应排除恶性肿瘤、腹部手术、硬化治疗相关的胸导管损伤、感染（特别是肺结核、丝虫病）和先天异常等因素引起腹腔或胸腔淋巴管阻塞或破坏。肝硬化乳糜性腹水的发生率为0. 5%~1%，亦有研究显示为11%，造成这一差异的原因可能是临床上存在漏诊现象。

血性腹水：定义为腹水红细胞计数 > 50 000/mm³。肝硬化患者出现血性腹水，首先应排除肿瘤，其他原因，如合并严重感染（包括结核性腹膜炎）、凝血功能障碍、腹膜静脉曲张破裂时亦可有血性腹水，外观从洗肉水样到静脉血样。

胸水：需排除结核等其他原因。肝硬化患者合并胸腔积液多见于右侧，因吸气引起胸腔负压，腹水通过膈肌缺损进入胸腔。严重者可有双侧胸腔积液，少数患者单独合并左侧胸腔积液，胸部超声或 X 线可确诊。胸水若合并自发性细菌感染，预后不佳，中位生存期为8～12个月。临床上常用的预后评分（Child-Pugh 和 MELD）似乎低估了胸水合并感染的不良后果。

（2）肝硬化消化道出血等并发症

食管胃静脉曲张破裂是引起肝硬化消化道出血的最常见原因，其诊断和分度详见2016年《肝硬化门静脉高压食管胃静脉曲张出血的防治指南》。本文主要讨论肝硬化门静脉高压相关的其他消化道疾病，包括门脉高压性胃病、门脉高压性肠病、门脉高压性胆管病、内痔等。

门脉高压性胃病是由于门静脉及其属支血管压力过高造成的，根据1992年米兰会议的定义：胃镜下可见胃黏膜内和黏膜下血管扩张，呈现"蛇皮样改变""马赛克征"等。门脉高压性胃病是肝硬化消化道出血的第二大病因，仅次于食管胃静脉曲张破裂出血，多项研究显示门脉高压性胃病也是预测胃静脉曲张首次出血的高危因素。64% 的胃窦毛细血管扩张症患者为肝硬化患者，胃窦毛细血管扩张症患者中的平均 BMI 也较高，糖尿病和非酒精性脂肪性肝硬化在胃窦毛细血管扩张症患者中更常见。

门脉高压性肠病是门静脉高压以肠道血管扩张为特征的一种病变，分为门静脉高压性结肠病、门静脉高压性小肠病（包括十二指肠病、空肠病、回肠病）等。多数患者无明显症状，部分患者表现为消化道出血、腹胀、腹痛，多数为下消化道出血，多为黑便、便潜血阳性，个别患者可有消化道大出血。目前国际上分级标准尚不统一。内痔是肝硬化常见表现之一，常被忽略。内痔及门脉高压性肠病是肝硬化患者下消化道出血的重要病因。

门脉高压性胆管病指与肝硬化门静脉高压相关的胆管树存在异常（包括十二指肠胆囊管和胆囊），临床表现为胆石症、胆管壁不规则或增厚、胆管狭窄、胆管/胆囊壁静脉曲张、慢性胆囊炎及胆管缺失等。多数患者无明显不适，少数患者可有发热、上腹疼痛、黄疸、皮肤瘙痒等症状。MRCP 为首选的检查方法，ERCP 可协助诊断和治疗。

（3）自发性细菌性腹膜炎或相关感染

自发性细菌性腹膜炎是在肝硬化基础上发生的腹腔感染，在没有明确腹腔内病变来源（如肠穿孔、肠脓肿）的情况下发生的腹膜炎，病原微生物侵入腹腔，是肝硬化等终末期肝病患者常见并发症（40%～70%）。其临床诊断及鉴别诊断详见《肝硬化腹水及相关并发症的诊疗指南》。

除了自发性细菌性腹膜炎以外，肝硬化患者常见的感染有泌尿系、胆系、胃肠道、呼吸道、皮肤软组织感染及脓毒症等。临床表现多种多样，症状常不典型，甚至起病隐匿，容易漏诊。其中合并继发性腹膜炎、心内膜炎、肺炎和脓毒症的患者预后较差。感染被认为是肝硬化肝衰竭的常见促发因素。肝硬化患者肝脏微循环障碍、肝脏局部及全身炎症反应、免疫紊乱、肠道微生态失衡，这些均为感染的危险因素；反之，感染也是促使肝硬化患者发生并发症、死亡的高危因素。

（4）肝性脑病或相关神经系统损伤

肝性脑病是由急、慢性肝功能严重障碍或各种门－体分流异常所致的、以代谢紊乱为基础、轻重程度不同的神经精神异常综合征。肝性脑病的诊断及分级详见 2018 年《肝硬化肝性脑病诊疗指南》。肝硬化患者应筛查轻微肝性脑病。

临床上肝性脑病应与肝性脊髓病、获得性肝脑变性等疾病鉴别。

肝性脊髓病多见于各种病因（病毒性、自身免疫性、酒精性、药物性、非酒精性脂肪性肝病、遗传代谢等）导致的肝硬化、肝癌、肝衰竭。在排除其他神经系统疾病基础上，如伴有以下情况可考虑肝性脊髓病：慢性肝病基础上出现进行性双下肢无力、剪刀步态或不能行走；神经系统检查发现痉挛性截瘫，无明显肌萎缩及浅感觉障碍，肌张力增高，足底伸肌反射增强。腰椎穿刺检查脑脊液，除外脊髓炎症性病变；磁刺激运动诱发电位检查可发现早期肝性脊髓病导致的中枢运动传导时间异常；曾有 TIPS 或门体分流手术史；腹部 B 超、CT、MRI 发现侧支循环形成均有助于诊断。

获得性肝脑变性是慢性肝病引起的一类少见且大部分为不可逆神经功能损害的临床综合征，在肝硬化患者中的发病率为 0.8% ~ 2%。起病一般隐匿，多以精神异常、认知能力下降、帕金森病样综合征为主要表现，可有共济失调、意向性震颤、舞蹈症等运动障碍以及精神行为异常和智能障碍等神经心理学改变，功能性磁共振成像可鉴别。

（5）肾功能损伤

肝硬化患者肾功能损伤包括急性肾损伤（acute kidney injury，AKI）、肝肾综合征 – 急性肾损伤（hepatorenal synd rome-AKI，HRS-AKI）、肝肾综合征 – 非急性肾损伤（hepatorenal sgdrome-nonacute kidney injury，HRS-NA-KI）、慢性肾病（chronic kidney disease，CKD）。

最新的肝硬化肾功能损伤分类去除了单纯的 1 型、2 型 HRS，同时也取消了 2 周内 Scr > 2.5 mg/dL 作为诊断 HRS 的"铁证"。研究表明，采用传统 HRS 标准诊断时，HRS-AKI 患者可能发生肾小管损伤。HRS-AKI 可发生在患有潜在 CKD 的患者中。

AKI 是失代偿期肝硬化患者严重的并发症之一。住院肝硬化患者 AKI 发生率可高达 20% ~ 80%，且更易进展为肾衰竭，死亡率高。根据 2015 年国际腹水俱乐部修订 AKI 诊断标准：入院 48 小时内 Scr 较基线升高 ≥26.5 μmol/L（0.3 mg/dL），或 7 天内 Scr 升高较已有或推断的基线值≥50%（3 个月内任何一次 Scr 值均可作为基线）。

1 期：Scr 升高绝对值≥26.5 μmol/L（0.3 mg/dL），或 Scr 升高至基线值的 1.5 ~ 2.0 倍。2 期：Scr 升高至基线值的 2.0 ~ 3.0 倍。3 期：Scr 升高至基线值的 3 倍以上，或 Scr≥353.6 μmol/L 基础上急剧升高≥26.5 μmol/L（0.3 mg/dL），或开始肾脏替代治疗。

HRS-AKI 的诊断标准：①有肝硬化、腹水；②符合 ICA 对 AKI 的诊断标准；③停用利尿药并按 1 g/kg 体质量补充白蛋白扩充血容量治疗 48 小时无应答；④无休克；⑤目前或近期没有使用肾毒性药物；⑥没有肾脏结构性损伤迹象：a. 无蛋白尿（<500 mg/d）；b. 无微量血尿（每高倍视野<50 个红细胞）；c. 肾脏超声检查正常。

HRS 一直被认为是"终末期肝病患者发生的功能性肾衰竭"。随着临床研究深入，肾脏无器质性损伤未得到肾脏活检证实。无显著蛋白尿和（或）血尿，也不能排除没有肾脏病变，特别是肾小管和肾间质病变。尿 α_1/β_2-微球蛋白、尿钠/钾等，可早期鉴别有无器质性肾损伤。以往的 1 型 HRS 相当于 HRS-AKI，2 型 HRS 包括了 HRS-NAKI 和 AKD。

HRS-NAKI（包括 AKD 和 CKD）是指除了 HRS-AKI 以外，肝硬化伴或不伴腹水；估算肾小球滤过率（eGFR）<60 mL·min^{-1}·1.73 m^{-2}，没有其他器质性病变；或 3 个月内 Scr 的最后可用值作为基线值，Scr<50% 的百分比增加；可有胆汁性肾病，以及消化道出血、过度使用利尿药物或大量放腹水等引起血容量不足；急性肾小管损伤、坏死及急性间质性肾炎。与 HRS-AKI 相比，HRS-NAKI 患者的器官功能衰竭评分更高，白蛋白和血管活性药物的疗效不如 HRS-AKI。二者可能存在重叠现象。

肝硬化 CKD 定义为无论肾脏有无器质性损伤（蛋白尿/血尿/超声提示肾脏异常），eGFR<60 mL·min^{-1}·1.73 m^{-2}持续 3 个月即可诊断。慢性肝病合并 CKD 的发生高于正常人群，且同时合并营养不良、感染等并发症的概率增加。IAC 认为，HRS-NAKI 诊断条件既符合 CKD 或 AKD 的标准，又符合 AKI 标准，即 48 小时内 Scr 较基线升高 ≥50% 或绝对值升高 ≥26.5 μmol/L（0.3 mg/dL）。严重或反复发作的 AKI 患者发生 CKD 的风险较高。患有非酒精性脂肪肝、慢性乙型肝炎、丙型肝炎或其他肾小球肾炎或间质性肾病的患者，更易发生 AKI 或 CKD。

（6）肝硬化心肌病（cirrhotic cardiomyopathy，CCM）

CCM 是指肝硬化引起的一种慢性心脏功能障碍，特点是在没有其他已知心脏疾病的情况下，主要表现为心肌收缩功能、舒张功能受损。可能与全身炎症反应、门静脉高压等有关。CCM 在肝硬化患者中的实际患病率尚不清楚，报道约 50% 肝硬化患者存在 CCM。临床表现较隐匿，早期多无明显症状，晚期可发生心功能衰竭，主要表现为胸闷、憋喘、外周水肿等症状。CCM 进展较缓慢，需定期进行心电图、超声心动、心脏核磁等检查，以早期诊断和预防，特别是超声心动和心电图检查尤为重要。舒张功能障碍是 CCM 的典型特征，且无论是否行肝移植手术，CCM 都可能会影响肝硬化患者的预后。

CCM 的诊断标准：①收缩功能障碍，可采用超声心动图进行评估，应采用药物或运动进行动态应激试验，如果生理/药理应激后心输出量为增加（无 β 阻断剂影响下），提示收缩功能障碍；②舒张功能异常，舒张早期与晚期心室充盈速度最大值之比（E/A）<1.0，减缓时间>200 ms，等容舒张期>80 ms；③支持标准，电生理学异常、心肌变时性改变、QT 间期延长、电机械收缩不同步、左心房扩大、心肌肥大、B 型钠尿肽和 B 型钠尿肽前体升高、肌钙蛋白升高。

目前心脏功能的评价指标存在一定的局限性。40%~60% 肝硬化患者存在电生理学异常，主要表现为 QT 间期延长和心房纤颤。QT 间期延长在肝硬化患者中的发生率较高，QT 间期延长与酒精性肝硬化和严重的肝功能障碍存在显著的正相关。肝硬化患者使用可延长 QT 间期的药物时需谨慎。伴有心房颤动的患者肝移植术后死亡风险显著增加。

关于肝心综合征是否存在目前国内外学者意见不统一。早在 1950 年，国外就有肝心综合征的报道，认为在酒肝中易发病且严重，但近几十年发表的这类研究较少。国内虽偶有相关报道，但缺少深入研究。

（7）肝肺综合征（hepatopulmonary syndrome，HPS）

HPS 是肺内血管扩张引起的氧合异常及一系列病理生理变化和临床表现，其病因主要为晚期肝病、门静脉高压或先天性门－体静脉分流。典型症状包括劳力性呼吸困难或静息时呼吸困难。25% HPS 患者可出现斜卧呼吸（由仰卧位换成直立位后呼吸困难加重）和直立低氧血症（当患者从仰卧位换成直立位时，PaO_2 下降多于 5% 或超过 4 mmHg）。重度 HPS 患者行肝移植术后，死亡风险及死亡率可显著降低。

HPS 诊断标准：①肝脏疾病（通常是肝硬化合并门静脉高压）；②CE-TTE 阳性（从外周手臂静脉注射 10 mL 生理盐水，在对右心进行微泡造影，≥3 个心跳周期后左心可见微泡显影）；③动脉血气结果异常，肺泡动脉血氧梯度≥15 mmHg（年龄>64 岁，>20 mmHg）。具体可参考 2016 年《国际肝移植学会实践指南：肝肺综合征与门脉性肺动脉高压的诊断与管理》。

门静脉性肺动脉高压是指在门静脉高压的基础上出现以肺动脉高压为特点的疾病。诊断标准：①临床诊断（食管胃静脉曲张、脾大、腹水）或门静脉压力测定符合"门静脉高压"；②平均肺动脉压 > 25 mmHg；③肺血管阻力 > 240 dynes · s^{-1} · cm^{-5}；④肺动脉楔压 < 15 mmHg。

（8）门静脉血栓（portal vein thrombosis，PVT）

PVT 是指门静脉主干及其属支和（或）分支内的血栓。其相关的危险因素不同，有无肝硬化，部位、范围不同，其临床症状与预后差别很大。因此，PVT 的评估主要包括血栓的分期、分级和分型。PVT 分为急性、慢性。

急性门静脉血栓指急性腹痛的起病时间在 6 个月内，且低分子肝素单一或联合华法林抗凝治疗效果好。抗凝治疗越早，门静脉再通率则高。第一周开始治疗，再通率为 69%，而在第二周开始治疗，再通率则下降至 25%。轻者急性 PVT 可无症状，严重者表现为急性门静脉高压综合征，可引起肠缺血和肠梗阻。

慢性门静脉血栓发生时间难以确定，临床可由完全无症状到明显的门静脉高压症。无高密度血栓，先前诊断为 PVT，门静脉海绵样血管瘤和门静脉高压症的临床特征。PVT 与肝硬化患者 3 年死亡率相关，与近期（5 天、6 周、1 年）死亡率是否相关，目前尚有争议。完全性 PVT 患者移植后 1 年死亡率高于无 PVT 患者。

（9）原发性肝癌

在我国，85% 左右原发性肝癌发生在肝硬化基础上。肝硬化患者均应加强早期预防、早期诊断、早期治疗，这是降低肝癌发生率和死亡率的关键。在慢性肝病管理中，LSM > 10.0 kPa 患者肝癌风险增加，LSM > 13.0 kPa 患者应考虑肝癌监测。肝癌诊治参考《原发性肝癌诊疗规范（2017 年)》。

（10）其他肝硬化并发症

1）肝性骨病：慢性肝病患者中出现的所有骨代谢的变化为肝性骨病。主要表现为骨质疏松症、骨量减低（osteopenia）和很少见的骨软化症。慢性肝病合并骨质疏松症的发生率为 12%~55%，骨质疏松症的发生率与肝病严重程度呈正相关。可继发于肝炎肝硬化（约 50%）、PBC（20%~44%）、酒精性肝硬化（约 56.7%）。酗酒患者骨质疏松症并发骨折的风险是正常人的 2~3 倍。目前公认的骨质疏松症诊断标准是基于双能 X 线骨密度测量结果。定量 CT 检查腰椎（L1~L4）、左侧股骨颈及总髋部骨密度敏感性较好。当有"脆性骨折"发生时，可不依赖骨密度检测，临床上即可诊断。脊椎压缩性骨折常缺乏症状，易被漏诊。应根据骨质疏松的程度决定复查间隔，一般为 3 个月至 1 年。糖皮质激素开始治疗后 12~18 个月应监测一次骨密度。

2）肝硬化性肌萎缩：是常见的肝硬化并发症，其在肝硬化患者中患病率为 40%~70%，与肝性脑病发病率相近，且肝性脑病的发生与肝硬化性肌萎缩密切相关。合并该病的患者感染风险增高，死亡率相对较高，预后较差，原因可能为代谢紊乱、激素水平异常、营养不良等。研究发现通过 CT 测量腰部骨骼肌横截面积诊断肝硬化性肌萎缩是较好的检测方法。

推荐意见 4：肝硬化 AKI 诊断：入院 48 小时内 Scr 较基线升高 ≥ 26.5 μmol/L（0.3 mg/dl），或 7 天之内 Scr 升高较 3 个月内任何一次 Scr 值或推断的基线值 ≥50%，临床分 3 期（B1）。肝硬化 CKD 诊断：肝硬化患者无论肾脏有无器质性损伤，eGFR < 60 mL·min^{-1}·1.73 m^{-2} 持续 3 个月以上，常表现为顽固性腹水（B1）。

推荐意见 5：HRS-AKI 的诊断：①肝硬化、腹水；②符合 AKI 的诊断标准；③停用利尿剂并补充白蛋白（20~40 g/d）扩充血容量治疗 48 小时无应答；④无休克；⑤目前或近期没有使用肾毒性药物；⑥没有肾脏器质性损伤的证据（A1）。

推荐意见 6：HRS-NAKI 的诊断：①肝硬化伴或不伴腹水；②eGFR < 60 mL·min^{-1}·1.73 m^{-2}，没有其他器质性病变；或 3 个月内 Scr 的最后可用值作为基线值，Scr < 50% 的百分比增加（C1）；③有消化道出血、过度使用利尿剂或大量放腹水等引起的血容量不足；④急性肾小管损伤、坏死或急性间质性肾炎（C1）。

推荐意见 7：肝硬化患者电生理学异常的发生率较高，应注意 CCM 的筛查与监测（C1）。

推荐意见 8：PVT 分为急性、慢性。急性 PVT 指血栓形成 6 个月内，可表现为腹痛、急性门静脉高压综合征。慢性门静脉血栓可完全无症状或表现为门静脉高压症（B1）。

推荐意见 9：一旦诊断为肝硬化，需密切筛查和监测肝癌指标（B1），肝癌监测方案为每 3~6 个月行 B 超联合 AFP 检测（C1）。

推荐意见 10：肝硬化骨质疏松与肝病严重程度呈正相关，初次诊断 PBC、肝硬化和肝移植后的患者应测骨密度。此外，有脆性骨折史、绝经后女性和长期（>3 个月）使用糖皮质激素的患者也应行骨密度检测（B2）。

6. 肝硬化的治疗

肝硬化诊断明确后，应尽早开始综合治疗。重视病因治疗，必要时抗感染抗肝纤维化，积极防治并发症，随访中应动态评估病情。若药物治疗欠佳，可考虑胃镜、血液净化（人工肝）、介入治疗，符合指征者进行肝移植前准备。

（1）病因治疗

病因治疗是肝硬化治疗的关键，只要存在可控制的病因，均应尽快开始病因治疗。

HBV、HCV 所致的肝硬化抗病毒治疗可分别参考《慢性乙型肝炎防治指南（2019 年更新版）》和《丙型肝炎防治指南（2019 年更新版)》。

酒精性肝硬化治疗可参考《酒精性肝病防治指南（2018 年更新版）》。非酒精性脂肪性肝病的治疗可参考《非酒精性脂肪性肝病防治指南（2018 年更新版)》。

自身免疫性肝病所致肝硬化可分别参考《自身免疫性肝炎诊断和治疗共识（2015）》《原发性胆汁性肝硬化（又名原发性胆汁性胆管炎）诊断和治疗共识（2015）》和《原发性硬化性胆管炎诊断和治疗专家共识（2015）》。IgG4 相关性胆管炎酌情应用免疫抑制剂、介入治疗或外科干预。

肝豆状核变性（Wilson 病）肝硬化患者应避免食用富含铜的食物，如贝类、坚果、蘑菇和动物内脏。常用螯合剂为青霉胺（D-penicillamine），也可选曲恩汀（Trientine）。口服锌制剂（如醋酸锌、葡萄糖酸锌）等。失代偿期肝硬化患者应尽快开始肝移植评估。

血色病肝硬化应限制饮食中铁的摄入，减少铁的吸收，能耐受者可给予治疗性静脉放血，使血清铁蛋白浓度维持在 50 ~ 100 ng/mL（μg/L）。避免输注红细胞。可应用铁螯合剂（如去铁胺或地拉罗司）治疗。

药物及化学物质所致肝硬化治疗可参考 2015 年《药物性肝损伤诊治指南》。

血吸虫病肝硬化和华支睾吸虫病肝硬化存在活动性感染时均可首选吡喹酮治疗。

其他原因所致肝硬化者，应尽力查明原因后针对病因进行治疗。如右心功能不全或缩窄性心包炎所致的肝淤血性肝硬化，应首先解除右心负荷过重因素；布 - 加综合征等肝流出道梗阻时应解除梗阻。

（2）抗感染抗肝纤维化治疗

对某些疾病无法进行病因治疗，或充分病因治疗后肝脏炎症和（或）肝纤维化仍然存在或进展的患者，可考虑给予抗感染抗肝纤维化的治疗。

常用的抗感染保肝药物有甘草酸制剂、双环醇、多烯磷脂酰胆碱、水飞蓟素类、腺苷蛋氨酸、还原型谷胱甘肽等。这些药物可通过抑制炎症反应、解毒、免疫调节、清除活性氧和自由基、调节能量代谢，改善肝细胞膜稳定性、完整性及流动性等途径，达到减轻肝组织损伤，促进肝细胞修复和再生，减轻肝内胆汁淤积，改善肝功能的目的。

在抗肝纤维化治疗中，目前尚无抗纤维化西药经过临床有效验证，中医中药发挥了重要作用。中医学认为肝纤维化基本病机是本虚标实，主要治疗原则有活血化瘀法、扶正补虚法和清热（解毒）利湿法等。目前常用的抗肝纤维化药物包括安络化纤丸、扶正化瘀胶囊、复方鳖甲软肝片等，在中医辨证基础上给予药物效果更佳，其方药组成均体现了扶正祛邪、标本兼治的原则。临床研究发现，在抗病毒治疗基础上加用这些药物治疗慢性乙型肝炎患者可进一步减轻肝纤维化。部分中药可增强 CCl4 诱导的大鼠肝纤维化组织中基质金属蛋白酶 13 的表达、抑制基质金属蛋白酶 2 和组织基质金属蛋白酶抑制剂 1/2 的表达；对保护性细胞因子过氧化物酶体增殖剂激活受体 γ 有上调作用，对核因子 κB 等细胞因子有下调作用；可通过抑制促纤维化细胞因子转化生长因子 $\beta 1$ 和 Smads 信号通路发挥抗纤维化作用。

（3）并发症的防治

1）腹水

可参考 2017 年《肝硬化腹水及相关并发症的诊疗指南》。1 级腹水和轻度 2 级腹水可门诊治疗，重度 2 级腹水或 3 级腹水需住院治疗。一线治疗包括：限制盐的摄入（4~6 g/d），合理应用螺内酯、呋塞米等利尿药。二线治疗包括：合理应用缩血管活性药物和其他利尿药，如特利加压素、盐酸米多君及托伐普坦；腹腔穿刺大量放腹水及补充人血白蛋白、TIPS。三线治疗包括肝移植、腹水浓缩回输、肾脏替代治疗等。

顽固性腹水推荐三联治疗：利尿药物、白蛋白和缩血管活性药物。不推荐使用多巴胺等扩血管药物。

肝硬化合并乳糜性腹水，应筛查其他导致乳糜性腹水的原因，如肿瘤、结核等并进行相应的病因治疗。需进行饮食调整，给予低盐、低脂、中链三酰甘油高蛋白饮食，减少乳糜的产生。

特利加压素及生长抑素类似物有助于降低门静脉压力，缓解乳糜性腹水。国内外均有病例报告特利加压素及生长抑素类似物治疗肝硬化乳糜性腹水的有效性，表现为腹水减少，腹水变清亮，腹穿需求减少，生活质量改善，但目前尚缺乏大样本研究的结果。TIPS 可有助于降低门静脉压力，从而缓解乳糜性腹水。如果存在胸导管引流不畅等外科干预指征，可进行外科干预。药物治疗无效且不适合手术的患者，可试行腹腔－静脉分流术（LeVeen 或 Denver 分流器），使乳糜液返回血液循环。但分流术后可能出现脓毒症、弥漫性血管内凝血、空气栓塞等严重并发症。

肝硬化患者合并血性腹水，主要治疗为控制基础病因，可使用特利加压素及生长抑素。

肝硬化腹水合并胸水的治疗原则与肝硬化腹水类似。胸水量大或药物效果欠佳者可胸腔穿刺放液及放置引流管等。乳糜性胸水与乳糜性腹水的治疗类似。

2）消化道出血

可参考 2016 年《肝硬化门静脉高压食管胃静脉曲张出血的防治指南》。

消化道出血的主要原因包括食管胃静脉曲张破裂、门脉高压性胃病和门脉高压性肠病。少量出血、生命体征稳定的患者可在普通病房密切观察；大量出血患者应入住 ICU。

①食管胃静脉曲张出血：治疗原则为止血、恢复血容量、降低门静脉压力、防治并发症。出血急性期应禁食水，合理补液。可用特利加压素、生长抑素及其类似物或垂体后叶素降低门静脉压力。应用质子泵抑制剂（也可用 H2 受体阻滞剂）抑酸，提高胃液 pH 值，有助于止血。使用抗菌药物，三代头孢菌素或喹诺酮类，疗程 5 ~ 7 天。必要时输注红细胞，血红蛋白浓度目标值≥70 g/L。对凝血功能障碍患者，可补充新鲜血浆、凝血酶原复合物和纤维蛋白原等。血小板明显减少可输注血小板。维生素 K_1 缺乏可短期使用维生素 K_1（5 ~ 10 mg/d）。

食管胃底静脉曲张破裂出血，药物治疗效果欠佳时可考虑三腔二囊管；或行急诊内镜下套扎、硬化剂或组织黏合剂治疗，药物联合内镜治疗的效果和安全性更佳；可行 TIPS 手术治疗。急性出血的高危患者应接受早期（72 小时内）TIPS 治疗。胃静脉曲张出血可首选球囊阻断逆行静脉血管硬化术。

急性出血停止后，应尽早进行二级预防。内镜联合药物是一线治疗，TIPS 是二线治疗，还可行外科治疗。食管胃静脉曲张出血且合并 PVT 的患者，可考虑首选 TIPS 治疗。常用药物为非选择性 β 受体阻断剂（non-selective β-blockers，NSBB）或卡维地洛，其应答标准为：HVPG≤12 mmHg 或较基线水平下降≥10%；若不能检测 HVPG，则应使静息心率下降到基础心率的 75% 或 50~60 次/分。

一级预防不推荐 NSBB 同时联合内镜治疗。不推荐硝酸酯类药物单独或与 NSBB 联合进行一级预防；伴有腹水的食管胃静脉曲张一、二级预防，不推荐使用卡维地洛，NSBB 应减为半量。

②门脉高压性胃病和门脉高压性肠病出血：门脉高压性胃病出血多表现为慢性出血和缺铁性贫血，首选治疗药物是 NSBB，并应补充铁剂。急性出血时，药物治疗措施与食管胃静脉曲张出血类似，可应用特利加压素或生长抑素及其类似物，并可应用抗菌药物。无论急性还是慢性出血，药物疗效欠佳或复发时，可考虑内镜下治疗、TIPS 或手术分流。二级预防推荐 NSBB，再出血率明显降低。门脉高压性肠病出血的治疗类似门脉高压性胃病，但循证医学证据等级相对较低。

③感染：可参考 2017 年《肝硬化腹水及相关并发症的诊疗指南》、2018 年《终末期肝病合并感染诊治专家共识》。

肝硬化患者可出现多个部位多种病原体的感染，其中最常见的部位是腹腔，表现为 SBP。腹腔感染的病原体以革兰阴性杆菌最为常见。一旦出现感染征象，应及时进行病原学检查，尽快开始经验性抗感染治疗。获得病原学检测及药敏结果后，尽快转化为目标性抗感染治疗。病原学检测结果阴性者，根据其经验性治疗的效果和病情进展情况，采取进一步检测或调整用药。同时注意防治继发真菌感染。

在脓毒症及休克时，血管活性药物可改善内脏器官灌注，纠正组织缺血、缺氧。去甲肾上腺素为治疗感染性休克的一线药物。低剂量的血管加压素可有效提高感染性休克患者的血压等其他生理效应。特利加压素有类似的升压效果和较长的半衰期，升压作用更有效，维持时间更久。2016 年《脓毒症和脓毒症休克管理国际指南》建议，在去甲肾上腺素基础上加用血管加压素（最大剂量 0.03 U/min），可减少儿茶酚胺用量及降低心律失常的发生。

对脓毒症及严重感染者，在使用抗菌药物的同时可给予大剂量人血白蛋白，低血压时应加用血管活性药物。

④肝性脑病：可参考 2018 年《肝硬化肝性脑病诊疗指南》。

早期识别、及时治疗是改善肝性脑病预后的关键。去除发病诱因是非常重要的治疗措施，如常见的感染、消化道出血及电解质紊乱，同时需注意筛查是否存在异常门体分流道。

促进氨的排出、减少氨的生成、清洁肠道、减少肠源性毒素吸收、纠正氨基酸失衡是主要的治疗方法，可使用乳果糖，拉克替醇、L-鸟氨酸L-门冬氨酸及α晶型利福昔明等。

⑤肾功能损伤：可参考2017年《肝硬化腹水及相关并发症的诊疗指南》和《肝衰竭诊治指南（2018年版）》。

纠正低血容量，积极控制感染，避免肾毒性药物，使用静脉造影剂检查前需权衡利弊，以防止急性肾损伤发生。一旦发生急性肾损伤，应减少或停用利尿药物，停用可能有肾毒性药物、血管扩张剂或非甾体抗感染药；适量使用晶体液、人血白蛋白或血制品扩充血容量。不推荐使用小剂量多巴胺等扩血管药物作为肾保护药物。

特利加压素联合白蛋白在逆转HRS-AKI和HRS-NAKI、改善肾功能方面，优于安慰剂、单用白蛋白、奥曲肽或米多君+奥曲肽+白蛋白。特利加压素（1 mg/4~6 h）联合白蛋白（20~40 g/d）治疗3天，Scr下降<25%，特利加压素可逐步增加至2 mg/4 h。若有效（Scr下降至<133 μmol/L，且动脉压、尿量和血钠浓度增加），疗程7~14天；若无效，停用特利加压素；也可试用去甲肾上腺素（0.5~3.0 mg/h）联合白蛋白（10~20 g/L）。

TIPS可改善HRS-AKI和HRS-NAKI患者的肾功能。但出现HRS-AKI的肝硬化腹水患者一般病情较重，多有TIPS治疗的禁忌证。血液净化治疗（人工肝、肾脏替代治疗）可改善部分HRS-AKI患者肾功能。肝移植是HRS-AKI和HRS-NAKI的首选治疗方法。

⑥CCM：尚缺乏特异性的药物，药物治疗效果有限。当CCM患者因明显心功能衰竭就诊时，应注重限制容量负荷。强心苷类药物并不能有效改善CCM患者的心脏收缩力。当患者血压不高时，禁用血管扩张剂，慎用利尿剂。肝移植可能有助于缓解CCM，改善其远期的心脏舒张及收缩功能，改善QT间期的延长。

⑦HPS：目前缺乏有效的药物治疗，低氧血症明显时可给予氧疗，改变疾病结局主要依靠肝移植。当PaO_2<80 mmHg时可通过鼻导管或面罩给予低流量氧（2~4 L/min），对于氧气需要量增加的患者，可加压面罩给氧或气管插管。有研究结果显示2例HPS患者经过长达1年的氧疗后肝脏功能改善（Child-Pugh C级改善为A级）且腹水消失。

⑧PVT：急性PVT的治疗目标为开通闭塞的门静脉，避免急性血栓进展为慢性血栓，防止血栓蔓延。其治疗措施主要为药物抗凝，首选低分子肝

素；也可口服华法林。近年来也有应用非维生素 K 拮抗剂口服抗凝药的报道，但其有效性和安全性需进行更多评估。抗凝疗程多为 3 ~ 6 个月，治疗过程中应定期评估出血和血栓栓塞的风险。其他治疗方法还包括 TIPS、溶栓、外科手术。慢性 PVT 需要开展个体化治疗。

⑨脾肿大伴脾功能亢进：部分脾动脉栓塞和脾切除均可升高外周血白细胞、血红蛋白和血小板水平，但适应证尚存争议。无消化道出血史者不建议行预防性脾切除。

⑩肝性骨病：骨质疏松患者可以在给予钙剂、维生素 D 的基础上使用双膦酸盐。口服阿伦膦酸钠可能存在曲张静脉破裂出血的风险。唑来膦酸（5 mg，静脉滴注，1 次/年）是较新的双膦酸盐，有很强的降低骨折风险的证据，且无导致食道静脉曲张破裂出血的风险。eGFR < 35 mL · min^{-1} · 1.73 m^{-2} 的患者禁用。

⑪营养支持：可参考 2019 年《终末期肝病临床营养指南》等。营养不良的肝硬化患者，每日能量摄入 30 ~ 35 kcal/kg，每日蛋白质摄入 1.2 ~ 1.5 g/kg，首选植物蛋白。并发严重肝性脑病时可酌情减少或短时限制口服蛋白质摄入，根据患者耐受情况，逐渐增加蛋白质摄入至目标量。并发肝性脑病者可补充支链氨基酸，失代偿期肝硬化或有营养风险者可补充维生素和微量元素。避免长时间饥饿状态，建议少量多餐，每日 4 ~ 6 餐。

⑫消化道出血的护理：发生消化道大出血时，保持患者的呼吸道通畅，取平卧位，头偏向一侧，及时清除血块，做好口腔护理，防止误吸。密切监测生命体征，观察皮肤和甲床色泽及肢体温度。迅速建立两条以上的静脉通路，保证血制品和静脉用药的有效输入。根据病情调整输液速度和输液量，使血压维持在 90/60 mmHg 左右。记录患者出入量，每小时尿量不应 < 30 mL。三腔二囊管护理时应注意胃气囊与食管气囊压力，要仔细观察引流液的颜色和量，判断止血的效果。止血后仍需观察有无再出血。

肝硬化患者常有情绪低落、焦虑、抑郁、恐惧等表现，给予针对性的心理护理干预，可缓解负性情绪，提高患者的治疗依从性，改善病情，提高生存质量。

推荐意见 11：积极进行病因治疗。无法进行或充分病因治疗后肝纤维化仍然存在或进展，在中医辨证基础上可考虑给予抗纤维化治疗，如安络化纤丸、扶正化瘀、复方鳖甲软肝片等（B1）。

推荐意见 12：顽固性腹水推荐利尿药物、白蛋白和缩血管活性药物三联治疗（B1）。不推荐使用多巴胺等扩血管药物（B1）。

推荐意见13：肝硬化乳糜性腹水或乳糜性胸水，给予低盐、低脂和中链三酰甘油高蛋白饮食（B1）。可试用特利加压素及生长抑素等（B2）。可行门体静脉分流术治疗，如存在外科干预指征，可行外科干预（C1）。

推荐意见14：肝硬化合并血性腹水，主要治疗为积极控制基础病因，并可使用特利加压素及生长抑素（B2）。

推荐意见15：肝硬化上消化道出血时，可用特利加压素、生长抑素类似物、质子泵抑制剂或 H2 受体阻滞剂等（A1）。

推荐意见16：肝硬化食管胃静脉曲张出血在药物治疗效果欠佳时，可考虑三腔二囊管，内镜套扎、硬化剂及组织黏合剂治疗（B1），介入治疗（C1），手术治疗（C2）。

推荐意见17：肝硬化消化道出血停止5~7天后，应进行二级预防，使用 NSBB（A1）或卡维地洛（B1）。伴有腹水的消化道出血一、二级预防，不推荐使用卡维地洛；NSBB 应减量（B2）。

推荐意见18：门脉高压性胃病所致的慢性失血，推荐 NSBB、补充铁剂，在有输血指征时进行输血治疗（B1）。急性出血可使用特利加压素或生长抑素类似物（B2）。

推荐意见19：肝硬化合并感染时，尽快开始经验性抗感染治疗，获得病原学检测及药敏结果后，尽快转化为目标性抗感染治疗（B1）。

推荐意见20：对脓毒症及严重感染或休克时，推荐抗菌药物、白蛋白和血管活性药物三联治疗（B1）。

推荐意见21：肝肾综合征可应用特利加压素［1 mg/（4~6）h］联合人血白蛋白（20~40 g/d），疗程7~14天，有效复发可重复应用（B1）。不推荐使用小剂量多巴胺等扩血管药物作为肾保护药物（B1）。

推荐意见22：血管收缩药物治疗无应答且伴大量腹水的 HRS-NAKI 可行 TIPS 治疗（B1）。不推荐 HRS-AKI 行 TIPS 治疗（C1）。

推荐意见23：血管收缩药物治疗无应答且满足肾脏替代治疗标准的 HRS-AKI，可选择肾脏替代治疗或人工肝支持系统等。不推荐 HRS-NAKI 行肾脏替代治疗。HRS-AKI 和 HRS-NAKI 均应优先纳入肝移植计划（B1）。

推荐意见24：肝硬化心肌病应改善心脏功能，慎用能够延长 QT 间期的药物，应列入肝移植计划（B1）。

推荐意见25：肝肺综合征尚无特效药物，对于肝肺综合征和严重低氧血症患者，建议进行长期氧疗（C1）。推荐肝移植（B1）。

推荐意见26：肝硬化急性PVT、进展PVT均可抗凝或溶栓治疗（C1）。可使用低分子肝素单药或联合华法林等，活动性消化道等部位出血是抗凝治疗的禁忌证（A1）。

推荐意见27：肝性骨病骨质疏松可在钙剂、维生素D的基础上加用双膦酸盐治疗（C2）。肝硬化患者应采用营养支持疗法。每日4~6餐，少量多餐（B1）。

7. 待解决问题

（1）检测技术

1）肝脏病理智能读片机的研发。

2）适用于肝硬化患者无创动态检测HVPG的新技术研发。

3）可消除腹水、黄疸、炎症等影响的新一代肝脏硬度测定诊断技术的研发。

4）特异性、敏感性较强的MHE检测方法的研发。

（2）诊断方法和标准

1）失代偿期肝硬化再代偿的诊断标准，肝硬化和（或）门静脉高压逆转的诊断标准的确定。

2）HRS的早期识别和诊断，早期肾损伤指标预测HRS的意义和应用。

（3）治疗和预防措施

1）中医中药抗肝纤维化肝硬化临床疗效和机制的研究。

2）顽固性腹水利尿药物、人血白蛋白与血管活性药物应用剂量、疗程及安全性评估。

3）脓毒症及严重感染抗菌药物、人血白蛋白和血管活性药物应用的临床研究。

4）肝硬化上消化道出血一、二级预防特效药物的研发。

主要参考文献

［1］邱树华. 正常人体解剖学［M］. 上海：科学技术出版社，1986.

［2］贲长恩. 组织学与胚胎学［M］. 上海：科学技术出版社，1985.

［3］白咸勇，谌宏鸣. 组织学与胚胎学［M］. 北京：科学出版社，2007.

［4］朱大年，王庭槐. 生理学［M］. 8版. 北京：人民卫生出版社，2013.

［5］中华医学会感染病学分会，中华医学会肝病学分会. 慢性乙型肝炎防治指南（2019年版）［J］. 临床肝胆病杂志，2019，35（12）：2648 – 2669.

［6］中华医学会肝病学分会，中华医学会感染病学分会. 丙型肝炎防治指南（2019年版）［J］. 实用肝脏病杂志，2020，23（1）：S33 – S52.

［7］中华医学会肝病学分会脂肪肝和酒精性肝病学组，中国医师协会脂肪性肝病专家委员会. 非酒精性脂肪性肝病防治指南（2018年更新版）［J］. 中华肝脏病杂志，2018，31（5）：393 – 420.

［8］陆再英，钟南山. 内科学［M］. 7版. 北京：人民卫生出版社，2008.

［9］中华医学会肝病学分会. 肝硬化诊治指南［J］. 临床肝胆病杂志，2019，35（11）：2408 – 2425.

［10］武忠弼. 病理学［M］. 2版. 北京：人民卫生出版社，1986.

［11］于淑英. 病毒性肝炎多系统损害［J］. 陕西医学杂志，1992，21：352.

［12］王占用，孙国良，藏佩凡，等. 丙型肝炎病例的随访观察［J］. 临床肝胆病杂志，1993，9（1）：42 – 43.

［13］王树声，李艳萍，李荣成，等. 乙型肝炎基因工程疫苗阻断乙型肝炎病毒母婴传播的研究［J］. 中华实验和临床病毒学杂志，1995，9（2）：132.

［14］王岱明. 婴儿肝炎综合征［J］. 中级医刊，1994，29：9.

［15］仝文斌，张春英，陶其敏，等. 治疗性疫苗治疗慢性乙型肝炎研究进展［J］. 临床肝胆病杂志，1998，14（2）：71 – 73.

［16］朱建国. 乙型肝炎基因工程疫苗研究进展［J］. 广西医学，1998，20（2）：243 – 246.

［17］周芝芬，苏佩敏. 妊娠合并病毒性肝炎454例临床分析［J］. 江苏医药，1994，20（6）：325 – 326.

［18］郝飞. 甘草酸国外研究的进展［J］. 中国药房，2001，12（8）：500 – 501.

［19］姚光弼．上海市 1998 年甲型病毒性肝炎学术报告会概况介绍［J］.临床肝胆病学杂志，1998，1（1）：22．

［20］骆抗生．乙型肝炎基础和临床［M］.北京：人民卫生出版社，1996．

［21］赵志新，邓练贤，黄桂梅．老年病毒性肝炎 160 例临床特点分析［J］.中山医科大学学报，1997，12（4）：285－287．

［22］彭文伟．传染病学［M］.5 版．北京：人民卫生出版社，1996．

［23］翟琦，孙惠敏，希尔娜衣，等．新疆戊型肝炎 439 例临床及部分病理、免疫组化研究［J］.临床肝胆病杂志，1994，10（2）：75－77．

［24］干扰素治疗慢性乙型肝炎专家建议［J］.中华传染病杂志，2007，25（10）：577．